中国
花膳与花疗
——花卉疗法小百科

敬松 / 编著

zhongguo
huashan yu hualiao
huahui liaofa xiaobaike

四川出版集团·四川科学技术出版社

图书在版编目(CIP)数据

中国花膳与花疗:花卉疗法小百科/敬松编著. -成都:
四川科学技术出版社,2012.12
ISBN 978-7-5364-7535-9

Ⅰ.①中… Ⅱ.①敬… Ⅲ.①花卉-食物疗法
Ⅳ.①R247.1

中国版本图书馆 CIP 数据核字(2012)第 294532 号

中国花膳与花疗
——花卉疗法小百科

编 著	敬 松
责任编辑	李迎军
封面设计	韩建勇
版式设计	李 林
责任校对	苏小玲
责任出版	邓一羽
出版发行	四川出版集团·四川科学技术出版社
	成都市三洞桥路 12 号 邮政编码 610031
成品尺寸	260mm×185mm
	印张 14.25 字数 380 千
印 刷	四川五洲彩印有限责任公司
版 次	2013 年 1 月第一版
印 次	2013 年 1 月第一次印刷
定 价	28.00 元

ISBN 978-7-5364-7535-9

■ 版权所有·翻印必究 ■

■ 本书如有缺页、破损、装订错误,请寄回印刷厂调换。
■ 如需购本书,请与本社邮购组联系。
地址/成都市三洞桥路 12 号 电话/(028)87734035
邮政编码/610031

前 言

随着社会的不断发展、人们物质文化生活水平的不断提高及大众的医疗保健意识的不断增强,利用食物来养身、强身及防治疾病的做法正日益受到人们的重视。这就更进一步推动了饮食文化事业的巨大发展。在这一迅猛向前的大潮中,药膳文化受到了更多人群的青睐。

药膳,就是通过药物和食物的巧妙搭配,再经过合理的烹饪加工而成的一种既可强身健体、延年益寿甚至防治疾病,又可充饥、饱口福、享受独特风味的食品或饮品。我国药膳的历史源远流长,是中华民族的一份宝贵财富。

以花朵类材料为重要组分的食品或饮品叫做"花膳",是"药膳"的一个重要分支。花朵是植物的精华,尤其是花粉。科学研究发现,它含有 96 种物质:22 种氨基酸、14 种维生素及丰富的无机元素等,被誉为"绿色黄金",是"地球上最完美的食物"。人类食用花朵的历史非常久远,我国远古时代的先民就已经知道利用花朵来充饥甚至疗疾了。据 2 000 多年前成书的我国第一部药物学专著《神农本草经》记述,花粉在当时就已被认为是一种养身良药,而几乎同时或稍早一些的古罗马人就已有了嚼食鲜花的嗜好。我国汉代帝宫后妃们更用菊花酿酒,以求饮用后能延年益寿;晋代陶渊明在他的诗中也曾提到:"酒能祛百病,菊解制颓龄";在唐代,人们已把桂花糕、菊花糕视作席上珍品了。16 世纪,西班牙人已用番红花调理杂锦饭,法国人用番红花做火锅,日本人则用番红花做咖喱饭的调色剂。我国清代成书的《餐芳谱》中已详细记叙了 20 多种鲜花食品的制作方法。20 世纪 40 年代,澳大利亚人便使用鲜金莲花拌色拉食用;墨西哥人早就有了食用仙人掌的习惯;美国人用紫罗兰、矮牵牛、菊花、金莲花做花膳;日本人用茶花做泡菜,将樱花、玉兰花及桂花等搬上了餐桌等等。到了现在,花膳早已有了很大的发展。我国许多地方的名菜名食中就应用了大量的花朵,如北京的菊花色球、菊花肉、芙蓉鸡片,广东的菊花凤骨、大红菊、菊花蛇羹,山东的桂花丸子,上海的菊花鲈鱼、茉莉汤,杭州的菊花烩三丝、菊花咕老肉等;此外,还有兰花鸡丝、留兰香花拌平菇等。在欧美一些国家,尤其是美国等,正在掀起一股食用花朵的新热潮。

我国花卉资源十分丰富,是世界公认的名贵花卉的起源中心,素有"世界园林之母"的美称。

千姿百态、色彩绚丽、芬芳流溢的花卉,既装扮着大千世界,也给人类带来了许许多多的实惠。百媚千娇的花卉有很高的观赏价值,能愉悦身心、陶冶情操;许多花卉还有去污除毒的功能,可以净化空气、水质及土壤;许多花卉还具有医疗保健、防病治病及杀虫灭菌等功能;许多花卉还可给人们提供多样化的美食、酒水、香茗和丰富的营养;许多花卉还是提

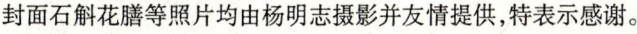

封面石斛花膳等照片均由杨明志摄影并友情提供,特表示感谢。

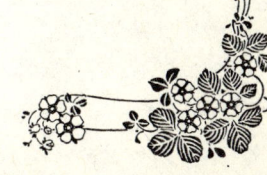

制名贵香精、香料等的原材料等,其文化及经济价值都是相当巨大的。

花朵类药材是以植物的花朵(花儿)入药的药材总称。其药用部位主要包括单花、花序及花的某一部分。用完整的花朵入药时,多数是用花蕾(如槐花、合欢花、辛夷花、丁香花等),少数是用初开的花朵(如木棉花、金莲花、洋金花等)或花序(如菊花、旋覆花等)。用花的某一部分入药时,主要包括花柱(如玉米须等)、柱头(如番红花等)、花粉(如蒲黄、松花粉等)、花蕊(如莲须等)、花冠(如红花等)、总苞及花托(如莲房、向日葵花盘等)。

中医药界历来就有"药食同源"之说,花朵类材料也是这样。也就是说,花朵类药用材料("花药")也是花朵类食用材料("花食");反之,花食也是花药。据《中药大辞典》的粗略统计,可作为药用的花朵类材料已有100多种。

当前,"饮食回归自然"已经成了一种新的潮流,而花膳这一具有独特食疗功效和特殊色香味美的佳肴,正在日益与人们的日常膳食紧密相连。广义地说来,人们正越来越普遍地享受着花膳的恩惠,而花膳也只有进入了千家万户才能真正发挥它应有的重大作用。

为了继承和发扬花膳这一古老而又年轻的宝贵民族文化遗产,使它更好地为广大人民群众的健康服务,编者广泛收集了相关的多方面资料,撰写了这本《中国花膳与花疗》,精心选取了152种花卉材料,并按其别名、来源、药分、药性、功效、应用、提示、食例及附注共9个栏目——加以介绍。书中所列举出的花膳食例,读者可根据自身状况及花朵类材料获取的难易性等加以选用。书中推出了1700余个花疗实例。只要有一例适合您,准让您受益多多。

需要特别提到的是,在本书的内容安排上,编者收录了一些有毒(包括小毒、微毒)的花朵类材料,如洋金花、闹羊花、长春花、芫花、莞花、八角枫花、八仙花及一品红花等。因为,一种物质或材料(如花朵)的有毒和无毒,是一种相对概念,是可以相互转化的。比如,一般认为有毒的洋金花、闹羊花等,只要根据患者病情和体质差异选择应用并严格限制服用量,加之配伍合理,是可以用来治疗多种疾病的;而一般都认为无毒的菊花、金银花等,如果没有掌握好适应证或用量过大,也出现了引起过敏、接触性皮炎及变态反应等的报道。当然,我们还是要再三强调,对于有毒的(特别是毒性较大的)花朵类材料,必须要严格控制服用量、进行合理配伍及掌握好适应证等,杜绝中毒现象的发生;一旦出现了中毒情况,必须迅速采取相应措施进行抢救并尽快送医院就诊。

本书在编写过程中,大量参考了《中药大辞典》(南京中医药大学编著,上海科学技术出版社,2006年)、《中国花经》(陈俊愉,程绪珂主编,上海文化出版社,1990年)、《药用植物学》(姚振生主编,中国中医药出版社,2003年)、《百花百草治百病》(金光文编著,中国妇女出版社,2008年)及《图说养花与花疗》(秋仙子编著,四川人民出版社,2000年)等著作。借本书的出版之际,诚恳地向上述著作的编著者、编辑及有关人员等表示深切的谢意!

由于编者的知识局限,加之目前我们对花卉材料的认识许多还停留在经验总结的基础上,书中出现遗漏、欠妥之处在所难免,诚望广大读者,尤其是有关专家、学者不吝赐教。我相信,随着对花卉材料研究的不断深入和认识水平的不断提高,本书也会得到进一步的完善。

编 者
2012.08 于杭州

编辑凡例

1. 本书较系统、全面地介绍了152种花卉及其别名1 500余个、食例1 700余个、提示360余项、附注约680条。可以说,这是一本集知识性、实用性及趣味性于一体的书籍。

2. 本书以所收录花卉的正名(法定名,或历代本草文献及花卉著作的传统沿用名,现国内习用名等)为立论的条目,并按其笔画顺序排列。

3. 本书在所收录的每种花卉条目下,分别按别名、来源、药分、药性、功效、应用、提示、食例及附注等栏目顺序介绍。其中,以提示、食例及附注为重点;尤其是食例,力求做到详尽。

4. 别名:包括常用的或较为常用的原名、俗名、地方名、土名、商品名及处方名等,而一些冷僻的名称一般不予收录。

5. 来源:生成该花朵类材料的原花卉的科属。

6. 药分:该花朵类材料中所包含的主要药用生物活性成分(括号内为更详细的药性成分或可能存在的药性成分)。

7. 药性:该花朵类材料的药用性能(区别于该材料的物理性能或化学性能等),包括其性味、毒性及归经等。

8. 功效:该花朵类材料被服用后对维护人体在其正常生命活动中的各种功能所能起到的主要有益作用。

9. 应用:该花朵类材料可用来防治人体的哪些主要病症及所能起到的哪些主要保健功能。

10. 提示:在原植物的栽培管理过程中及该花朵类材料的识别、采收、搬运、贮存、加工处理、煎煮(烹饪)、服用方式、服用量等等方面应该引起我们注意的事项。值得特别指出的是,对于有毒(包括小毒、微毒)的花朵类材料的处理、配料、服用方式及服用量尤须慎重。

11. 食例:该花朵类材料的具体服用实例,包括该花朵类材料的具体加工处理、用量、煎煮(烹饪)、服用方式、服用量、贮管及功效、防治病症及保健功能等。这些食例都选自如《本草纲目》等国药经典及相关著作。

12. 附注:该花朵类材料花名的由来、传说、掌故、诗词、观赏价值、经济价值、药理试验、临床及其他相关资料。

13. 为便于阅读和查找,本书在正文前面按所录花卉正名的笔画顺序编排了目录,而在正文后面的附录中还编排了所录花卉的所有收录名称的"笔画索引"和"汉语拼音索引"。这样,本书就具有了"手册"的功能,使用很是方便。

目 录

一 画

一品红花 …………………… 1

二 画

八仙花 ……………………… 2
八角枫花 …………………… 3
人参花 ……………………… 3
丁香 ………………………… 5

三 画

三七花 ……………………… 7
千日红花 …………………… 9
山丹花 ……………………… 10
山白菊花 …………………… 11
山矾花 ……………………… 12
山茶花 ……………………… 13
万年青花 …………………… 15
万寿菊花 …………………… 16
马蔺花 ……………………… 17

四 画

六月雪花 …………………… 18
凤仙花 ……………………… 19
水仙花 ……………………… 21
水团花 ……………………… 22
水芙蓉花 …………………… 23
水翁花 ……………………… 24
五色梅花 …………………… 25
勿忘我花 …………………… 26
无花果 ……………………… 27
月季花 ……………………… 29
长春花 ……………………… 31
木棉花 ……………………… 32
木馒头 ……………………… 34
木槿花 ……………………… 35

五 画

丝瓜花 ……………………… 37
白兰花 ……………………… 38
白茅花 ……………………… 40
玉叶金花 …………………… 41
玉米须 ……………………… 42

玉簪花	43	鸡蛋花	83
石莲花	45	扶桑花	84
石斛花	46	含笑花	86
石榴花	47	杜鹃花	87
龙船花	48	豆蔻花	88
		谷精草	89

六 画

八 画

向日葵花	49	建兰花	90
向日葵花盘	50	泽兰花	92
米兰花	51	苦瓜花	93
芋头花	53	苦菜花	94
百合花	54	苹果花	95
合欢花	55	茉莉花	96
红花	57	闹羊花	98
芍药花	60	昙花	99
		金针菜	100
		金莲花	103

七 画

		金盏菊花	104
李子花	61	金银花	105
杏花	63	金雀花	108
牡丹花	64	金樱子	109
佛手花	66	夜来香	110
辛夷花	67	松花粉	111
芫花	69	枇杷花	112
苎花	71	刺玫花	113
芦花	72	郁金香	114
芦荟花	72	青菜花	115
苏铁花	73	青葙花	116
花椰菜	74	玫瑰花	118
芙蓉花	75	败酱花	121
芭蕉花	77		
迎春花	78	## 九 画	
丽春花	79		
鸡冠花	80	美人蕉花	122

栀子花 …………………………… 123	梅花 …………………………… 164
柚花 …………………………… 125	梦花 …………………………… 166
柿蒂 …………………………… 126	麻花 …………………………… 167
牵牛花 ………………………… 127	旋花 …………………………… 168
南瓜花 ………………………… 128	旋覆花 ………………………… 169
厚朴花 ………………………… 129	雪莲花 ………………………… 171
莞花 …………………………… 130	啤酒花 ………………………… 172
茺草花 ………………………… 131	野菊花 ………………………… 174
荠菜花 ………………………… 132	密蒙花 ………………………… 175
扁豆花 ………………………… 133	黄蜀葵花 ……………………… 177
洋金花 ………………………… 135	
洛神花 ………………………… 137	十二画
玳玳花 ………………………… 138	
春砂花 ………………………… 139	款冬花 ………………………… 178
秋海棠 ………………………… 140	番红花 ………………………… 180
韭菜花 ………………………… 141	葛花 …………………………… 182
	紫荆花 ………………………… 183
十 画	紫薇花 ………………………… 184
	紫藤花 ………………………… 185
蚌兰花 ………………………… 142	棣棠花 ………………………… 186
桂花 …………………………… 143	棕榈花 ………………………… 187
桃花 …………………………… 146	
莲花 …………………………… 148	十三画
莲房 …………………………… 150	
莲须 …………………………… 151	槐花 …………………………… 188
荷苞花 ………………………… 152	榆花 …………………………… 191
蚕豆花 ………………………… 153	慈姑花 ………………………… 192
夏枯草 ………………………… 154	瑞香花 ………………………… 193
凌霄花 ………………………… 156	睡莲 …………………………… 194
素馨花 ………………………… 158	蒲黄 …………………………… 195
	蜀葵花 ………………………… 196
十一画	
	十四画
康乃馨花 ……………………… 160	
菊花 …………………………… 161	蜡梅花 ………………………… 198

槟榔花 …………………………………… 199
蔷薇花 …………………………………… 200

十五画

醉鱼草花 ………………………………… 202
樱桃花 …………………………………… 203

十八画

橙花 ……………………………………… 204

附　录

附录一　笔画索引 ……………………… 205
附录二　汉语拼音索引 ………………… 211

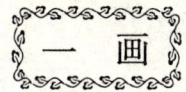

一 画

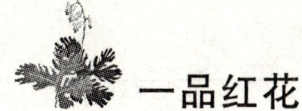

一品红花

〔别名〕 圣诞花、圣诞树花、象牙红花、猩猩木花、万年红花、一片红花、壮元红花、老来娇花等。

〔来源〕 一品红花系大戟科大戟属常绿或半常绿灌木一品红树的花朵。

〔药分〕 生物碱类、氰苷、硫苷、二萜类及三萜类化合物等。

〔药性〕 性凉,味苦、涩,有小毒,入肝经。

〔功效〕 调经止血、活血化瘀、接骨消肿。

〔应用〕 子宫出血、月经过多、跌撞瘀血、外伤出血等。

〔提示〕

①一品红花有小毒,不宜多服、久服,应遵医嘱,否则会引起如头晕、呕吐、腹泻等毒副作用。

②一品红花具有活血化瘀功能,孕妇忌服。

③本品在某些地区被叫做"象牙红花",而蝶形花科刺桐属植物龙牙花树的花也可叫做"象牙红花";同时,与本品同属的猩猩草的花也叫"一品红花",须注意。

〔食例〕

①一品红花汤:一品红花9克,水煎服,每日2次。可治月经过多。

②一品红花浓汤:一品红花20克,水煎服。可治功能性子宫出血。

③一品红旱莲草汤:一品红花10克,旱莲草30克,陈艾炭10克,水煎服。适合功能性子宫出血者(上述3例选自《图说养花与花疗》)。

〔附注〕

①一品红树的品种及变种很多,有苞叶厚实硬挺的四倍体品种、苞叶特多的重瓣品种、苞叶白色或猩红、粉红、杂色的品种等。目前主要的变种有一品白、一品粉、重瓣一品红等。

②一品红花轮状苞叶的色彩艳丽、花期又长(每年12月份至次年3月份),这时正值圣诞、元旦及我国春节等节日,故名"圣诞花""圣诞树花"等;在寒冷的冬天很有观赏价值。

③对于一品红花,我们通常所见到的"花瓣",实际上是枝条顶端上花序周围的轮状苞片在花开放时变红、黄、白色所呈现出的色彩艳丽的一种景观;而真正的花却很小,着生于环形总苞片内,是不会怎么吸引人们眼球的。

④一品红树的根(一品红根)、茎(一品红茎)、叶(一品红叶)、花(一品红花)、果(一品红果)均可供药用,而种子的油还有工业用途。但是,全株有毒,其分泌的白色浆液会引起所接触皮肤部位红肿发炎,误食会引起口舌灼烧感、呕吐、腹泻等。这是我们应该密切注意的。

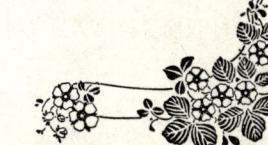

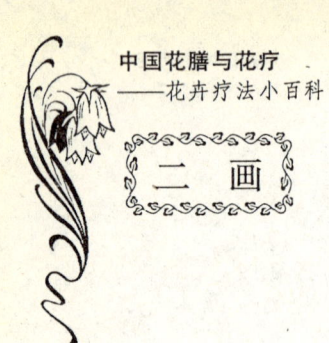

二画

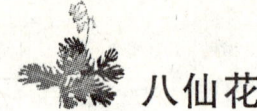
八仙花

〔别名〕 绣球花、草绣球、紫绣球、阴绣球、紫阳花、银边八仙花、圆锥八仙花等。
〔来源〕 八仙花系虎耳草科八仙花属落叶或半常绿灌木八仙花树的花朵。
〔药分〕 八仙花精、抗疟生物碱、芸香苷、八仙花酚、葡萄糖苷类等。
〔药性〕 性寒,味苦、微辛,有小毒,入心、肝经。
〔功效〕 抗疟、清热、解毒、杀虫。
〔应用〕 疟疾、心热、烦躁、惊悸、喉烂、阴囊湿疹、疥癣等。
〔提示〕
①本花有小毒,不宜多服(煎汤成人每次内服量应≤12克),或遵医嘱。
②本花性味寒苦,脾胃虚寒、大便溏泻者忌服。
③本花又叫"绣球花""紫阳花",而忍冬科荚蒾属植物绣球花树及木绣球树、景天科景天属植物景天草及八宝草、茜草科水团花属植物水杨梅草等的花也都可以叫做"绣球花";其中,木绣球树的花还可叫做"八仙花""紫阳花",须注意。
〔食例〕
①八仙花汤:八仙花6克,水煎服。治闭经(应遵医嘱)。
②八仙常山汤:八仙花叶10克,黄常山6克,水煎服。治疟疾(选自《图说养花与花疗》)。
③八仙加味汤:八仙花叶、合欢花各5克,夜交藤10克,水煎服。治失眠(应遵医嘱)。
〔附注〕
①本植物的花序是由许多密集在一起的细小正花和环绕在其四周的八朵假花组成的,仿佛是八位仙人聚在一起的情景,故名"八仙花"。据传,这种花是八仙过海后庆祝时,何仙姑在各位同伴发髻上抽丝编织而成的,故有人叫它为"聚八仙"。洪适在诗歌《聚八仙》中赞曰:"圆整装花蕊,周遭列八仙,琼英难上潜,簇蝶不同年。"因这种花序大型艳丽,近乎球形,恰似民间绣球,故又名"绣球花"。本花序硕大,瑰丽壮观,花容端庄素雅,花色可随其花体内酸碱度不同而经常变化:初始洁白如玉,后逐渐变为蓝色或淡红、粉红,真是花团锦簇、玉洁冰清,显得格外迷人可爱;加之,每朵花存活时间可长达2个月,颇具观赏价值。清代张劭在《绣球花》中极力颂扬道:"积雪玲珑树欲寒,艳阳偏得满栏杆。多情粉蝶千枝绕,无数梅花一蒂攒。滴露芳心愁婉转,月移香影爱团圞。"
②本植物的栽培品种很多,常见的有银边八仙花、蓝边八仙花、齿瓣八仙花、紫茎八仙花、伞房八仙花、圆锥八仙花、大花圆锥八仙花等。
③本植物的根(八仙花根)、叶(八仙花叶)、花(八仙花)均可供药用,而且主要作外用。如八仙花7朵,水煎煮,洗患处。治肾囊风等。
④药理试验表明,八仙花乙醇提取液对鸡疟有显著疗效,还可增强兔子、麻醉猫等的子宫或心脏的收缩程度。毒性试验表明,皮下注射一定浓度的八仙花乙醇提取液后,可使小鸡或狗出现呕吐现象,甚至死亡。

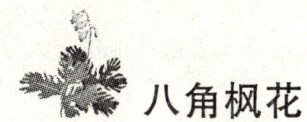 八角枫花

〔别名〕 八角梧桐花、八角金盘花、八角王花、木八角花、五角枫花、包子树花、华瓜木花、白龙须花、榿木花、牛尾巴花、水芒树花、鹅脚板花等。
〔来源〕 八角枫花系八角枫科八角枫属落叶灌木或小乔木八角枫树的花朵。
〔药分〕 生物碱类、糖苷、酚类、有机酸等。
〔药性〕 性平,味辛,有小毒,入肺经。
〔功效〕 祛风除湿、舒经活络、散瘀止痛。
〔应用〕 头风痛、胸腹胀痛、风湿关节痛、麻木瘫痪、腰肌劳损、跌打损伤等。
〔提示〕
①本品含有少量有毒的生物碱及强心苷类物质,服用时应严格限量(汤剂成人每次服用量应<10克),或遵医嘱。
②本品具有宣散气血的作用,阴虚火旺、疮疡及目疾患者慎服。
③本品在某些地区被叫做"八角金盘花",而五加科八角金盘属植物八角金盘树、五加科熊掌木属植物熊掌木藤等的花均可叫做"八角金盘花",须注意。
〔食例〕
①八角枫花汤:八角枫花9克,水煎服。可治胸腹胀满(《青岛中草药手册》)。
②八角枫花末蒸蛋:取八角枫花适量,研末,调入适量的已被打散的鸡蛋中,蒸食。可治头风痛(《四川中药志》)。
〔附注〕
①八角枫树的叶片,多呈八角形,也有呈五角形的,而外观总体又与金缕梅科枫香树属植物枫香树的叶片相似,故名"八角枫"或"五角枫"。
②八角枫树的根及根皮(八角枫根)、叶(八角枫叶)、花(八角枫花)均可供药用。其根用得较多,主治风湿筋骨疼痛、跌打损伤;它的叶可作饲料,种子可榨油供工业应用。
③与八角枫树同科同属的瓜木树,在外形、药效上均较相似,也可同样供药应用。
④八角枫树属有毒植物,尤其根内含有毒性的八角枫碱、毒藜碱及酚类生物碱等,服用过量甚至服用过快,都可能出现头昏、眼花、恶心、烦躁不安、全身乏力等现象,甚至突然晕倒、肢冷、血压下降、心律失常、痉挛、瘫痪、瞳孔放大、呼吸停止等,应引起我们的重视。

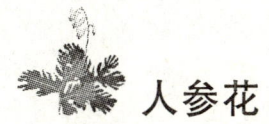 人参花

〔别名〕 土精花、地精花、神草花、棒槌花、山参花、野参花、野山参花、白参花、红参

花、血参花、黄参花、上党参花、孩儿参花、辽参花、长白参花、高丽参花、朝鲜参花、东洋参花等。

〔来源〕 人参花系五加科人参属多年生草本植物人参草的花序。

〔药分〕 皂苷类、挥发性成分［烯类（金合欢烯、香橙烯类等）、酯类（氨基甲酸苯酯、棕榈酸甲酯等）、棕榈酸、烷类（烃基取代烷）］、氨基酸、无机元素等。

〔药性〕 性温，味甘、辛、微苦，无毒，入心、肾经。

〔功效〕 补气延年。

〔应用〕 头昏乏力、胸闷气短、劳伤虚损、神经衰弱、眩晕头痛、食少倦怠、惊悸、健忘、阳痿尿频、久虚不复、气血津液不足等。

〔提示〕

①人参花性温味甘、辛，补元气，凡实证、热证者慎服。

②在服用人参花期间，忌食白萝卜，否则会降低功效。

③罂粟科花菱草属植物花菱草之花也可叫做"人参花"，须注意。

〔食例〕

①人参花末粥：将人参花末1食匙，调入1碗粳米粥中食之，每日1次。久食有效。治神经衰弱。

②人参花脯：人参花适量，与白糖少许拌匀，腌制，晾干，沸水冲饮，每次30克。治劳伤虚损。

③人参花酒：人参花15克，浸泡于白酒250毫升中，密封15天（其间常晃动）后服用，每次20～30毫升，每日1次。久服有效。治神经衰弱。

④人参花灵芝汤：人参花15克，灵芝30克，仙鹤草30克，水煎服。治胃癌。

⑤六味人参花汤：人参花15克，灵芝、夏枯草、半枝莲、薏苡仁各30克，天冬20克，水煎服。治肺癌。

⑥人参花扁豆花茶：人参花10克，扁豆花20克，混匀，分3次沸水冲泡，频饮。治消化不良。

⑦人参花黄芪茶：人参花2克，黄芪3克，玫瑰花2克，金盏花1克，沸水冲泡，频饮。治气虚。

⑧人参花茉莉茶：人参花2克，茉莉花2朵，绿茶3克，加矿泉水500克，煮2分钟，凉饮。治自汗。

〔附注〕

①据检测知，人参花的营养价值（不是药用价值）高于人参3倍多。其中微量元素锗的含量极丰，是灵芝的3倍、大蒜的6倍、芦荟的55倍，是补益人体元气的佳品。

②人参花是取之不易、非常珍贵、素有"绿色黄金"美誉的天然补品，在提神、降糖、降脂、降压、和胃、抗癌、缓解更年期综合征等诸多方面均有突出的保健功效，目前已被世界许多权威机构认定为"免疫保健的万能养生品"。

③据《中药志》称，人参花"用红糖制后，泡茶饮，有兴奋作用"。

④药理试验表明，人参花制剂有抗休克、抗溃疡、抗肿瘤、抗衰老等作用。

丁 香

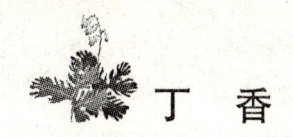

〔别名〕 丁子香、公丁、公丁香、雄丁香、洋丁香、花丁香、紫丁香、支解香、百里馨、百结花、情客花等。

〔来源〕 丁香系桃金娘科丁子香属落叶或常绿灌木或小乔木丁香树的花蕾。

〔药分〕 挥发性成分[酚类(丁香油酚、乙酰丁香油酚等)、烯类(石竹烯、葎草烯、丁香烯等)、醇类(丁香烯醇、庚醇等)、酯类(苯甲酸甲酯、水杨酸甲酯等)、醛类(糠醛、香草醛等)、酮类(甲基正戊基甲酮、甲基正庚基甲酮等)]、桉叶素、甾醇葡萄糖苷、丁香色酮苷、丁香鞣质、有机酸、糖类及少量蜡质等。

〔药性〕 性温,味辛,无毒,入脾、胃、肾经。

〔功效〕 温中降逆、补肾助阳、散寒止痛。

〔应用〕 脾胃虚寒、呃逆呕吐、反胃壅胀、怕冷畏寒、食少吐泻、脘腹冷痛、肾虚阳痿、腰膝酸冷、遗尿、疝气、癣证等。

〔提示〕
①丁香性味温辛,阳热诸证、阴虚内热者禁服。
②《雷公炮炙论》称本品:"畏郁金"。
③据相关资料称,过量服用丁香(尤其热病及阴虚内热者)可引起中毒,如过多口服丁香煎剂可出现恶心、呕吐、腹泻、上消化道出血,严重时可损害肝功能,甚至导致昏迷、死亡。

〔食例〕
①丁香卤肉:丁香3克(放于纱布袋内),八角1.5克,五花肉块300克,酱油2大匙,盐半匙,糖1小匙及水1碗,一起炖煮约半小时,食之。可散寒止泻、强身。

②丁香炖鸡腿:丁香、柿蒂各3克,洗净;鸡腿1只,洗净、切块并热水焯过,然后一起加水熬炖至鸡块熟透,加盐少许调味,食肉喝汤。可治感冒引起的打嗝不止。

③丁香炖鸭子:丁香、肉桂、草蔻各5克,鸭子1只(约1千克),卷心菜100克,番茄250克,作料适量,加水炖熟烂,服之,每日1次。治脾胃虚弱、腹部冷痛、反胃。

④丁香白芷鸡:母鸡1只,洗净,去内脏,抹盐,把丁香2克,白芷3克及葱、姜各适量塞入鸡腹内,在鸡身上洒上料酒,次日把鸡挂在通风处晾2天,然后用冷水洗净并去掉鸡腹内的丁香等物,隔水蒸熟烂,食之。治慢性胃炎。

⑤丁香梨:大雪梨1个,洗净去皮,扎上15个小孔,每孔里塞入1粒丁香,然后放入瓷杯中并封口,蒸30分钟;拔去丁香,浇上冰糖20克及水熬成的汁液,食之。具有止咳化痰、降逆止呕作用。治呕吐、反胃、噎嗝等。

⑥丁香乳汁糊:丁香7粒,研末,用乳汁适量调匀并蒸熟后服用。治小儿痔积。

⑦三圣丸:丁香50枚,斑蝥10枚,麝香3克(另研),共研为细末,再与豆豉50粒的泥

拌匀为丸(绿豆大小),饭前温酒送服,每次5~7丸,每日3次。治淋巴结核。

⑧八味丁香丸:丁香、木香各6克,川楝子、全蝎各15克,延胡索、熟附子、小茴香、当归各30克,共研为末,酒泛为小丸,温开水送服,每次6克,每日2~3次。治寒疝疼痛。

⑨丁香姜糖:丁香10克,生姜60克,白糖500克,制块(约100块),含服,每日3次。治胃寒呃逆、呕吐。

⑩丁香柿蒂散:丁香10克,柿蒂15克,共研为末。白开水冲服,每次5克。治膈肌痉挛。

⑪丁香肉桂散:丁香10克,肉桂20克,共研为末,饭前温开水送服,每次3~5克,每日2~3次。治胃寒疼痛。

⑫丁香椒姜散:丁香6克,胡椒30粒,干姜10克,共研为末,沸水冲调,随意饮之。治胃虚寒、消化不良。

⑬丁香三物散:丁香3克,砂仁5克,白术、胡椒各9克,共研为末,开水冲饮,每次3克,每日3次。治脾胃虚寒,吐泻食少。

⑭四味丁香散:丁香6克,肉桂、乌药各9克,木香12克,共研为末,沸水冲饮,每次2克,每日2~3次。治胃寒痛。

⑮公丁香黄酒:丁香3粒,黄酒50毫升,隔水蒸10分钟,热服。治寒性腹胀、腹痛、吐泻等(内热者慎服)。

⑯公丁香白酒:丁香14枚,白酒500毫升,文火煮至200毫升,顿服。治霍乱、呕吐。

⑰丁香玫瑰酒:丁香、玫瑰各7朵,黄酒1小杯,水半杯,一起入锅内炖沸2分钟,温服,每日2剂。具有理气活血、丰乳消炎功效。

⑱丁香茉莉酒:丁香3克,茉莉花5克,黄酒50毫升,隔水炖沸,取汁温饮,每日1剂。治肝胃不和致胃脘痛。

⑲丁香佛手花酒:丁香3克,佛手花5克,黄酒50毫升,隔水炖沸10分钟,取汁温饮。治肝气不舒致胃痛。

⑳丁香山楂酒:丁香2粒,山楂肉6克,黄酒50毫升,隔水炖沸10分钟,热饮。治寒性腹胀、腹痛、吐泻等。

㉑丁香柿蒂汤:丁香3克,柿蒂6克,水煎,频饮,每日2次。治胃寒呃逆。

㉒丁香橘皮汤:丁香3克,橘皮9克,水煎,频饮,每日2次。治胃寒呃逆。

㉓丁香黄连汤:丁香、黄连各10克,水煎服。治痢疾。

㉔丁香淫羊藿汤:丁香5克,淫羊藿10克,水煎服。治阳痿。

㉕丁香苡术汤:丁香、白术各10克,薏苡仁20克,水煎服。治白带过多。

㉖丁香竹半汤:丁香5克,竹茹、姜半夏各10克,水煎服。治神经性呕吐。

㉗丁香枳枣汤:丁香5克,枳壳、大枣各10克,水煎服。治膈肌痉挛。

㉘丁香蒂姜汤:丁香3克,柿蒂10克,生姜5片,水煎,频饮,每日2剂。治胃寒呃逆。

㉙丁香三物汤:丁香、小茴香、橘核各10克,甘草5克,水煎服。治疝气。

㉚丁香肉桂汤:丁香、肉桂、茴香、附子、雄蚕蛾各9克,水煎服,每日1剂,连服有效。治阴冷、阳痿。

㉛三香白术汤:丁香5克,木香、香附、白术各10克,水煎服。治胃痛。

㉜丁香刀豆汤:丁香6克,刀豆12克,柿蒂9克,生姜3克,水煎煮,频饮。治妊娠呕吐。

㉝丁香花茶:丁香花1~2粒,沸水冲泡,频饮。治口臭。

㉞丁香冠花茶:丁香3克,鸡冠花10克,沸水冲泡,频饮,每日1剂。治风湿性心脏病。

㉟五味丁香茶:丁香、茴香、附子、肉桂、雄蚕蛾各9克,沸水冲泡,频饮,每日1剂。治肾虚腰痛、阳痿早泄、女性阴冷。

〔附注〕

①干丁香花蕾形似"丁"字,香气浓郁,故名"丁香""丁子香"。丁香树品种较多,我国有24种,常见的如云南丁香、四川丁香、北京丁香、关东丁香、小叶丁香、花叶丁香、羽叶丁香、红丁香、蓝丁香、紫丁香等。通常将丁香分为两大类:观赏型(北丁香)和药用型(南丁香)。据传我国汉代郎官奏事时要口含丁香以避口臭;而古代女子常口含丁香,就像今人嚼口香糖一样成了时尚,故它又被称为"古代口香糖"。我国诗圣杜甫描述道:"丁香体柔弱,乱结枝犹垫。细叶带浮毛,疏花披素艳。"这真是传神之作。

②丁香树的树根(丁香根)、树皮(丁香树皮)、树枝(丁香枝)、花蕾(丁香)、花蕾经蒸馏所得蒸馏液(丁香露)及其挥发油(丁香油)、果实(母丁香)均可供药用。购买药材丁香时,应以个大、粗壮、色红棕、油性足、香气浓、能沉于水、无杂质者为佳。

③丁香油为无色液体,是良好的温里药,还可作香料、兴奋剂、防腐剂、龋齿局部镇痛剂等。此外,它还有防止血栓形成的作用,也是较好的催情剂。

④丁香树对二氧化硫(SO_2)、氟化氢(HF)等有毒气体有较强的吸收、抵御作用,可以改善空气质量,尤其适合作化工、矿产、冶炼等部门的绿化树木。

⑤药理试验表明,丁香有醒脑、健胃、抑菌、抗病毒、降血压、止痛、麻醉(局部)、驱虫等作用。

⑥临床报道,丁香煎液或酒精溶液外涂癣患处,疗效良好。

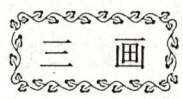

三 画

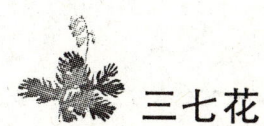

三七花

〔别名〕 田七花、山漆花、田三七花、参三七花、滇三七花、广三七花、苏三七花、春三七花、冬三七花、人参三七花、金不换花等。

〔来源〕 三七花系五加科人参属多年生草本植物人参三七草的花序。

〔药分〕 四环三萜皂苷类(主要是人参皂苷等)、三七皂苷、挥发油等。

〔药性〕 性凉,味甘、微苦,无毒,入肝、肾经。

〔功效〕 生津、平肝、降血压。

〔应用〕 高血压、头昏目眩、头痛失眠、津伤口渴、咽痛声哑、耳鸣等。

〔提示〕

①三七花性凉味苦,感冒期间不宜服用,否则会加重病情。

②《广西中草药》称本品:"孕妇慎用"。

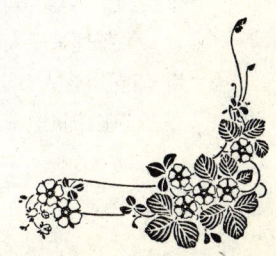

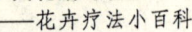

③本品又被叫做"金不换花",而菊科三七草属植物三七草、蓼科酸模属植物土大黄草、石松科石松属植物蛇足石松草、爵床科白接骨属植物白接骨草、兰科开唇兰属植物金线兰草、卷柏科卷柏属植物兖州卷柏、防己科千金藤属植物华千金藤及地不容藤、马兜铃科马兜铃属植物南马兜铃藤等的花都可叫做"金不换花",须注意。

〔食例〕

①三七花末粥:三七花末3～5克,调入粳米50克煮成的粥中,食之,每日1～2次,可治眩晕。

②三七花蛋:三七花10克,去壳熟鸡蛋2只,水2碗,煮约半小时,食蛋饮汤,每次1只蛋,每日2次。可改善眩晕症状。

③三七花茄酱香蕉片:将全蛋淀粉、苏打粉、盐各适量,拌匀后裹贴在500克去皮鲜香蕉片上,投入热油锅内,炸至表面酥脆、色泽金黄时捞起;在余油锅内倒入番茄酱150克,白糖适量,三七花末5克(泡软),并翻炒,待白糖全溶后用适量湿淀粉勾芡;把炸过的香蕉片倒入,翻匀后起锅,温食。治肺热咳嗽。

④三七花酒酿:三七花5～10克,酒酿50克,混匀后于锅内隔水炖沸,趁热服用,每日1剂,7天1个疗程。可治耳鸣。

⑤田七花精:三七花浸膏3.8千克,三七花香水适量,白糖7.5千克,一起制成"田七花精"。每袋20克,沸水冲服,每次1袋,每日3～5次。可治头痛、眩晕、失眠。

⑥三七花茶:三七花15克,分3次沸水冲泡,代茶饮。可治高血压。

⑦三七花青果茶:三七花10克,青果15克,混匀后分3次沸水冲泡,频饮。治急性咽喉炎。

⑧三七花桑叶汤:三七花15克,桑叶12克,水煎服。具有平肝泻火功效,治目赤红肿、头晕耳鸣。

⑨三七菊槐茶:三七花、菊花、槐花各10克,混匀后分3～5份,沸水冲泡,温后频饮。治高血压病。

〔附注〕

①本草叶形掌状,优美,红果艳丽喜人,常令人驻足流连。据传,李时珍写完《本草纲目》后,带稿去请当时文坛领袖人物王世贞写序。王让李留住三七日并写出了序,"三七"也就由此定名。又一传说是:古时一个叫张生的青年得了衄血、便血的怪病,多方医治无效。一过路田姓郎中用一种草根粉治好了该病并给了张生一些草药种子让他种植。一年后,当地知府小姐得了同样的怪病,张生如法医治,但小姐病未好,却突然死去。知府大怒,要杀张生,又把田郎中抓来问罪。田郎中弄清情况后,说此药根只有生长了3年以后才会有效,7年时药效最好,而张生的草药根才生长了1年,对小姐的病没有作用。后来,人们便广泛用此药来治出血病,并把此药叫做"田三七""田七",其花自然就叫做"田三七花""田七花"了。其中,田是郎中的姓,三七是让人记住此药根必须生长3～7年才能用。

②人参三七草的根(三七)、叶(三七叶)、花(三七花)均可供药用。

③与本品同属的植物秀丽假人参(竹节三七)、峨眉三七、羽叶三七等的根茎,在西藏等地区均同样作"三七"入药,其功效与人参三七相似。

④药理试验表明,三七所含三七皂苷对心脑血管有一定保护作用,对中枢神经系统有一定的抑制作用;而它所含人参皂苷对血小板的凝聚有一定抑制作用,三七总皂苷还有一定的抗炎作用。

⑤临床报道,三七花冲剂治疗高血压病的总有效率可达84.2%。

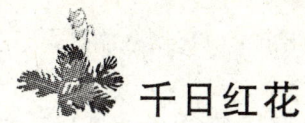

千日红花

〔别名〕 百日红花、千年红花、千金红花、百日白花、千日白花、火球花、滚水花、沸水菊花、长生花、球形鸡冠花、吕宋菊花等。

〔来源〕 千日红花系苋科千日红属一年生草本植物千日红草的花序。

〔药分〕 千日红苷类、苋菜红苷、异千日红苷、甜菜苷、苋菜红素及异苋菜红素等。

〔药性〕 性平,味甘、微咸,无毒,入肝、肺经。

〔功效〕 祛风清热、平肝明目、解毒消肿、止咳平喘。

〔应用〕 头风、头晕、头痛、目赤、小儿肝热、小儿惊风、小儿夜啼、百日咳、急慢性支气管炎、哮喘、咳嗽、淋巴结核、痢疾、疮疡肿痛等。

〔提示〕

①孕妇慎服。

②治支气管哮喘等,采用千日红液行穴位注射时,须密切关注患者的心率加快、晕针等反应(尤其体弱者),以免发生意外。

③千日红花在某些地方又叫"百日红花",而千屈菜科紫薇属植物紫薇树的花、马鞭草科臭牡丹属植物赪桐树的花也均可叫做"百日红花",须注意。

〔食例〕

①千日红花炖肉:千日红花30克,猪肉适量,一起炖熟食之。治白带过多。

②千日红花炖鸡腿:漂洗干净的千日红花10朵,洗净的鸡腿1只,切块,加水炖熟烂,加盐少许后吃肉喝汤。治高血压型头痛。

③千日红花蛋:千日红花10克,去壳熟鸡蛋2只,水煮15分钟,分2次服用,每日1剂。治颈淋巴结核。

④千日红花炖冬瓜糖:新鲜千日红花序7~14枚,冬瓜糖适量,一起炖服。治小儿肝热。

⑤千日红花序汤:千日红花序5~10克,水煎服。治小便不利。

⑥千日红花汤:千日红花适量,水煎,频饮。治哮喘。

⑦千日红马鞭草汤:千日红花9克,马鞭草21克,水煎服。治头风痛。

⑧千日红仙鹤草汤:千日红花10朵,仙鹤草9克,水煎服。治咯血。

⑨千日红蚱蜢汤:千日红花10朵,干蚱蜢7只,水煎,分2~3次频饮,每日1剂。治小儿惊风。

⑩千日红蝉菊汤:千日红花5朵,蝉衣3只,菊花2克,水煎,频饮,每日1剂。治心火型小儿夜啼。

⑪千日红桑翘汤:千日红花10克,桑皮15克,连翘20克,水煎服。治急性肺炎。

⑫千日红花序黄酒:千日红花序10个,水煎取汁,冲黄酒适量饮用。治白痢。

⑬千日红花头黄酒：千日红花头10个，水煎取汁，冲黄酒适量饮用，连服3剂。治气喘。

⑭千日红花末酒酿：千日红花末10克，调入酒酿50克中，于锅内隔水炖沸后服用。治月经不调。

⑮千日红花冰糖饮：千日红花15克，枇杷叶10克，水煎，加冰糖适量，待溶化后代茶饮。治支气管炎。

⑯千日红百合杷叶饮：千日红花、百合、枇杷叶各10克，冰糖50克，水煎至浓汁100毫升，每服5毫升。治百日咳。

⑰千日红糖茶：鲜千日红花10克，白糖15克，拌匀后过夜，分2次沸水冲泡，频饮，每日1剂。治恢复期百日咳。

⑱千日红蔷薇花茶：千日红花10克，蔷薇花15克，混匀后分3次沸水冲泡，代茶饮。治痢疾。

⑲千日红冰糖膏：千日红花、杜鹃花各100克，加水2 000毫升，熬煮至1 500毫升，取汁，加冰糖适量，制膏，温开水送服，每次20毫升。治慢性支气管炎。

⑳千日红花蜂蜜膏：千日红花、款冬花各15克，研末，与蜂蜜250克拌匀，温开水送服，每次2汤匙，每日3次。治咳嗽气喘。

㉑千日红花散：千日红花100~150克，研末，温开水送服，每次6克，每日3次。治喘咳。

〔附注〕

①本植物花期绵长，其颜色多呈深红或淡紫，花序近乎球形，故名"百日红花""千日红花""火球花"等，甚至称作"千年红花""球形鸡冠花"等等。

②本植物株形矮壮，叶色翠绿、花团锦簇，观者惊叹不已。清代钱兴国赞曰："漫说花无百日红，谁知花不与人同。何由觅得山中酒，花正开时酒正浓。"本花的花序色彩多样，花期长达3个多月；更为少见的是，即使干燥后仍不易褪色。这确实是一种理想的干花材料。

③本植物全草（千日红）、花（千日红花）、果实（白平子）均可供药用。千日红花是一种良好的息风药材，选购时，应以花头大而均匀，洁白或鲜红、紫红色者为佳。

④药理试验表明，千日红花具有较好祛痰平喘的作用。

⑤临床报道，千日红花片剂对治疗慢性气管炎是有效的（总有效率可达77.1%）；其注射液（浓度30%）在穴位注射时，对治疗支气管哮喘、慢性支气管炎、百日咳等症更是有效。

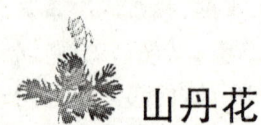

山丹花

〔别名〕 山丹丹花、山丹子花、山豆子花、山丹百合花、红百合花、红花百合花、红花菜花、川强瞿花、龙船花、连珠花等。

〔来源〕 山丹花系百合科百合属多年生宿根草本植物山丹草的花朵。

〔药分〕 β-胡萝卜素、辣椒红素、酯类、生物碱、低聚糖类等。

〔药性〕 性凉,味甘、微苦,无毒,入肝经。
〔功效〕 活血祛瘀、解毒消肿。
〔应用〕 吐血、衄血、疔疮恶肿、小儿湿疹、跌打损伤等。
〔提示〕
①本品性味偏凉苦,脾胃虚寒皆慎服。
②本品具有活血祛瘀功能,孕妇忌服。
③山丹花又被叫做"龙船花",茜草科龙船花属植物龙船花树的花也叫做"龙船花",而百合科大百合属植物荞麦叶贝母草的花也可叫做"山丹花",须注意。
〔食例〕
①山丹花末茶:山丹花适量,晒干研末,每取5克,沸水冲泡,频饮。治小儿湿疹。
②山丹枣糖粥:山丹花10克(焯过),糯米50克,红枣10枚,加水煮成粥,再加冰糖少许,稍煮,食之。可改善失眠症状。
〔附注〕
①本品是百合属植物中分布最广且纬度偏北的一种,植株挺拔、株高适中、花姿优美、色泽艳丽,适合在园林花径、林缘、岩石园、草地等处丛状点缀性种植,也是很好的盆栽或速成栽培花卉材料。北宋诗人苏辙颂扬道:"山丹得春雨,艳色照庭除。本品何曾数,群芳自不如。"
②本植物的营养丰富,其鳞茎(山丹)、花(山丹花)均可供作药用。此外,它们都可食用:鳞茎可煮食、炒食、烤食;花可入茶、入粥;而其茎叶可炒食、糖腌制后食用等;都有养生保健作用。
③与本品同属的植物很多,其中与细叶百合花的药性、功效很相似,可以同等应用。
④《本草纲目》载:本植物的根似百合,但瓣少而小,茎短小,叶狭长而尖,像柳叶,与百合叶迥别,四月开红色花,6瓣,不向四面垂下,结小子。其花苞晒干,叫红花菜。

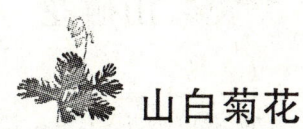

山白菊花

〔别名〕 野白菊花、小雪花、消食花、八月霜花、山马兰花、白马兰花、白升麻花等。
〔来源〕 山白菊花系菊科属多年生草本植物山白菊草的花序。
〔药分〕 倍半萜内酯、生物碱、黄酮苷、挥发油、菊糖等。
〔药性〕 性凉,味苦、辛,无毒,入心、肺经。
〔功效〕 清热疏风、祛痰镇咳、抗菌解毒。
〔应用〕 风热感冒、扁桃体炎、支气管炎、疔疮肿毒、毒蛇咬伤、蜂蜇虫咬等。
〔提示〕
①山白菊花性凉,味苦、辛,脾胃虚寒者慎服。
②本品在某些地区又被叫做"白马兰花",而同科飞蓬属植物蓬草的花,唇形科水苏属植物光叶水苏草的花也都可叫做"白马兰花",须注意。

〔食例〕

①山白菊银耳羹：山白菊花5朵，扯瓣，漂洗干净；白木耳6克，泡软、切碎；杏仁6克，洗净；红枣6枚，泡软。在4碗水中将白木耳、杏仁、红枣熬汤，待红枣熟烂后加冰糖1大匙并搅匀，然后撒入山白菊花瓣，立刻食用（夏天冰镇食用更爽口）。具有清热解毒、镇咳化痰的功效。

②山白菊花汤：山白菊花30克，水煎服。主治支气管炎、慢性扁桃体炎。

③山白菊金针花汤：山白菊花30克，金针花15克，加水煎服。防治乳腺炎、胸膈闷痛。

④二菊花茶：山白菊花10克，菊花6克，加水略煮沸，频饮。具有开胸利膈、清肝解毒作用。

⑤山白菊花茶：将1株山白菊上的花朵摘下，去蒂、盐水漂洗、冲净、沥干、沸水冲泡，待香味溢出时即可饮用。治扁桃体炎、支气管炎。

⑥山白菊紫苏茶：山白菊花30克，紫苏叶15克，开水冲泡，频饮。可预防风寒感冒、流鼻血。

〔附注〕

①野生菊科菊属植物，我国有17种，主要药用的有山黄菊（野菊）、山白菊（野白菊）等几种。

②山白菊的根、茎、叶、花均可入药，但使用时多是带根全草（山白菊）。因山白菊根主要含皂苷类，有较好的祛痰作用；而山白菊茎、叶主要含黄酮苷类，有较好的止咳作用。所以，用带根全草更能起到止咳祛痰作用。

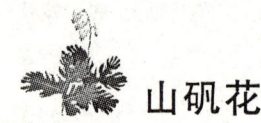

山矾花

〔别名〕 山桂花、春桂花、芸香花、七里香花、十里香花、柘花、郑花、木朕花等。

〔来源〕 山矾花系山矾科山矾属常绿灌木或小乔木山矾树的花朵。

〔药分〕 芳香成分[醇类（芳樟醇、氧化芳樟醇等）、酮类（β-紫罗兰酮、氢化紫罗兰酮等）、癸内酯等]、挥发性成分[醇类（双花醇、紫丁香醇等）、紫丁香醛、取代烯酮、烷基苯醚、烷基苯酚、三甲氧基甲苯]等。

〔药性〕 性平，味苦、辛，无毒，入肺经。

〔功效〕 理气化痰、生津止渴。

〔应用〕 咳嗽、胸闷、糖尿病等。

〔提示〕

①夹竹桃科长春花属植物长春草的花，海桐科海桐属植物海桐树的花均可叫做"山矾花"，与本品同名，须注意。

②本品又叫"山桂花""七里香花"或"十里香花"，而远志科远志属植物长毛远志树、木樨科木樨属植物山桂树的花也都可叫"山桂花"；芸香科九里香属植物九里香树、醉鱼草科醉鱼草属植物密蒙花树、夹竹桃科链珠藤属植物链珠藤、败酱草科缬草属植物缬草的花均可

叫做"七里香花";伞形科当归属植物隔山香草的花也可叫做"十里香花",也须注意。

〔食例〕

①山矾菊花汤:山矾花9克,陈皮6克,菊花3克,一起水煎煮,代茶饮。可治咳嗽、胸闷。

②山矾甘蔗汤:山矾花(带枝梢)30克,甘蔗(茎梢)15克,一起水煎煮,代茶饮。可治糖尿病。

③山矾仙鹤草汤:山矾叶20克,仙鹤草30克,栀子炭及黄芩炭各10克,水煎服。治支气管扩张出血。

④山矾侧柏叶汤:山矾叶、侧柏叶、牡丹皮各15克,槐花10克,水煎服。治痔疮出血。

〔附注〕

①山矾树枝叶茂密,叶色浓绿光亮,花儿洁白可人,是一种很好的观叶观花树木。北宋黄庭坚特别赞赏此花:"高节亭边竹已空,山矾独自倚春风。二三名士开颜笑,把断花光水不通。""含香体素欲倾城,山矾是弟梅是兄。"由此可见山矾花的不一般。

②山矾树的根(山矾根)、叶(山矾叶)及花(山矾花)均可供药用。此外,其木材可做家具;叶烧成炭,可化白矾作媒染剂;花放于室内,弥漫阵阵郁香,可驱散霉气。

③山矾树性喜温暖、湿润及肥沃土壤,抗寒,但不耐涝、不耐旱。

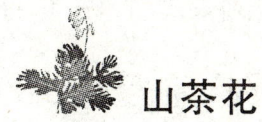

山茶花

〔别名〕 茶花、大茶花、红茶花、红山茶花、滇茶花、洋茶花、山椿花、椬花、晚山茶花、海石榴花、宝珠山茶花、耐冬花等。

〔来源〕 山茶花系山茶科山茶属常绿灌木或小乔木红山茶树的花蕾。

〔药分〕 黄酮类、三萜类、鞣质类(山茶鞣质等)、甾醇类(菠菜甾醇、谷甾醇糖苷、豆甾醇糖苷等)、山茶皂苷Ⅰ及Ⅱ、可可豆碱等。

〔药性〕 性凉,味苦、微辛,无毒,入肝、肺、大肠经。

〔功效〕 凉血止血、散瘀消肿。

〔应用〕 吐血、咯血、衄血、胃出血、便血、痔血、血崩、血淋、赤白痢、创伤、烧烫伤(小面积)等。

〔提示〕

①本花性凉,味苦、微辛,"中焦虚寒而无瘀者慎服"(《中药大辞典》)。

②本花具有散瘀消肿功能,"孕妇慎用"[《中华药海(精华本)》]。

③本花又被叫做"耐冬花",夹竹桃科络石属植物络石树的花也可叫做"耐冬花";而杜鹃花科杜鹃花属植物杜鹃花树的花也可叫做"山茶花",须注意。

〔食例〕

①茶花芩炭茶:山茶花、黄芩炭各等份,沸水冲泡,频饮。治衄血有效。

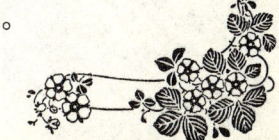

②茶花槐花茶：山茶花、槐花各15克，混匀，分3次沸水冲泡，频饮，每日1剂。治痔疮出血。

③山茶花汤：山茶花12克(病重者可酌增量)，水煎服。治月经过多、血崩。

④茶花白头翁汤：红山茶花、白头翁各等份，水煎取浓汁饮用。治痢疾有良效。

⑤茶花归参汤：茶花15克，当归9克，党参30克，加水500毫升煎至100毫升，分2次服，每日1剂。治功能性子宫出血。

⑥茶花三物汤：山茶花10朵，白及30克，大枣120克，水煎2次，早晚分服，每日1剂。治咳嗽咯血。

⑦山茶红花枣汤：山茶花10朵，红花、红枣各15克，水煎服。治吐血。

⑧茶花玉簪三白汤：山茶花10朵，鲜玉簪花10克，三白草15克，水煎服。治胃出血。

⑨茶花茅根鹤草汤：山茶花10朵，白茅根、仙鹤草各30克，水煎服。治吐血、衄血。

⑩茶花红白汤：山茶花、红花各15克，红枣120克，白及30克，水煎2次，每日早晚食枣、花并饮汤。治咳嗽咯血。

⑪四味茶花汤：茶花15克，木棉花、鸡冠花各10克，土茯苓30克，加水500毫升煎至100毫升，分2次服，每日1剂。治白带。

⑫茶花冰糖饮：黄山茶花花蕾3克，去萼分瓣，沸水冲泡并闷10分钟，加冰糖5克饮用。治干咳。

⑬山茶花散：山茶花适量，晒干，研末，温开水送服，每次6克，每日3次，连服3~5天。治痔疮出血。

⑭茶花童尿散：山茶花50克，于锅内边炒边淋童尿(共1~2杯)至黑，研末，以糯米汤送服，每次5克，每日3次。治肝郁血热型崩漏。

⑮茶花槐花散：山茶花、槐花各等份，研末，温开水冲服，每次6克。治痔疮出血。

⑯茶花侧柏炭散：山茶花、侧柏炭各10克，共研末，米酒冲服。治吐血。

⑰茶花白及散：红山茶花50克(瓦上焙焦)，白及30克(用沙炒脆)，共研末，红砂糖适量，开水送服，每次9克，每日3次，连服3~5天。治咯血。

⑱山茶花糖：阴干的山茶花20克，白糖适量，拌匀后于锅内蒸熟，温开水送服，分2次服完，每日1剂，连服5~7天。治痢疾。

⑲山茶花鸡蛋：山茶花50克，去壳熟鸡蛋3只，同煮15分钟，分3次服用，每日1剂。治肝郁血热型崩漏。

⑳茶花炖猪膀胱：鲜白山茶花、锦鸡儿各30克，鲜玉簪花、三白草各15克，白及60克；猪膀胱1只，洗净后与前述五种物料一起加水炖服。治白带过多。

㉑山茶花粥：山茶花5朵，洗净、切细；粳米50克，加水煮粥，待熟时加入山茶花、白糖少许，续煮1~2沸，食之，每日1~2剂，连食3~5天。治痢疾。

㉒茶花末糯米粥：山茶花10克，研末，调入由糯米50克煮得将熟的粥内，每日1剂。治痔疮出血。

〔附注〕

①山茶花种类繁多，当今世界共有5 000多种，我国就有300多种，大致分为单瓣、半重瓣及重瓣三大类。

②山茶花是世界驰名的观赏性花卉,为我国十大名花之一。其叶深绿而有光泽,四季不凋;花之大者可超牡丹,颜色艳丽,花朵繁密似锦,一树可达万苞。每当冬末春初,浓妆素裹,分外妖娆,很具观赏价值和经济价值。山茶花寿逾千年,现今浙江瑞安还有唐山茶、云南还有明山茶等存在。唐代司空图在诗歌《红茶花》中赞颂道:"景物诗人见即夸,岂怜高韵说红葩。牡丹枉用三春力,开得方知不是花。"

③山茶树(尤其是树叶)对有害气体二氧化硫(SO_2)、硫化氢(H_2S)、氯气(Cl_2)、氟化氢(HF)及铬酸(H_2CrO_4)烟雾都有明显抗御性,可起到一定保护环境、净化空气的作用,尤其适合化工、冶炼企业种植。

④山茶树的根、花均可入药;山茶花的浸提液为黄色,可作食用染料;山茶树的叶子似茶叶(故此树名为"山茶"),可泡水饮用;山茶树的种子富含油脂(有的可高达45%),可提炼良好的保健食用油,也可作工业用油;山茶树木材还可供雕刻用等。

⑤购买药用山茶花时,以色红、花蕾长大、完整、无霉、无杂质、身干者为佳。

⑥药理试验表明,山茶花中所含山茶苷、山茶皂苷能减少皮肤乳头状瘤及癌细胞的产生,而山茶鞣质能抑制动物移植性软组织肿瘤的生长。

⑦长期实践经验表明,高血压病患者经常观赏蓝色山茶花,可稳定情绪、降低血压;肠胃消化功能差者,经常欣赏黄色山茶花,可改善肠胃消化功能。

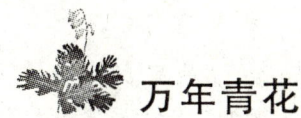

万年青花

〔别名〕 千年润花、千年莒花、屋周花、壮元红花、山苞谷花、野郁蕉花、九节连花、冬不凋草花、铁扁担花、白河车花等。

〔来源〕 万年青花系百合科万年青属多年常绿草本植物万年青草的花序。

〔药分〕 生物碱、皂苷、黄酮类、脂肪酸等。

〔药性〕 性平,味甘、辛,无毒(个别品种有毒),入肝、肾经。

〔功效〕 祛瘀止痛、强腰补肾。

〔应用〕 肾虚腰痛、跌打损伤等。

〔提示〕

①万年青花有活血化瘀功能,孕妇忌服。

②百合科万年青属植物开口剑草、石蒜科文殊兰属植物文殊兰草、天南星科广东万年青属植物粤万年青草、卷柏科卷柏属植物卷柏草、远志科远志属植物宽叶远志草、爵床科九头狮子草属九头狮子草、卫矛科卫矛属植物扶芳藤树、鳞毛蕨科耳蕨属植物峨眉耳蕨草、黄杨科黄杨属植物黄杨树及野扇花属植物野扇花树、马鞭草科紫珠属植物老鸦糊树等的花均可叫做"万年青花";而大戟科大戟属植物一品红树、马鞭草科赪桐属植物赪桐树、锦葵科木槿属植物朱槿树、美人蕉科美人蕉属植物美人蕉草等的花均可叫做"壮元红花";商陆科商陆属植物商陆草之花也可叫做"山苞谷花",这都与本花别名有相同之处,须注意。

〔食例〕

①万年青花香肠:万年青花、黑豆、红枣、枸杞、猪腰子(切碎)、糯米各适量装入猪大肠内,炖熟透服之。可治肾虚腰痛,不能侧转。

②万年青花加味丸:万年青花、山芝麻、橡栗树花各适量研末,倒入铁脚威灵仙汁水中拌匀为丸(黄豆大小),陈酒送服,每次1丸。可治跌打损伤。

〔附注〕

①万年青是我国传统的观叶、观果植物。它的寿命长,四季常绿不凋谢,故名"万年青";加之,它碧叶青青、红果累累,象征着吉祥如意、青春永驻,历来都受人们喜爱。

②万年青的根(万年青根)、叶(万年青叶)、花(万年青花)均可供药用。应该注意的是,万年青根有毒(含有毒性物质万年青苷类等),服用时一定要遵医嘱。

③万年青的品种及变种较多,单是栽培变异类型就多达7个系列(如罗纱系、根岸系、缟甲系、古今轮系、狮子系、胡麻系及大叶系等)。需要特别提醒的是,它的某些品种有毒,如花叶万年青等,误食或其汁液溅到人体黏膜处,会使人暂时说话困难、喉头肿痛等,因此一定要警惕。

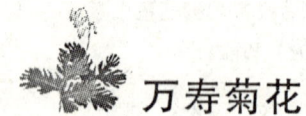

万寿菊花

〔别名〕 金菊花、黄菊花、金花菊、金鸡菊、蜂窝菊、红花、柏花、臭芙蓉、臭菊花等。

〔来源〕 万寿菊花系菊科万寿菊属一年生或多年生草本植物万寿菊草的花序。

〔药分〕 万寿菊属苷类、堆心菊素、胡萝卜素成分(隐黄质、菊黄质、叶黄素等)、酯类(乙基没食子酸酯、棕榈酸酯等)、噻吩类(二噻吩类、取代联噻吩等)、除虫菊素、烯类(丁香烯、反式丁香烯等)、醛类等。

〔药性〕 性凉,味苦、微辛,无毒,入肺、肝经。

〔功效〕 清热、平肝、化痰、解毒。

〔应用〕 头晕目眩、风火眼痛、痰热咳嗽、咽喉肿痛、百日咳、小儿惊风、口糜、牙痛、腮腺炎、乳腺炎、乳痈、痈疮肿痛、血瘀腹痛、闭经等。

〔提示〕

①万寿菊花性味凉苦,脾胃虚寒者慎服。

②本品在某些地区又分别被叫做"金菊花""黄菊花""金鸡菊"及"红花",而同科的金盏菊属植物金盏菊草的花也可叫做"金菊花",菊属植物野菊草的花也可叫做"金菊花""黄菊花",金鸡菊属植物金鸡菊草的花也叫"金鸡菊",须注意。

〔食例〕

①万寿菊花汁粥:万寿菊花、金银花各15克,加水浸泡,煎煮20分钟,去渣,加入粳米50克煮粥,食前加白糖少许调味。可治乳腺炎、腮腺炎。

②万寿菊花蛋:万寿菊花100克,去壳熟鸡蛋10只,一起煮1小时,食之,每次1只,每日2次。可治百日咳。

③万寿菊三花茶:万寿菊花15克,菊花及槐花各10克,混匀后分3~5次沸水冲泡,代茶饮。长时间饮用见效。可治高血压。

④万寿菊花汤:万寿菊花15克,水煎服,每日1剂。可治牙痛、目痛。

⑤万寿菊紫菀汤:鲜万寿菊花30克,紫菀5克,水朝阳8克,水煎服,每日1剂。可治气管炎。

⑥寿菊地丁汤:万寿菊10克,地丁20克,水煎服(同时洗眼效果更好)。治急性结膜炎。

⑦寿菊百部杷叶汤:万寿菊、百部、枇杷叶各10克,水煎服。治百日咳。

⑧寿菊荆翘薄荷汤:万寿菊、荆芥、连翘、薄荷各10克,水煎服。治感冒。

⑨寿菊三物汤:万寿菊、石决明各10克,天麻5克,山楂15克,水煎服。治高血压头痛。

⑩四味寿菊汤:万寿菊、薄荷、玄参各10克,石膏15克,水煎服。治牙痛。

⑪寿菊百部加味汤:万寿菊、百部、麦冬、桔梗、款冬花各10克,水煎服。治干咳型急性支气管炎。

⑫万寿菊红糖饮:万寿菊花15朵,水煎,加入红糖适量,饮用。可治百日咳。

〔附注〕

①本品花期漫长(约4个月),在菊科花卉中也称得上是佼佼者,故名;加之揉搓时有臭味,故又叫"臭菊花"。万寿菊的花大色艳、娇美多姿、风韵悠长、品种众多,棵形、花形及花色均丰富多变,是很好的观赏花卉。

②万寿菊对有毒气体二氧化硫(SO_2)、氟化氢(HF)等都有较强的抵抗力,对一氧化氮(NO)、二氧化氮(NO_2)、氯气(Cl_2)及铝蒸气(气态铝)等也有较好的吸收能力,可以净化空气,故是化工、冶炼等工厂的良好绿化植物。

③万寿菊草的叶(万寿菊叶)、花(万寿菊花)均可药用。万寿菊花还可入菜、入汤、入茶、提制香料。

④据资料报道,万寿菊花中所含萜类色素堆心菊素有增强视网膜功能的作用。

⑤药理试验表明,万寿菊花有抑菌、消炎、镇静、降血压、解痉挛等作用。

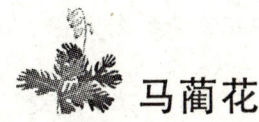

马蔺花

〔别名〕 马莲花、马棟花、马蠡花、蠡草花、蠡实花、旱蒲花、剧草花、剧荔花、潦叶花、铁扫帚花等。

〔来源〕 马蔺花系鸢尾科鸢尾属多年生草本植物马蔺草的花朵。

〔药分〕 挥发油等。

〔药性〕 性寒,味微苦、辛、微甘,无毒,入肾、心经。

〔功效〕 清热解毒、止血利尿。

〔应用〕 喉痹、吐血、衄血、便血、崩漏、尿涩、淋病、疝气、痔疮、痈疽疮疖、烫伤等。

〔提示〕

①马蔺花性味寒苦,不宜多服,否则易导致溏泄;脾虚便溏者慎服。

②采收马蔺花时,应择晴天进行,晒干或阴干,注意不要沾露水,否则会变色;贮藏时应密封干燥并放于阴凉通风处,以防霉烂及香气散失。

③五加科通脱木属植物通脱木树的花朵也可叫"马蔺花",与本品同名,应注意。

〔食例〕

①马蔺茅花茶:马蔺花10克,白茅花15克,混匀后分2次沸水冲泡,频饮,每日1剂。治小便不利。

②马蔺厚朴花茶:马蔺花6克,厚朴花5克,生姜丝10克,混匀后分成3份开水冲泡,代茶饮。治胃肠炎。

③马蔺梅花茶:马蔺花、梅花、绿茶各10克,分3次沸水冲泡,频饮。主治喉痹。

④马蔺花汁水:马蔺花20克,洗净,加水少许,捣烂取汁,分2次饮。治衄血。

⑤马蔺花蜜浆:马蔺花30克,研末,与蜂蜜200克拌匀,温开水送服,每次50克,每日2次。治疝气。

⑥马蔺蒲公英汤:马蔺花6克,蒲公英、地丁草各30克,一起水煎服。治疮疖肿痛。

⑦马蔺蔓荆子散:马蔺花、蔓荆子各30克,烘干研末,温开水送服,每次5克,每日3次。治喉痹。

⑧马蔺茴香散:马蔺花、小茴香、葶苈子各10克,一起炒后研末,温酒调服,每次6克。治小便不利。

⑨马蔺川楝子散:马蔺花60克(萝卜子同炒),川楝子45克(橘核同炒),吴茱萸30克(酒浸、炒),木香6克(不见火)共研末,空腹时黄酒调服,每次3～6克。适合疝气患者。

⑩马蔺茴香煮豆腐:马蔺花、小茴香各10克,用纱布包好,与豆腐100克(切块),盐少许同煮约半小时,去纱布包后服用。治疝气。

〔附注〕

①马蔺草的根(马蔺根)、叶(马蔺叶)、花(马蔺花)及种子(马蔺子)均可供药用。

②与马蔺草同属的锐果鸢尾草、喜盐鸢尾草及白花马蔺草等也同等入药。

③作为药材,大多用的是干燥的马蔺花,其花被6片,条形,多皱缩,先端弯曲,基部膨大,呈深棕色或蓝紫色;雄蕊3,花药多破碎、脱落,有残存花丝;花柄长短不一;质轻,气显著,味微苦。选购时,以身干、色深棕或蓝紫、气浓郁、无杂质者为佳。

④据《本草纲目》称:"患胸腹饱胀者,取马蔺花擂茸。凉水服,即泄数行而愈。据此则多服令人泄之说有验。"

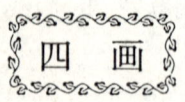

四 画

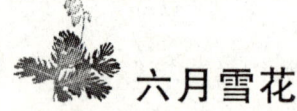

六月雪花

〔别名〕 白马骨花、满天星花、白雪丹花、白荸蒲花、喷雪花、硬骨柴花、鱼骨刺花、路边姜花、鸡脚骨花、凉粉草花、千年树花等。

〔来源〕 六月雪花系茜科六月雪属常绿或半常绿矮生灌木六月雪树的花朵或花序。

〔药分〕 生物碱、环烯醚萜类、蒽醌类、甾醇类、苷类等。

〔药性〕 性凉,味苦、辛,无毒,入肝、脾经。
〔功效〕 清热利湿、祛风解毒。
〔应用〕 暑热烦渴、偏头痛、感冒头痛、咽喉肿痛、目赤牙痛、湿热黄疸、水肿、腹泻等。
〔提示〕
①本花性味偏凉苦,脾胃虚寒者慎服。
②本花又被叫做"满天星花",石竹科丝石竹属植物丝石竹草的花也可叫做"满天星花";而菊科泽兰属植物华泽兰草、蒿属植物牡蒿草及奇蒿草、景天科景天属植物凹叶景天草及圆叶景天草,大戟科地枸叶属植物广东地枸叶草等的花均可叫做"六月雪花",须注意。
〔食例〕
①六月雪冰糖茶:六月雪花适量,沸水冲泡,加冰糖少许,代茶饮。有清热解暑功能(孕妇忌服)。
②六月雪盐汤:鲜六月雪花30克,水煎,加盐少许后服用。治偏头痛(孕妇忌服)。
③六月雪过路黄汤:六月雪花60克,过路黄30克,水煎服。治肝炎(应遵医嘱)。
④六月雪蔷薇根汤:六月雪花、蔷薇根各30克,水煎服。治肠炎腹泻。
⑤六月雪银菊汤:六月雪花、金银花、菊花各10克,水煎服。防治感冒。
〔附注〕
①六月雪树的树形纤巧,枝叶秀密,暑热六月(农历)时节白花盛开,远眺好似满树雪花,所以叫做"六月雪花";近看犹如满天星斗,故又名"满天星花";雅洁可爱,是盆景的好花卉材料。
②六月雪树的品种中,常见的品种有叶缘金黄色的金边六月雪,有叶面具白色斑点的斑叶六月雪,有叶面略带红色的紫叶六月雪,还有叶面全绿、花重瓣的六月雪树等。
③与本品同属的白马骨树,由于外形、药性、功效都很相似,故通常未严格区分,应用上常互相替代。
④六月雪树的根(白马骨根)、叶(白马骨叶)、全嫩茎枝叶(白马骨)及花(六月雪花)均可作药用;而六月雪花,除内服外,还常外用,如六月雪花适量,水煎熏洗,可治赤肿痛等。

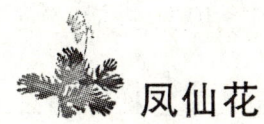

凤仙花

〔别名〕 指甲花、金凤花、金童花、洒金花、灯盏花、竹盏花、早珍珠花、海莲花、急性子花、指甲草花、好女儿花等。
〔来源〕 凤仙花系凤仙花科凤仙花属一年生草本植物凤仙草的花朵及花序。
〔药分〕 指甲花醌、山柰酚、芸香糖苷、萘醌、黄酮类(山柰醇、槲皮素、花色苷等)等。
〔药性〕 性温,味甘、微苦,有小毒,入肾经。
〔功效〕 祛风除湿、活血止痛。
〔应用〕 风湿偏瘫、腰胁疼痛、经闭腹痛、白带、产后血瘀、风湿性关节炎、跌打损伤、痈疽疮毒、手癣、灰指甲、毒蛇咬伤等。

〔提示〕

①凤仙花有小毒,含促癌成分,不能多服(煎汤成人每次内服量应<3克)和久服,或遵医嘱。

②凤仙花有破血软坚、兴奋子宫的作用,体虚、无瘀血者慎用,孕妇忌服。

③凤仙花子有毒,服用凤仙花时应将其子从花苞中去除干净,否则易引起中毒。

④凤仙花全草含有一种能激活EB病毒的物质,经常性长期接触,可能诱发鼻咽癌。

〔食例〕

①凤仙花末粥:凤仙花、月季花各等份研末,食粳米粥时调入1小勺,加红糖少许。治痛经(应遵医嘱)。

②凤仙花炖墨鱼:凤仙花15克,墨鱼30克,加水炖服,每日1剂。可治白带(《江西草药》)。

③凤仙花炖肉:凤仙花6克,瘦猪肉120克,加水炖服。治水肿、四肢关节疼痛(《百花百草治百病》)。

④凤仙花散:鲜凤仙花适量,研饼,晒干,研为末,饭前白酒送服,每次9克。治腰胁疼痛(《本草纲目》)。

⑤凤仙花冰糖饮:凤仙花7~15朵,冰糖适量,水煎沸2~3分钟,温饮,每日1剂。治百日咳初期、咯血(《闽东本草》)。

⑥凤仙花酒:凤仙花3克(鲜品9克),泡白酒,内服。治骨折疼痛(应遵医嘱)。

⑦凤仙花黄酒:凤仙花15克,浸泡于黄酒150~200毫升中,煎热去渣,随饮。治中风。

⑧凤仙花归尾酒:凤仙花90克,当归尾60克,泡白酒饮用。治跌打损伤并血脉不行(《台兰集》)。

⑨凤仙花枸杞酒:凤仙花15克,枸杞子50克,浸泡于白酒500毫升中,密封15天(常摇动),热饮,每次20~50毫升,每日1~2次。治腰痛(应遵医嘱)。

⑩凤仙花汤:凤仙花10克,水煎,分2次服,每日1剂,连服1~2天。治闭经腹痛(应遵医嘱)。

⑪凤仙花瓜蒌汤:凤仙花3~6克,石见穿15~30克,半枝莲15克,全瓜蒌30克,水煎服。治食管癌(《南方青草药实用全书》)。

⑫四味凤仙花汤:凤仙花、防风各10克,独活15克,薏苡仁20克,水煎服。治关节炎(应遵医嘱)。

⑬凤仙六物汤:凤仙花5克,红花6克,桃仁、当归、赤芍、川芎各9克,熟地15克,水煎,频饮。治腰痛难忍(应遵医嘱)。

⑭凤仙花茶:凤仙花5克,沸水冲泡,代茶饮。治闭经(《图说养花与花疗》)。

⑮凤仙野菊茶:凤仙花、野菊花各15克,混匀后分3次沸水冲泡,频饮,每日1剂。治痈毒疔肿(应遵医嘱)。

〔附注〕

①本花色彩艳丽,其花头、翅尾、足皆翘然,形似凤鸟,神采奕奕,故名"金凤花""凤仙花";其果实成熟后触之即会裂开并有种子弹出,加之此种子又有催生作用,故名"急性子";因可用它来染红指甲,故又被称为"指甲花";此花治女士闭经效果颇好,故还被叫做"好女儿花"。凤仙草株壮枝繁、叶翠花艳,引出了无数的诗文画卷。宋代杨万里在《凤仙花》中高度赞美道:"细看金凤小花丛,费尽司花染作工。雪色白边袍色紫,更饶深浅四般红。"

②凤仙草的根(凤仙根)、全草(凤仙草)、花(凤仙花)、种子(急性子)均可作药材用。凤仙花,除药

用外,还可入茶、入粥、入菜、入酒等。凤仙草嫩茎也可炒、烧、烩、腌、泡、炒肉片、烧肉、烧青笋等。总之,凤仙花肴口味纯正、适口、风味独特,现已成了餐桌上的佳品。凤仙花入药时,以红、白二色者为佳。

③凤仙花品种较多,与它同属的常见品种就有水金凤花、大花凤仙花、黄金凤花、华凤仙花、辐射凤仙花、何氏凤仙花及苏氏凤仙花等。

④药理试验表明,凤仙花提取液有抗过敏、抑制多种致病真菌的作用,因此常用来防治湿疹、手癣、指甲炎、灰指甲、鸡眼等。

⑤临床报道,凤仙花煎剂治疗局限性湿疹的总有效率可达87%。

⑥凤仙花的民间用法:a.染甲。将凤仙花与白矾一起捣烂,涂在事先用蒜擦过的指甲上,再用其叶包上,次日便鲜红可爱,且可几十天不褪色。b.治脚气。将捣烂的凤仙花包敷在脚上,便可预防脚气。

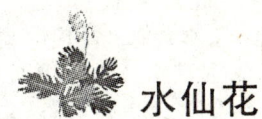

水仙花

〔别名〕 天葱花、天蒜花、雅蒜花、姚女花、女史花、凌波仙子、金盏银台、玉玲珑花、俪兰花等。

〔来源〕 水仙花系石蒜科水仙属多年生单子叶鳞茎草本植物水仙草的花序。

〔药分〕 脂肪酸类(亚麻酸、亚油酸、硬脂酸等)、芳香类[丁香油酚、苯甲醛、醇类、酚类、酯类(乙酸苄酯等)、烷类、胺类等]、生物碱类、苷类(水仙苷、芸香苷等)。

〔药性〕 性凉,味辛,有小毒,入心、肺经。

〔功效〕 清心悦神、理气调经、解毒辟秽。

〔应用〕 五心烦热、风湿疼痛、神疲头昏、头痛、惊风、腮腺炎、急性乳腺炎、淋巴腺炎、腹痛痢疾、血滞经闭、月经不调、宫颈炎、痈肿疮毒等。

〔提示〕

①水仙花含有少量有毒生物碱(伪石蒜碱等),能催吐、麻痹中枢神经,内服要谨慎,汤剂成人每次内服量应<4.5克,不能多服、久服,或遵医嘱。

②水仙花在某些地区被叫做"金盏银台",而石竹科王不留行属植物麦蓝菜的种子也可叫"金盏银台",须注意。

〔食例〕

①水仙花末粥:将水仙花末3克调入粳米50克煮的粥中食之,每日早晚各1次。治月经不调(应遵医嘱)。

②水仙绿豆汤:水仙花3朵,扯瓣后用清水反复漂洗并沥干,干荷叶片1.5克,由清水快洗后用布包好;绿豆150克,洗净后加6碗水熬汤,待绿豆裂口后放入荷叶包,大火烧开后再小火煮20分钟,捞去荷叶包,加冰糖2大匙,将要起锅前放入水仙花瓣,搅匀,待温后饮用。可改善胃肠不适及腹泻症状(《百花百草治百病》)。

③水仙赤芍散:水仙花、干荷叶、赤芍药各等份,研细末,白开水送服,每次6克。治女性五心发热(《卫生易简方》)。

④水仙花糖水：水仙花6克，白糖适量，水煎服。治痢疾、齿热肿痛等(《百花百草治百病》)。

⑤水仙花汤：水仙花3克，水煎服。治痢疾(应遵医嘱)。

⑥水仙当归汤：水仙花4克，当归9克，甘草3克，水煎服。治月经不调(《图说养花与花疗》)。

⑦水仙三物汤：水仙花、荷叶各5克，大枣、豆豉各10克，水煎服。治更年期综合征(应遵医嘱)。

⑧水仙菊花茶：水仙花5克，菊花15克，分3次沸水冲泡，代茶饮。可改善头痛症状(应遵医嘱)。

〔附注〕

①本花与水始终有着不解之缘：只要有水就能生存和开花；犹如一位楚楚动人的美丽仙女日夜伫立于水中。"花性如水，故曰水仙"。水仙花冰肌玉质，含情默默地踏于水上，显得格外神秘和脱俗，又仿佛是一个美丽仙女凌波而立，故人们(尤其诗人们)又将它称之为"凌波仙子"。水仙花的副花冠呈杯状黄色，而花冠芳香白净，故又有"金盏银台"的雅号。水仙，尤其是中国水仙，其根如银丝，纤尘不染；其叶碧绿葱翠，出神入化；其花素雅清香、秀丽绝俗、婀娜多姿、洁白可人，不愧为我国十大名花之一。正因为此，不少名士都为之倾倒。北宋黄庭坚的名诗颂道："凌波仙子生尘袜，水上轻盈步微月……含香体素欲倾城，山矾是弟梅是兄。"把水仙与山矾花、梅花相提并论，可见它在诗人心中的地位。

②水仙，经过长期栽培改良，品种很多：野生品种数以百计，园艺品种有11类8 000多个。与本品同科同属的植物就有喇叭水仙、红口水仙、丁香水仙等多种。

③水仙花清秀玉立、香气袭人。它的一个显著特点就是只需要水便能成活及开花，而且它的开花时间还可人为调控。因此，许多人就将其开花时期控制在春节除夕前后，即让它随着辞旧迎新的爆竹声声依次开放。人们之所以喜欢它，重要原因之一就是取其"花开富贵"的好兆头。这样，它也就成了名副其实的"富贵花"了。

④水仙花的鳞茎(水仙根)、花(水仙花)均可供药用。不过，水仙根含有多种有毒生物碱，毒性较大，主要外用治疗多种肿毒，忌内服；而水仙花的毒性较小，可内服、外敷，但内服时要严控数量。此外，水仙花还可用来提取高级芳香油等。

⑤药理试验表明，水仙花有抑制病菌、肿瘤等作用；家兔静脉注射时可产生麻醉作用，犬注射初期可出现呕吐现象。

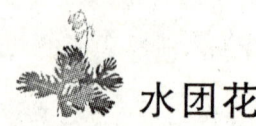

水团花

〔别名〕 水杨梅花、假杨梅花、水晶树花、水黄凿花、青龙珠花、溪棉条花、满山香花等。

〔来源〕 水团花系茜草科水团花属常绿灌木至小乔木水团花树的花朵。

〔药分〕 甾醇类(豆甾醇、谷甾醇等)等。

〔药性〕 性凉，味苦、涩，微毒，入肝、脾、大肠经。

〔功效〕 清热祛湿、消瘀镇痛、止血生肌。

〔应用〕 痢疾、肠炎、湿热浮肿、痈肿疮毒、湿疹、烂脚、溃疡不敛、创伤出血等。
〔提示〕
①水团花性味凉苦,脾胃虚寒者慎服。
②《南宁市药物志》载:水团花"涩,有小毒"。故内服时用量应小,不宜多服(汤剂成人每次内服量应＜15克)、久服。
③同属植物细叶水团花树的花、蔷薇科水杨梅属植物路边青草的花均可叫"水杨梅花",这与本品在某些地区的叫法相同,应注意。
〔食例〕
①水团花汤:水团花10克,水煎煮(沸后10分钟停火),顿服,每日3次。治菌痢(《江西草药手册》)。
②水团花液:鲜水团花60克,水煎煮,含漱,每日数次。治风火牙痛(《江西草药手册》)。
③《常用中草药手册》载:水团花(花果)"清热解毒,散瘀止痛。主治痢疾、急性胃肠炎。"
〔附注〕
①水团花树大多生长在我国温暖潮湿的南方或东南方的山谷疏林下或溪涧水沟畔等地,而花期又多在雨水充沛的夏季,加之众多的小花聚集成的头状花序呈球形,显得格外水灵艳丽,故名"水团花""水杨梅花""青龙珠花"及"水晶树花"等。
②水团花树的根(水团花根)、枝叶(水团花枝或叶)及花果(水团花及果)均可供药用。同属植物细叶水团花树的根、枝叶及花果亦可供药用。
③据《福建民间草药》称,水团花树的"叶或花:拔毒止血,为金疮药"。如将鲜水团花适量捣泥,包敷于用凉开水洗净的创口处,可治创伤出血、脚部溃烂等。

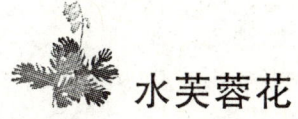

水芙蓉花

〔别名〕 大萍花、吴葵花、棋盘花、侧金盏花等。
〔来源〕 水芙蓉花系天南星科水芙蓉属浮水性多年生草本植物水芙蓉草的花朵。
〔药分〕 挥发油、生物碱、黄酮类、聚糖等。
〔药性〕 性寒,味甘,无毒,入肺、胃经。
〔功效〕 和血润燥、活络通经、通利二便。
〔应用〕 吐血、血崩、带下、痢疾、尿涩、便秘、疟疾、小儿风疹、烧烫伤(小面积)等。
〔提示〕
①本花性寒凉,脾胃虚寒者慎服。
②玄参科石龙尾属植物紫苏草、睡莲科莲属植物莲草、锦葵科木槿属植物木芙蓉树及蜀葵属植物蜀葵草等的花均可叫做"水芙蓉花";天南星科大藻属植物芙蓉莲草、毛茛科侧金盏

花属植物侧金盏草的花也叫做"侧金盏花",这都与本品在某些地区的名称雷同,须注意。

〔食例〕

①水芙蓉花炖猪肉:水芙蓉花25克,瘦猪肉200克,一起炖熟烂,食肉饮汤。可治月经不调、带下及阴痒。

②醋调水芙蓉花汁:水芙蓉花10朵,扯瓣,加盐1小匙后拌匀并绞汁;在汁中加白醋1大匙,搅匀后饮用(若冰镇后风味更佳)。可治经少腹痛。

③水芙蓉花厚朴汤:水芙蓉花1朵,厚朴6克,水煎煮(大火煮沸后转小火煮10分钟),去厚朴渣,代茶饮。可防治流行性感冒。

〔附注〕

①本品外观形态恰似芙蓉且又生长在水里,故名"水芙蓉花"。

②水芙蓉草与芋头、海芋、火鹤花等是近亲植物,都会开出佛焰苞花序,但各有各的特点。

③据资料介绍,水芙蓉花泡香油或水芙蓉花末调香油涂敷患处,可治小面积烧烫伤。

④水芙蓉草的叶泥与鸡蛋清拌匀后涂抹在纱布上,然后贴敷于患处,可治腮腺炎。

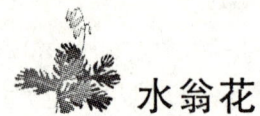

水翁花

〔别名〕 水雍花、大蛇药花、水榕花、水香花、酒翁花等。

〔来源〕 水翁花系桃金娘科水翁属常绿乔木水翁树的花蕾。

〔药分〕 有机酸类(没食子酸、熊果酸等)、β-谷甾醇、没食子酸乙酯、黄酮类(羟基二甲黄烷酮、羟基甲氧基查耳酮等)等。

〔药性〕 性凉,味苦,微甘,无毒,入肺、脾、胃经。

〔功效〕 清热解毒、祛暑生津、消滞利湿。

〔应用〕 外感恶寒、发热头痛、暑热烦渴、热毒泻痢、积滞腹胀等。

〔提示〕

①水翁花性味凉苦,脾胃虚寒者慎服。

②水翁花质干硬,气微香,贮存时应密封并放置在阴凉干燥处,以防香气散失、霉变等。

〔食例〕

①水翁花汤:水翁花15~30克,水煎服。治感冒发热、急性胃肠炎、菌痢。

②水翁布渣叶汤:干水翁花、布渣叶各15克,水煎服。适合食滞腹泻患者。

③干水翁花汤:干水翁花30克,水煎服。适合消化不良、腹部闷胀患者。

④水翁狗肝菜汤:干水翁花、狗肝菜各15克,水煎服。适合斑痧发热患者。

⑤水翁花清汤:水翁花6~9克,水煎服。适合肠炎、痢疾患者。

〔附注〕

①水翁树的根(水翁根)、树皮(水翁皮)、叶(水翁叶)及花(水翁花)均可供药用。其中,水翁皮及水

翁叶多外用；而水翁根和水翁花多内服。

②水翁花的采收：通常是在端午节的前后，摘取带有花蕾的枝条，然后用水淋湿并堆放3~5天，使花蕾自行脱落，晒至三成干，复堆闷1~2天后再晒；以后晒一天，闷一天；待完全干燥后，筛净残存的枝梗，贮存备用。

③干燥的水翁花蕾，呈卵形或近球形而两端尖，皱缩；上半部帽头，为5枚合生的花瓣，浅棕色；下半部为倒钟形或杯形的萼筒，棕黑色。质干硬，气微香，味苦。选购时，以黄黑色、干燥、无枝梗者为佳。

④药理试验表明，水翁花水提取物对动物有强心作用。

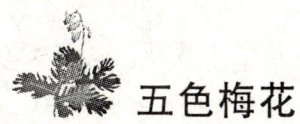

五色梅花

〔别名〕 马缨丹花、山大丹花、臭牡丹花、大红绣球花、如意草花、五龙兰花、臭草花、龙船花、五色花、五彩花、七变花、土红花等。

〔来源〕 五色梅花系马鞭草科马缨丹属常绿直立或半藤本状灌木马缨丹树的花序。

〔药分〕 挥发油、齐墩果烷三萜类、黄酮类、酯类等。

〔药性〕 性凉，味苦、微甘，有小毒，入肝、肺经。

〔功效〕 清热、止血。

〔应用〕 肺痨咯血、腹痛吐泻、湿疹阴痒、跌打损伤等。

〔提示〕

①五色梅花性味凉苦，脾胃虚寒者慎服。

②本品有小毒（其枝叶毒性更大），内服不宜过多（汤剂成人每次内服量应<9克），否则易出现头晕、恶心及呕吐等现象；而体弱者、孕妇忌服。

③本品在某些地区又被叫做"龙船花"，而马鞭草科臭牡丹属植物臭梧桐树及赪桐属植物赪桐树的花也都可叫做"龙船花"，应注意。

〔食例〕

①五色梅花汤：鲜五色梅花10朵，水煎煮，调盐少许后服用。可治腹痛、吐泻（《福建中草药》）。

②五色梅葵花汤：五色梅花9克，葵花6克，水煎服。可治小儿嗜睡症（《江西草药手册》）。

③五色梅花散：干五色梅花适量，研末，温开水送服，每次3克；同时，用鲜五色梅茎叶煎水洗患处，可治湿疹。或每次6克，口服。可治腹痛吐泻（《福建中草药》）。

〔附注〕

①五色梅树的花朵五彩缤纷、花色艳丽，花期又长，很适合栽培观赏。

②五色梅花所在的马缨丹属约有50个品种，其花色彩多样且开花时还会有种种变化，故名"五色花""五彩花""七变花"；又因全株有一股强烈臭味，故又叫做"臭草花""臭牡丹花"等。现在常见的栽培品种是蔓马缨丹；还有纯白色花的（白五色梅花）、纯黄色花的（黄五色梅花）、纯红色花的（红五色梅花）等品种。

③五色梅树的根(五色梅根)、叶或带花叶的嫩枝(五色梅枝叶)、花(五色梅花)均可入药。其枝叶毒性较大,家畜多食后会引起慢性肝中毒等;内服尤应谨慎。

④药理试验表明,五色梅花有抗氧化、抑菌及抗凝血酶等作用。

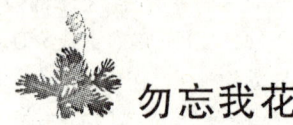
勿忘我花

〔别名〕 星辰花、不凋花、三角花、补血草花、匙叶草花、矾松花、斯太菊等。

〔来源〕 勿忘我花系白花丹科补血草属多年生宿根草本植物勿忘我草的花序。

〔药分〕 黄酮类、维生素等。

〔药性〕 性寒,味甘,无毒,入肝、脾、肾经。

〔功效〕 清肝明目、滋阴补肾、补血养血、美白皮肤。

〔应用〕 视物昏花、病毒感染、肺风粉刺、皮肤粗糙、疔疮疖肿、二便不利、月经不调等。

〔提示〕

①本花有活血功效,孕妇忌服。

②本品又叫做"补血草花""匙叶草花",而同属植物补血草、二色补血草及西伯利亚补血草的花也都可叫做"补血草花"或"匙叶草花",须注意。

〔食例〕

①勿忘我花茶:勿忘我花适量,绿茶 1 茶匙,热开水冲泡并闷 3 分钟,加蜜少许,频饮。具有提高血管韧性、健齿美肤功效。

②勿忘银花茶:勿忘我花、金银花各等量,泡饮,每日 1 剂。治小儿暑痱。

③勿忘菊花茶:勿忘我花、菊花各 10 克,沸水冲泡,频饮,每日 1 剂。治头目眩晕。

④勿忘莲芯茶:勿忘我花、莲子芯各 10 克,泡饮,每日 1 剂。治遗精。

⑤勿忘月季茶:勿忘我花、月季花各 10 克,沸水冲泡,频饮,每日 1 剂。治痛经。

⑥勿忘泻叶汤:勿忘我花、番泻叶各 10 克,水煎服,每日 1 剂。治便秘。

⑦勿忘竹叶汤:勿忘我花、慈竹叶各 10 克,水煎服,每日 1 剂。治尿淋滴、涩痛。

⑧勿忘三物茶:勿忘我花 4 朵,虞美人 4 朵,红巧梅 2 朵,牡丹花 1 朵,沸水冲泡并闷 5 分钟,频饮,每日 1 剂。具有活血调经、消斑润脸功效。

⑨勿忘糖奶茶:勿忘我花(蓝色)适量,红茶包 1 个,沸水冲泡,再加入冰糖、牛奶各适量,搅匀后频饮。具有减缓皱纹及黑斑产生的功效。

〔附注〕

①本植物的花朵小巧秀丽,色泽纷繁;蓝色花朵中央镶嵌着一圈黄色花蕊,色彩和谐醒目;尤其卷伞花序随着花朵的开放而逐渐伸展,半含半露,煞是惹人喜爱,令人难以忘怀。青年男女互赠此花,以表达"永不变心、不会忘记"的深情厚意,故名"勿忘我花"。

②与本品同属的植物,目前世界共有 180 种,我国有 19 种。它是当今国际花卉市场上颇为流行的切花品种,适合餐桌、案几等的装饰,也是制作干花的好材料。

③本植物的全草(勿忘我)、花(勿忘我花)均可供药用。

④药理试验表明,勿忘我花制剂具有滋阴补肾、补血养血、清肝明目、美容养颜、提高免疫力、延缓细胞衰老、抗病毒、防癌抗癌等功效。

无花果

〔别名〕 蜜果、文仙果、品仙果、映日果、优昙钵、明目果、奶浆果、天生子等。

〔来源〕 无花果系桑科无花果属落叶灌木或小乔木无花果树的花托。

〔药分〕 糖类(葡萄糖、蔗糖、果糖等)、有机酸(柠檬酸、琥珀酸等)、植物生长激素、抗肿瘤成分(苯甲醛、香豆素类等)、生物酶(淀粉糖化酶、蛋白酶等)、氨基酸(天冬氨酸、甘氨酸等)、类胡萝卜素、寡肽、皂苷等。

〔药性〕 性凉,味甘,无毒,入肺、胃、大肠经。

〔功效〕 清热生津、健脾开胃、消肿解毒。

〔应用〕 咽喉肿痛、燥咳声嘶、肠热便秘、食积食少、乳少、痔疮、肠炎痢疾、痈疮疥癣。

〔提示〕

①《随息居饮食谱》载本品:"中寒者忌食"。

②本品含糖类较多,易吸湿霉蛀,需贮存于阴凉通风干燥处或石灰缸内。

③本品又名"奶浆果""蜜果",而桑科无花果属植物异叶椿树的果实也可叫做"奶浆果",蔷薇科苹果属植物花红树之果实也可叫做"蜜果",须注意。

〔食例〕

①无花果炭茶:干无花果30克,切碎,炒焦,沸水冲泡,频饮,每日1剂。治癌症患者之消化不良、食欲下降。

②生吃无花果:鲜无花果5~10枚,洗净,饭后食用(便溏者忌食)。治胃癌、肠癌及便秘、痔疮等。

③鲜无花果汁:鲜无花果适量,捣烂取汁,温开水送服,每次100毫升。治哮喘。

④蜜果冰糖饮:干无花果30克,冰糖适量,水煎,频饮。治声音嘶哑、肠炎、痢疾。

⑤无花果蜜饮:鲜无花果100克,水煎取汁,加蜂蜜50克,早晚分服。治老年性便秘。

⑥无花果汤:无花果5~7枚,水煎服。治久泻不止。

⑦无花果麦芽汤:无花果30克,麦芽10克,水煎,频饮。治消化不良。

⑧无花果侧柏叶汤:无花果100克,侧柏叶50克,水煎,频饮。治痔疮出血。

⑨无花果鹤草炭汤:无花果炭、仙鹤草炭各30克,冰糖50克,水煎服。治久痢久泻。

⑩无花果玄参双根汤:无花果、玄参各30克,板蓝根、山豆根各10克,水煎服。治急性咽炎。

⑪四味无花果汤:无花果100克,瓜蒌15克,通草10克,穿山甲5克,水煎服。治产后

缺乳。

⑫双果蜂蜜浆：无花果7枚，青果10克，水煎取汁，加蜂蜜适量，频饮。治咽喉肿痛。

⑬无花果蘑菇羹：无花果200克（捣烂），蘑菇100克（切细），作料适量，加水煮熟烂，食用。具防癌抗癌功效。

⑭无花果冰糖糊：无花果、冰糖各100克，捣烂，蒸服。治支气管炎咳喘。

⑮无花果加味糊：无花果7枚，雪梨1只（去皮去核），北杏仁15克（泡发、去皮），淮山粉、白糖各适量，一起捣烂调匀，倒入沸水锅内搅拌煮熟后食用。具有养阴生津、润肺化痰功能。

⑯无花果白糖膏：无花果1 000克，加水煮烂，加白糖750克收膏，随时服。治肺结核、肝炎。

⑰无花果末：鲜无花果适量，晒干，研末，每取少许，吹喉。治咽喉刺痛。

⑱无花果脯：无花果、白糖各适量，腌渍15天后食用。可提高免疫力，治小儿厌食。

⑲无花果煮鸡蛋：无花果15克，去壳熟鸡蛋1只，加水煮半小时，服用。治筋骨疼痛。

⑳无花果炖大肠：干无花果10枚，猪大肠1段（洗净），加水炖熟后服用。治痔疮、脱肛、便秘。

㉑无花果炖猪蹄：无花果、奶浆藤、树地瓜根各60克，金针菜根120克，猪前蹄1只，加水炖熟烂后服之。治产后缺乳。

㉒无花果炖肉：无花果10枚，猪瘦肉250克，加水炖熟烂后食用。治阳痿。

㉓鲜无花果炖肉：鲜无花果500克，猪瘦肉100克，加水炖熟烂后服。治大肠癌。

㉔无花果粥：无花果30～50克，洗净、去皮、捣碎，加入由粳米50克煮得将熟的粥内，续煮片刻，再加冰糖20克，搅化后服用。治早期肺癌、咽痛、咳嗽、泻痢、痔疮等。

〔附注〕

①本品因看似无花而结出的果实，故名"无花果"（现代研究发现，无花果树并不是不开花，只是它的花非常小，单凭肉眼很难看见而已。它的许许多多的小花构成的花序轴膨大似果，雌雄异花深藏于囊状总花托内，组成隐头花序，也就是我们看到的"果实"）；由于它富含多种糖类（尤其是鲜品），吃起来甘甜如蜜，故又名"蜜果"；鲜无花果富含一种黏滑、类似于乳水的浆汁，所以又被叫做"奶浆果"。

②本果有可能是原始人类的主要食物之一，其栽培历史也在5 000年以上；在2 500年前的古埃及文物中就已有了无花果的浮雕；我国西汉时期开始引种，目前大多数地区都有出产。它那朴实无华的树干，宽厚浓密的绿叶，甘甜梨状的果实，给我们留下了深刻的印象。

③本植物的根（无花果根）、叶（无花果叶）、花托（无花果）均可供药用。由于含有丰富的营养成分，味道甘美，还可食用。其食法较多：除鲜食外，还能制成干果、罐头、果酱、蜜饯等，亦可用它做蔬菜、做汤、烧肉等；此外，也可用它来酿酒。本树的树皮还是很好的造纸原料。

④干燥的无花果花托呈近倒圆锥形或类球形；表面浅黄棕色至暗棕色、青黑色，具波状弯曲的纵棱线，顶部稍扁平，中央有圆形突起；基部较狭，带有果柄及残存的苞片。干果质地坚硬，气微，味甜。选购时，以身干、色青黑或暗棕、无杂质、无霉蛀者为佳。

⑤药理试验表明，无花果所含抗肿瘤成分（香豆素类、苯甲醛等）能抑制癌细胞的蛋白质合成，使得癌细胞缺营养而死亡，具有明显的防癌、抗癌、提高免疫力的功能，适合大肠癌、食管癌、膀胱癌、肺癌、肝癌、乳腺癌、血癌、淋巴肉瘤等多种癌症患者食用，是一种广谱抗癌食品。据国外有关资料报道，无花果集中产地的人们患癌率极低，这进一步给了佐证。此外，它还有一定的镇痛、止血、降血压作用。

⑥临床报道,无花果制剂治疗痔疮的有效率几乎为100%。其方法是:在临睡前用无花果汤剂熏洗肛门,连洗7天为1个疗程,如果还未痊愈,再增1个疗程即可。

月季花

〔别名〕 月季红、月月红、月月花、月月开、月贵花、月光花、四季花、长春花、胜春花、绸春花、斗雪红、艳雪红等。

〔来源〕 月季花系蔷薇科蔷薇属常绿或半常绿矮生灌木月季树的初开花朵。

〔药分〕 挥发油、黄酮类成分等。

〔药性〕 性温,味甘、微苦,无毒,入肝经。

〔功效〕 活血调经、解毒消肿。

〔应用〕 月经不调、痛经闭经、血瘀肿痛、痈疽肿毒、淋巴结核、跌打损伤、烫伤等。

〔提示〕

①本品不宜多服、久服,否则易引起大便溏泻;脾胃虚弱者慎服。

②本品具有活血化瘀功能,月经过多者慎服,孕妇忌服。

③本品又被叫做"月月红""长春花",而牻牛儿苗科牻牛儿苗属植物天竺葵草的花也可叫做"月月红",夹竹桃科长春花属植物长春花草(树)的花也叫做"长春花",须注意。

〔食例〕

①月季花茶:月季花20克,洗净,沸水冲泡,早、中、晚各饮1杯。治月经不调、痛经。

②月季槐花茶:月季花13朵,槐花10克,沸水冲泡,代茶饮。服一段时间。治高血压。

③月季花绿茶:月季花、绿茶各10克,水煎代茶饮,每日1剂。治皮肤瘙痒。

④月玫桔萸茶:月季花、玫瑰花、绿茶各3克,桔梗、山萸肉各6克,共碾粗末,沸水冲泡,不时饮用,每日1剂。治气郁血滞、咽喉郁阻型慢性咽炎。

⑤月季花汤:月季花10克,水煎服,每日2剂,连服数日。治闭经腹痛。

⑥月季野菊汤:鲜月季花20克,野菊花10克,水煎服。治高血压。

⑦月季三物汤:月季花、蛇床子各5克,当归、益母草各10克,水煎服。治月经不调。

⑧五味月季汤:月季花、红花、肉桂各5克,香附10克,甘草3克,水煎服。治痛经。

⑨月季蜂蜜饮:月季花30克,水煎取汁,加蜂蜜适量后饮用。治肺虚咳嗽。

⑩月季冰糖饮:月季花10克,冰糖20克,加水炖服。治肺虚咳嗽、咯血。

⑪月季糖酒饮:月季花3～5朵,水煎取汁,加冰糖适量,黄酒10克,温饮,每日1次。治气滞血瘀之闭经、痛经(血热、血虚者忌服)。

⑫月季红酒饮:月季花15～30克,红酒适量,一起炖饮。治产后子宫脱垂。

⑬月季红花饮:鲜月季花20克,红花1.5克,红糖30克,沸水冲泡10分钟后频饮,每

日1剂。治胸腹胀痛。

⑭月季花散:月季花适量,焙干研末,用黄酒调服,每次3克。治筋骨疼痛、轻微跌打损伤。

⑮月季花甜酱:鲜月季花1 000克,洗净、扯瓣,加水煮至瓣软后捣烂,续煮片刻去渣,向汁液中加白糖500克,再煮至白糖全溶时熄火,冷后装瓶密封贮存,用作各种甜食辅料。防治血液黏度偏高。

⑯月季柠檬汁酱:月季花1 000克,洗净、扯瓣,加白糖1 000克和水,煮至花瓣发软,再加白糖1 000克,续煮至白糖全溶后熄火,最后加入由柠檬3个绞出的汁液并拌匀,装瓶密封贮存,用作各种甜食的辅料。防治血液黏度偏高。

⑰月香芫鱼汤:月季花6克,沉香15克,炒芫花9克,一起搓碎后装入一条约400克,去杂、洗净的鲫鱼腹中,用线捆好,加水、黄酒各等份的混合液,炖熟后去线服之。治未破的淋巴结核。

⑱酥炸月季花:月季花100克,洗净、扯瓣,加糖渍半小时;在200克鸡蛋的蛋黄中加入白糖适量,牛奶200毫升搅匀,加入面粉400克及油、盐、发酵粉各适量,轻搅成浆;再加入已打起泡的蛋清、糖渍花瓣并搅匀,最后用汤勺舀于热油锅内炸酥,可作为早晚餐、点心食用。适用于血瘀之经期延长。

⑲月季拌黄瓜:鲜月季花25克,洗净、扯瓣、切丝;黄瓜250克,洗净、剖成两半、切成半圆片,装盘作底菜,摊上月季花丝,淋上热香油,待凉后加入鸡精、盐及其他作料少许,拌匀,佐餐。具有活血调经、清热利尿、解毒消肿的功效。

⑳月季花烧虾:月季花2朵,漂洗干净,再用开水冲洗一遍,取1朵摆盘中,另1朵扯瓣待用;鲜大虾1 000克,洗净去杂,放入已由姜片、葱段煸香的热猪油锅内,小火慢煎,待虾肉发挺变红时加入料酒、白糖、醋、鸡汤、盐、味精、胡椒粉各适量,并用盘扣在虾上,微火焖5分钟,将虾翻身,再焖5分钟,取出大虾摆在盘内月季花周围,并将另一朵的花瓣撒在大虾上;锅内焖大虾的汤汁烧浓缩,拣去葱、姜渣后浇在花、虾上即可,佐餐食之。治月经不调、腰膝酸软。

㉑月季烧鱼肚:月季花3朵,洗净;2朵放盘内,另1朵扯瓣备用;鱼肚600克水发,水煮1小时,取出切块,倒入鲜汤锅内煨煮20分钟去异味,挤干;在热麻油锅内煸香葱丝、姜丝,加鲜汤并烧沸,去葱丝、姜丝,放入鱼肚,小火焖半小时,放盐等调味,湿淀粉勾芡,将1朵月季花瓣撒在鱼肚上,最后起锅放在盘内另2朵花上,淋上热鸡油,佐餐。对于跌打损伤后的气血调养很有效。

㉒月季花猪蹄:月季花3朵,扯瓣,猪蹄2只,剖成两半,沸水氽过、洗净,加料酒、酱油、葱段、姜块各适量,焖煮约3小时(至猪蹄酥烂),撒入花瓣,加入味精,佐餐。治缺乳、月经不调。

㉓月季花炒猪肝:鲜月季花2朵,扯瓣,盐水洗净并沥干;猪肝120克,洗净、切片并与盐、酱油、芡粉各少许拌匀;葱2根,洗净、切段,入热油锅内炒香,续入肝片快炒,再加花瓣翻炒片刻后起锅,食之。具有活血、通经、补铁等功效。

㉔月季花炖肉:洗净的月季花20克,与瘦猪肉块200克,加水炖熟透,分次服用。可治咳嗽、咯血(对咳喘气弱、痰少咽干者尤为有效)。

㉕月季花末粥：月季花末1匙，调入粳米50克煮成的粥中，食之，每日1~2次。可治月经不调、痛经。

㉖月季花糖粥：月季花适量，洗净、扯瓣，加入由粳米50克煮成的粥中，稍煮，加白糖适量，食之。具有活血调经的功效。

㉗月季西米桂圆粥：月季花15克，洗净、切丝；西米50克，用凉水浸泡30分钟后捞起，与切碎的桂圆肉50克煮粥（不断搅拌，防止西米粘锅）；待粥刚熟时加入月季花丝，搅匀即可。每天早晚各食1次。具有活血化瘀、消肿解毒功效。

〔附注〕

①本花因逐月开放，故名"月季花""月月红""月月开""月月花"等；本花的开放，虽然断断续续，但却是四季常开，故又名"四季花""长春花"；它敢于傲霜斗雪，将它叫做"斗雪红""艳雪红""胜春花""绸春花"等也就当之无愧了；由于它独特的绵长花期、品种众多、外形优美、色泽丰富、香气宜人和天然的美艳，被人们誉为"花中皇后"，理所当然地跃入了我国十大名花之列；也是欧美一些国家的国花。宋代诗人韩琦在他的《月季》中称赞道："牡丹殊绝委春风，露菊萧疏怨晚丛。何似此花荣艳足，四时常放浅深红。"

②本花原产于我国，栽培历史非常悠久。早在3 000年前的神农时代，由野生变成了家种；2 000多年前的汉代宫廷花园中已经大量栽植；1 500多年前的南北朝时期就已经风行于社会了。现在，它的品种已达到20 000来个，大致分为六大类，名列于花卉前列。其主要品种有中国月季、大花多花型月季、藤本月季、微型月季等等。

③本植物的根（月季花根）、叶（月季花叶）及花（月季花）均可供药用。作为药材的干月季花近球形，花瓣长圆形、覆瓦状排列，紫色或淡紫色，微香。选购时，以花蕾初开、不散瓣、色紫红，气清香者为佳。

④月季花，除观赏、药用外，还可食用（入茶、入菜、入粥等），亦可提制香精（进而可配制化妆品等）。在食用时，最宜与蚕豆、大虾等搭配，可以起到互补、促进作用，尤其适合月经不调者的辅助治疗。

⑤本植物能吸收硫化氢（H_2S）、氟化氢（HF）、苯蒸气及苯酚蒸气等有害气体，而对二氧化氮（NO_2）、二氧化硫（SO_2）气体，具有相当强的抵抗力，是一种优秀的环保植物，可以作化工、矿冶场所的绿化花卉，也可群植于庭院、花廊或作花径、篱笆等无不相宜。

⑥药理试验表明，月季花提取液有较好的抗真菌、抗氧化、抗凝血、利尿、提高免疫力、降低血管通透性等作用。

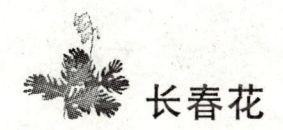

长春花

〔别名〕 四时春花、日日新花、百日红花、雁来红花、三万花、时钟花、海棠花、五瓣莲花等。

〔来源〕 长春花系夹竹桃科长春花属多年生草本或亚灌木植物长春花草（或树）的花朵。

〔药分〕 吲哚类生物碱（长春花碱、长春碱等70余种）、环烯醚萜苷类（马钱子苷等）、甾类、肌醇、琥珀酸及挥发性成分等。

〔药性〕 性凉，味微苦，有毒，入肝、肺经。

〔功效〕 清热平肝、解毒抗癌。

〔应用〕 高血压、痈肿疮毒、多种癌症、烧伤及烫伤等。

〔提示〕

①长春花含有一定量的有毒生物碱(如长春新碱等),不能多服(汤剂成人每次内服量应<10克)、久服,应遵医嘱。

②长春花提取液用于静脉注射时,因有一定副作用(如白细胞减少、食欲减退、恶心呕吐等),应在医生指导下进行。

③蔷薇科蔷薇属植物月季树及菊科金盏花属植物小金盏花草的花也可叫"长春花",本品又名"海棠花""时钟花",蔷薇科苹果属植物海棠树的花也叫"海棠花",时钟花科时钟花属植物时钟花草的花也叫"时钟花",这都与本品有同名之处,应注意。

〔食例〕

①长春花汤:长春花10克,水煎服。治急性淋巴细胞白血病(《抗癌本草》)。

②长春花草汤:长春花草6~9克,水煎服。治高血压(《广西本草选编》)。

③长春花半枝莲汤:长春花15克,半枝莲30克,水煎服。治各种癌症。

④长春花三物汤:长春花6克,夏枯草、豨莶草、木蝴蝶各9克,水煎服。治高血压(《图说养花与花疗》)。

〔附注〕

①长春花在原产地呈亚灌木形态且几乎全年都会开花,故有"长春花""四时春花""百日红花"等美誉。

②在长春花属药用植物中,我国目前仅发现长春花一种;还有2种栽培变种:白长春花(花冠白色)和黄长春花(花冠黄色)。它们的外观形态、药性及功效均相近,仅花的颜色不同,所以可同等入药。

③药理试验表明,长春花含有多种生物碱(尤其是长春碱、长春新碱、环氧长春碱、异长春碱等),具有降血压、降血脂、降血糖、抗肿瘤等作用。

④临床报道,长春花提取液治疗高血压、流行性出血热、原发性血小板减少性紫癜及非贺奇金淋巴瘤均有良好效果。

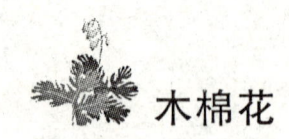

木棉花

〔别名〕 红棉花、英雄花、攀枝花、斑枝花、琼枝花、英雄树花、烽火树花等。

〔来源〕 木棉花系木棉科木棉属落叶大乔木木棉树的花朵。

〔药分〕 糖类、蛋白质、胶质、黏液质、灰分等。

〔药性〕 性凉,味甘、淡,无毒,入脾、肝、大肠经。

〔功效〕 清热、凉血、解毒。

〔应用〕 风湿痹痛、慢性胃炎、肠炎、痢疾、泄泻、咯血、呕血、便血、血崩、创伤出血、湿疹、疮毒、烧伤及烫伤等。

〔提示〕

①做餐或汤时,最好用新鲜的木棉花;与用干品比,不仅味道更鲜美,且食疗效果也更好。

②锦葵科木槿属植物木槿树的花也可叫"木棉花",与本品同名,须注意。

〔食例〕

①木棉花茶:干木棉花适量,沸水冲泡,频饮。7天为1个疗程,一般2个疗程见效(治疗期间需停用其他药物)。治慢性单纯性鼻炎。

②木棉花茶水:木棉花10克,茶叶15克,混匀,分3次沸水冲泡,频饮。治痢疾。

③木棉花汤:木棉花30克,水煎服。治浮肿。

④木棉花银花汤:木棉花10克,金银花5克,水煎,代茶饮。治痘疮。

⑤木棉花凤仙汤:木棉花、凤仙草各15克,水煎服。治菌痢。

⑥木棉花黄芩汤:木棉花15克,黄芩10克,水煎服。治急性肠炎。

⑦木棉花仙鹤草汤:木棉花15克,仙鹤草30克,水煎,频饮,每日1剂。治痔疮出血。

⑧三味木棉花汤:木棉花15克,白头翁10克,黄连5克,水煎服。治菌痢。

⑨木棉花三物汤:木棉花30克,岩参20克,半枝莲15克,水煎,频饮。治胃部肿瘤。

⑩木棉花五物汤:木棉花、金银花、鸡蛋花各15克,菊花、槐花各10克,一起煲汤饮。治春困。

⑪木棉花蜜饮:鲜木棉花30克,水煎取汁,加蜂蜜适量并搅匀,饮用。治腹胀、腹泻。

⑫木棉花冰糖饮:木棉花14朵,冰糖适量,炖服。治咯血。

⑬木棉花末蜜浆:木棉花50克,研末,与蜂蜜250克拌匀,每取50克,加温开水炖服,每日3次。治崩漏。

⑭木棉花蛋:木棉花瓣30克,去壳熟鸡蛋3个,一起水煮30分钟,待温后食用,每次1个,每日3次。可治女性血崩。

⑮木棉花鲫鱼:木棉花2朵,扯瓣、洗净、切碎块;鲫鱼3条,去杂、洗净,用葱段、姜片、料酒、盐各适量腌制后放入热油锅内炸黄两面,倒入奶汤750毫升,加入料酒、盐、胡椒粉各少许及水发蘑菇50克,煮透入味,待汤浓稠后撒入木棉花碎块,再加味精适量,起锅装盘,淋上麻油少许,佐餐食之。具有养胃利湿、清热止血的作用,可防治痢疾、血崩、痈肿等。

⑯木棉花菌菇汤:鲜木棉花瓣20克,洗净、焯水;鲜平菇、鲜蘑菇、鲜杏鲍菇、竹笋尖各30克,洗净、切片。将所有食料放入砂锅,加鸡汤和清水,炖熟透,再加盐、味精调味,服用。具清热凉血功效。

⑰木棉花炖肉:木棉花14朵,瘦猪肉适量,加水炖熟烂,食之。可治呕血。

⑱木棉花汁粥:木棉花10克,水煎取汁,加入粳米50克,煮粥,食用。治痢疾。

⑲木棉花车前子汁粥:木棉花30克及用布包好的车前子15克,水煮、取汁,加入粳米100克煮粥,每日早晚食。具有清热利水、消肿止泻的功效,可治疗急性肠炎、尿道炎、膀胱炎等。

〔附注〕

①木棉树的树形挺拔,花朵硕大艳丽;开花时似万盏华灯齐放,蔚为壮观,是很好的观花树木。它是我国名树,生机十分旺盛,茎枝折后无需去除部分叶子,极易扦插成活(成活率几乎100%),很适合栽培为行道树。古人称它的花为"花中豪杰",故被人们叫做"英雄花";此树果实内的丝状物似棉,所以,其花

又被称为"木棉花"。

②木棉树的根或根皮（木棉根），树皮（木棉皮）及花（木棉花）均可入药。此外，它的花瓣可炸食或入粥、入菜、入汤、入茶，味道甚佳；其花粉可养蜂；其果实内的絮丝即通常所说的"木棉"（其实，它不是真正的"棉"；它无拈曲性，无抱合力，不能纺织），耐压，不易被水浸湿，可用作枕芯垫褥及救生圈填料等。

③木棉花用于治疗痢疾时，花的颜色还是有所选择的。如《生草药性备要》说本花："治痢疾，白者更妙"；而《本草求原》说本花："红者去赤痢，白者治白痢"。

④药理试验表明，木棉花具有保肝、抗肿瘤作用。

木馒头

〔别名〕 薜荔果、木莲花、辟萼花、石莲花、鬼馒头、石壁莲花、石壁藤花、木瓜藤花、小薜荔花、馒头郎花、凉粉果花、巴山虎花等。

〔来源〕 木馒头系桑科榕属常绿攀缘性灌木薜荔树的花序托。

〔药分〕 黄酮类等。

〔药性〕 性平，味甘，无毒，入胃、大肠、小肠经。

〔功效〕 补肾、利湿、活血、催乳、解毒。

〔应用〕 遗精、阳痿、乳糜尿、淋浊、久痢、痔血、脱肛、肠风下血、闭经、乳汁不下、咽喉肿痛、疝气、痈肿、疥癣等。

〔提示〕

①木馒头内充塞了许多小苞片、单性小花及富含果胶的瘦果，久放易霉变；干制后要注意密封贮存并置于阴凉通风处。

②《本草拾遗》称，木馒头有"破血"功能，孕妇慎服。

③本品又名"木莲花"，而木兰科木莲属植物木莲树的花也叫"木莲花"，须注意。

〔食例〕

①木馒头烧猪蹄：木馒头 2 只，猪前蹄 1 只，加水炖熟烂，食肉喝汤。治乳汁不通。

②木馒头汤蒸猪肝：木馒头适量，水煎煮，取汁蒸猪肝适量，食之。治夜盲症。

③木馒头荜草汤：木馒头、荜草各 12 克，水煎服。连服半个月。治阳痿、遗精。

④木馒头冻：木馒头芯适量，加凉开水绞汁成冻状，白糖水冲服。治淋证。

⑤木馒头牵牛散：木馒头（炒）、白牵牛各等份，共研末，米汤调服，每次 6 克。治惊悸、遗精症。

⑥木馒头散：木馒头 9 克，焙干，研细末，分 2 次温开水吞服。治痈疽初起（《上海常用中草药》）。

〔附注〕

①薜荔树叶质浑厚、深绿发亮、寒冬不凋，攀缘于支托物（岩坡、山石、墙垣、树干、支架等）上郁郁葱葱，大增自然风光。它的变种——花叶薜荔树，叶小，茎枝上具有粉红色或乳黄色斑驳纹理，更是别有一番情趣。

②薜荔树的隐花果近似于馒头,故名"木馒头";而它的果实富含果胶,可制凉粉,故又名"凉粉果"。此树的根(薜荔根)、茎及叶(薜荔)、花序托(木馒头)、树乳汁(薜荔汁)均可入药。

③作为药材的干燥花序托(中药名"木馒头"),膨大成梨形或倒卵形,黄褐色至黑褐色,顶端近楔形,中央有一稍突出的小孔,孔内有膜质的小苞片充塞,孔外通常有细密的褐色绒毛;下端渐狭,有短果柄痕迹,质轻而坚硬,内生黄棕色圆球状瘦果,气微香,味微甜。选购时,应以个大、干燥、无杂质者为佳。

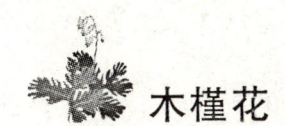

木槿花

〔别名〕 木荆花、水槿花、水锦花、白槿花、朱槿花、赤槿花、川槿花、槿树花、荆条花、灯盏花、猪油花、白玉花、白面花、大碗花、打碗花、木锦花、木红花、喇叭花、朝开暮落花、篱障花等。

〔来源〕 木槿花系锦葵科木槿属落叶灌木或小乔木木槿树的花朵。

〔药分〕 胡萝卜素类色素(叶黄素-环氧化物、隐黄质、菊黄素、花药黄质等)、黄酮苷类(花旗松素-吡喃葡萄糖苷类、蜀葵苷元-吡喃葡萄糖苷类等)、肌醇、黏液质等。

〔药性〕 性凉,味甘、苦,无毒,入脾、肺、肝经。

〔功效〕 清热凉血、解毒消肿。

〔应用〕 肺热咳嗽、咳喘吐血、肠风下血、腹泻、赤白痢疾、痔血、白带、疮疖肿痛、烫伤等。

〔提示〕

①木槿花性味凉苦,脾胃虚寒者慎服。

②动物试验表明,木槿花的花粉有致敏作用,过敏体质者应避免接触。

③木槿花在某些地区又被叫做"打碗花""喇叭花",而旋花科打碗花属植物旋花草的花也可叫做"打碗花",旋花科牵牛属植物牵牛草的花也可叫做"打碗花""喇叭花",须注意。

〔食例〕

①木槿花茶:木槿花15克,沸水冲泡,频饮。具有凉血止血功能,可治便血、痔血。

②槿花野菊茶:白木槿花10克,野菊花30克,混匀后分2~3次沸水冲泡,频饮。治急性胃肠炎。

③槿花槐花茶:白木槿花15克,槐花、茶叶各10克,混匀后分3次沸水冲泡,频饮。治湿热痢疾。

④槿花茶花茶:白木槿花、山茶花各10克,茶叶15克,混匀后分3次沸水冲泡,频饮。治湿滞及温热型痢疾。

⑤槿花冰糖饮:木槿花15克,冰糖适量,加水炖服。治支气管炎长久干咳不止。

⑥槿花蜂蜜饮:木槿花30克,水煎取汁,加蜂蜜适量后饮用。治痢疾。

⑦槿花白糖饮:木槿花30~60克,捣烂取汁,加白糖冲服。治干咳、咯血。

⑧白木槿花汤:白木槿花15~50克,水煎服。治白带黄臭。

⑨槿花蜂蜜汤：白木槿花15克，水煎，加蜂蜜，服用。治肺热咳嗽。

⑩槿花槐花汤：木槿花、槐花各6～9克（鲜品各30～60克），水煎，频饮。治痔血、便血。

⑪槿花苍术汤：木槿花、木槿皮、苍术各10克，水煎服。治白带黄臭。

⑫槿花三物汤：鲜木槿花、鲜车前草各30克，鲜马齿苋60克，水煎服。治痢疾。

⑬四味槿花汤：木槿花、栀子花、桑白皮、地胆草各10克，水煎服。治支气管炎咳痰。

⑭槿花砂仁豆腐汤：木槿花10～12朵（扯瓣、洗净、去杂），砂仁1克，豆腐250克（切块），姜丝适量。在热油锅内炒香砂仁及姜丝，去渣；加水、豆腐，煮沸后放入木槿花、作料，续煮片刻，食用。治反胃、腹胀食少。

⑮槿花焖鲫鱼：木槿花15～20朵，扯瓣、洗净、切丝；鲫鱼2条剖洗，去杂，在躯体两面各划几刀，抹上酱油，在热油锅内炸至浅黄，捞出沥油；在净锅内放上葱、姜丝，再放上鱼、葱白丝、板油丁，加料酒、盐、酱油、白糖，倒入清水（漫过鱼），焖煮约1小时，放入木槿花丝、味精等，收汁，加醋少许，装盘，佐餐。治水肿、赤白痢。

⑯木槿花炖肉：鲜木槿花100克，去蒂、洗净；猪肉150克，洗净、切块，加水煮沸后加入适量料酒、盐、酱油、葱、姜，改用小火炖熟，再倒入木槿花并炖至入味，佐餐食用。治赤白下痢、白带过多及痔血、便血。

⑰木槿花末饼：红木槿花15克，阴干，研为末，撒在面饼上食之。可治痢疾。

⑱木槿花末粥：木槿花末10克，调入粳米50克煮成的粥中，食之，每日2～3次。可治吐血、下血症。

⑲木槿花粥：鲜木槿花10朵，扯瓣、洗净，待粳米100克加水煮得快熟时倒入，一起煮熟后食用。可治女性湿热带下。

⑳槿花糯米粥：鲜白木槿花50克，洗净、去杂后，加入由陈糯米100克煮得已稀软的粥中，续煮2～3沸，食用。治反胃呕吐、胃脘胀满、肠燥便结。

㉑木槿茉莉粥：白木槿花、茉莉花各5克，洗净后加入由粳米50克煮得将要熟的粥中，续煮2～3沸，加白糖少许调味，食用。治痢疾。

〔附注〕

①木槿树枝繁叶茂，花朵硕大，花期又长（约四个月），虽每朵花仅开一天（早上开，晚上谢，故又叫做"朝开暮落花"），但每天都有大量花开放；盛开时，满树花朵、娇艳夺目，甚为壮观。这种不断求新、朝气蓬勃的品格，唐代诗人崔道融在《槿花》中大加赞叹："槿花不见夕，一日一回新。东风吹桃李，须到明年春"；诗仙李白也不惜笔墨："园花笑芳年，池草艳春色，犹不如槿花，婵娟玉阶前。"

②木槿属植物近30种，常见的有芙蓉、吊灯花、玫瑰茄、槭葵、五色木槿、白色木槿、红花重瓣木槿等。

③木槿树，古人常栽种来做围栅，形成奇特的绿色篱笆，故其又被叫做"篱障花"。

④木槿树对二氧化硫（SO_2）、氯气（Cl_2）等有毒气体及烟尘均有较强的抵抗力，可作为化工、冶炼、矿山等场所的绿化树种。

⑤木槿树全株均可入药：根（木槿根）、根皮或茎皮（木槿皮）、叶（木槿叶）、花（木槿花）、果实（木槿子或朝天子）均可作中药材；其嫩叶还可泡茶饮、煮汤；木槿花还可入茶、入汤、入粥、做菜（如酥炸木槿花、炒肉丝、烧鱼等），清香可口，口感比黄花菜还鲜嫩。

⑥木槿花在治疗痢疾等病症时，对其颜色选择是有区别的。《本经逢原》称："红者治肠风血痢，白者治白带白痢"。

⑦药理试验表明，木槿花有杀虫、止痒作用；而其花粉却有致敏作用。

五画

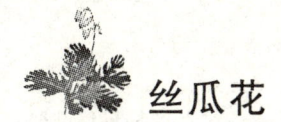

丝瓜花

〔别名〕 布瓜花、菜瓜花、絮瓜花、绵瓜花、吊瓜花、天罗花、天罗瓜花、天丝瓜花等。
〔来源〕 丝瓜花系葫芦科丝瓜属一年生攀缘草本植物丝瓜草的花朵。
〔药分〕 β-谷甾醇、芹菜素、脂肪酸类(丙二酸等)、氨基酸等。
〔药性〕 性寒,味甘,微苦,无毒,入肺、脾经。
〔功效〕 清热解毒、化痰止咳。
〔应用〕 肺热咳嗽、咽喉肿痛、鼻窦炎、痔疮、疔疮肿毒、外伤出血等。
〔提示〕
①丝瓜花性味寒苦,脾胃虚寒、大便溏泻者慎服。
②毛茛科铁线莲属植物毛蕊铁线莲草的花也可叫"丝瓜花";本品还可叫做"吊瓜花",而葫芦科栝楼属植物王瓜草及南瓜属植物桃南瓜草的花也都可以叫做"吊瓜花",须注意。

〔食例〕
①丝瓜花炒蛋:洗净的鲜丝瓜花50克,微炒后,与由2个被打好并搅匀的鸡蛋糊同炒,熟后放少许白糖,食之。可治咳、喘等病症。
②丝瓜花蒸猪肝:丝瓜花9克,猪肝60克,茶油9克,一起蒸食。可治眼痛。
③丝瓜花红糖糊:洗净的鲜丝瓜花30克,捣烂,加红糖少许并拌匀,开水冲服。可治外伤出血。
④丝瓜花蜜饮:洗净的丝瓜花10克,沸水冲泡并闷10分钟,加蜂蜜20克,搅匀,趁热顿服,每日3次。治肺热咳嗽、气管炎。
⑤丝瓜花红糖饮:丝瓜花30克,水煎沸3分钟,取汁,加红糖适量后饮用,每日2剂。治外伤出血。
⑥丝瓜花冰糖饮:丝瓜花30克,水煎取汁,加冰糖适量后频饮,每日1剂。治暑热烦渴。
⑦丝瓜花槐花茶:丝瓜花20克,槐花10克,混匀后分2次沸水冲泡,频饮,每日1剂。治痔疮。
⑧丝瓜花辛夷茶:丝瓜花30克,辛夷花10克,分3~5次沸水冲泡,频饮。治鼻窦炎。
⑨丝瓜花汤:洗净的丝瓜花适量,水煎服。可消除暑热。
⑩丝瓜花槐花汤:丝瓜花30克,槐花15克,加水煮取汁,分成2份早晚服用,每日1剂。治便血。
⑪丝瓜花绿豆汤:丝瓜花8朵,洗净;绿豆60克,加水煮至绿豆开花,取汁,加丝瓜花续煮沸,饮汤。治中暑有特效。
⑫丝瓜花莲子汤:丝瓜花6克,莲子30克,水煮至莲子开花,频饮,每日2剂。治尿频、

37

遗精。

⑬六味丝瓜花汤：丝瓜花、扁豆花、香薷各6克，金银花、滑石各10克，薏苡仁15克。先将香薷、滑石、薏苡仁水煮40分钟后加入金银花、扁豆花、丝瓜花，续煮5分钟，频饮，每日1剂。治暑湿感冒。

〔附注〕

①丝瓜藤大多攀缘在支架上生长，枝叶交错，恰同网络，结出的丝瓜倒吊在高高的支架上，故其花又名为"天罗花""天罗瓜花""吊瓜花"；而丝瓜熟透后，里面长满了纵横交错的纤维筋络（俗称"丝瓜布"），故又名"布瓜"。

②本植物全身是宝，其根（丝瓜根）、茎（丝瓜茎）、茎中汁液（天罗水）、叶（丝瓜叶）、花（丝瓜花）、果实（丝瓜）、瓜蒂（丝瓜蒂）、果皮（丝瓜皮）、种子（丝瓜子）、成熟果实中的纤维管束（丝瓜络）均可供药用。其中，嫩茎尖端（丝瓜嫩尖）、果实（丝瓜）还是普通蔬菜；丝瓜花也可入汤、做菜、入茶等。

③主产于广东、广西等地的粤丝瓜，其外形与普通丝瓜近似，只是叶片掌状分裂较浅，雄蕊仅2～3枚，瓠果较短小且有明显棱角，但其花的功效、应用却相似。

白兰花

〔别名〕 白缅花、缅桂花、黄桷兰、黄兰花、白玉兰花、白木兰等。

〔来源〕 白兰花系木兰科含笑属常绿乔木白兰树的初开花朵。

〔药分〕 挥发性成分〔酯类（甲基丁酸甲酯、丙酸乙酯等）、烯类（水芹烯、蒎烯等）、醇类（芳樟醇、沉香醇等）、酚类（甲基丁香油酚、甲基异丁香酚）、乙醛等〕等。

〔药性〕 性微温，味苦、辛，无毒，入肺、脾经。

〔功效〕 化湿、行气、止咳。

〔应用〕 胸闷腹胀、中暑、咳嗽、前列腺炎、白浊、白带等。

〔提示〕

①白兰花性温，味辛，阴虚火旺者慎服。

②干燥白兰花呈狭钟形，棕色或棕褐色、红棕色，质脆易碎，芳香浓郁，搬弄时应谨慎，贮存时应密封并置于干燥通风处，以防霉变和香气散失。

③白兰花在某些地区被叫做"白玉兰花"，而同科木兰属植物玉兰树的花也可叫做"白玉兰花"，须注意。

〔食例〕

①白兰花末粥：白兰花末5～10克调入糯米50克煮成的粥中，食之，每日1～2次。治白带过多。

②白兰花汁粥：白兰花2朵，扯瓣，洗净，水煮，取浓汁加入由粳米100克煮得刚熟的粥中，再加蜂蜜少许，略煮后食之。治慢性支气管炎、前列腺炎、虚劳久咳。

③白兰花红豆粥：白兰花10朵，扯瓣，洗净后加入由粳米100克，红枣10枚（去核）煮成的粥中，再加白糖50克，稍煮片刻，食之。具温中益气功效（尤其适合老人、体弱者）。

④白兰花煲猪肉：干白兰花 10 克（鲜品 30 克），瘦猪肉块 150～200 克一起煲汤，加盐调味，食之，每日 1 剂。具有滋阴、化浊功效，可治白带过多、前列腺炎。

⑤白兰花炒鸡脯：白兰花 25 朵，鸡脯肉片 200 克，鸡蛋 2 个，作料（盐、味精、料酒）及猪油各适量一起炒食，每日 1 次。治浮肿、尿涩及产后缺乳。

⑥白兰花炒肥肠：白兰花 20 朵，熟肥肠段 200 克，作料（盐、味精、葱、姜）适量，一起炒食，每日 1 次。可治胃肠溃疡、月经不调。

⑦白兰糖：洗净的鲜白兰花 30 克，白糖适量，拌匀，腌渍 1 天，含嚼吞服，每次 3～5 克，每日 3 次。可防治慢性支气管炎。

⑧白兰花散：白兰花 300 克，研末，温开水送服，每次 10 克，每日 3 次。治慢性支气管炎、前列腺炎。

⑨白兰花蜜膏：白兰花 100 克，研末，与蜂蜜 250 克拌匀，温开水送服，每次 2 汤匙，每日 3 次。治慢性支气管炎。

⑩白兰花汁水：鲜白兰花 20 克，洗净，捣烂取汁，对开水后服，每日 1 剂。治带下。

⑪白兰花吴萸汤：白兰花、吴茱萸各 5 克，水煎服。治胃炎疼痛。

⑫白兰花蒲公英汤：白兰花 20 克，蒲公英 30 克，水煎，频饮。治疮疡脓肿。

⑬四味白兰花汤：白兰花、木棉花各 10 克，茵陈、土茯苓各 30 克，水煎，频饮，每日 1～2 剂。治白带多。

⑭白兰花五物汤：白兰花、桔梗各 10 克，鱼腥草 30 克，黄芩 9 克，甘草 6 克，水煎，频饮，每日 1～2 剂。治支气管炎。

⑮五味白兰花汤：白兰花、丁香、荜茇、山柰、肉桂各 10 克，水煎服。治厌食。

⑯白兰花加味汤：白兰花 10 克，白茅根、滑石各 30 克，木通 9 克，甘草 6 克，加水煎服，每日 1～2 剂。治尿路感染、尿频、尿急、尿涩、尿痛。

⑰白兰花茶：白兰花 20 克，分 2～3 次沸水中冲泡，频饮。治前列腺炎。

⑱白兰花茶水：白兰花 5 朵，茶叶 15 克，沸水冲泡，饭前饮。具有利尿、化痰功效。

⑲白兰花绿茶：白兰花 2 朵，绿茶 3 克，沸水冲泡，频饮。具利尿化痰、镇咳平喘功效。

〔附注〕

①本植物的花色洁白如玉，树叶恰似黄桷树（大榕树）叶，其花又似兰花，故名"白兰花"或"黄桷兰"；而未开放的花蕾形似玉兰花蕾，故又被叫做"白玉兰花"。

②白兰花极幽香清雅，沁人心脾，颇受青睐。宋代杨万里的诗句——"熏风晓破碧莲苔，花意犹低白玉颜。一粲不曾容易发，清香何自遍人间。"绝妙地赞赏了白兰花那玉骨冰肌、清香雅丽的风采。其鲜花常用来做胸饰、头饰等，以蔽汗味；还可入菜、入粥、制糖、入茶、入药、提制香料等。

③白兰树的树叶（白兰花叶）也可入药，具有清热利尿、止咳化痰等功效。

④药理试验表明，白兰花蒸馏液对动物的镇咳、平喘、祛痰作用都不强，但加入了哥王及地龙等制成复方剂型后则可提高疗效。

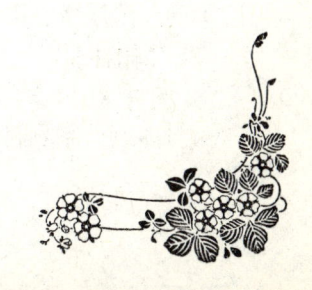

白茅花

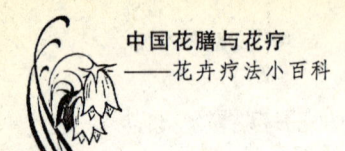

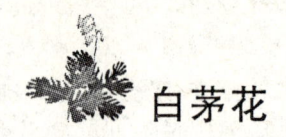

〔别名〕 茅草花、茅针花、白茅草花、丝茅草花、茅盔花、茅花、菅花等。
〔来源〕 白茅花系禾本科白茅属多年生草本植物白茅草的花穗。
〔药分〕 三萜类、内酯、甾醇、有机酸、糖类等。
〔药性〕 性温，味甘，无毒，入肝经。
〔功效〕 止血、镇痛。
〔应用〕 吐血、衄血、创伤性出血等。
〔提示〕
①白茅花多绒毛，最好用布袋装好煎煮，以免内服时绒毛刺激咽喉。
②《药性论》载：白茅针（本花未开的花序）"能破血"，孕妇忌服。
③列当科野菰属植物野菰草的花也可叫做"白茅花"，与本品名称雷同，须注意。

〔食例〕
①白茅花炖猪鼻：白茅花30克，猪鼻1只，加水炖熟透，加作料少许，饭后服用。连服数次，衄血症可望得到根本性好转。
②茅花青葙花散：白茅花、青葙花各20克，共研末，糯米汤送服，每次10克，每日3次。治吐血。
③白茅花冬瓜汤：去梗洗净的白茅花段25克及洗净的白茅根嫩尖段30克装入布袋内，放于少量清水中熬成浓汁；去掉布袋后加清汤1 000毫升煮沸，再加入作料（料酒、盐、味精）少许；冬瓜片1 000克，切成梳状并拌上玉米粉适量，然后逐片投入沸水中烫透并放入冷开水中过凉，再倒入前述的热汤中，并撒入熟火腿小片50克，佐餐食之。对尿血、便血有相当疗效。
④白茅针黄酒：白茅针30克，对水、黄酒适量，煮沸饮用。治未溃烂的痈毒。
⑤茅花蔺花茶：白茅花15克，马蔺花10克，混匀后分2次沸水冲泡，频饮，每日1剂。治小便不通。
⑥茅花槐花茶：白茅花20克，槐花15克，混匀后分3次沸水冲泡，频饮，每日1剂。治吐血、衄血、尿血。
⑦茅花山慈姑花茶：白茅花20克，山慈姑花15克，混匀后分3～5次沸水冲泡，频饮，每日1剂。治尿路结石。
⑧茅花迎春花茶：白茅花10克，迎春花15克，混匀后分2～3次沸水冲泡，频饮，每日1剂。治尿路感染、尿血。

〔附注〕
①干燥的白茅花穗略呈圆柱形（仅先端稍狭），灰白色，质轻而柔软，棉絮状；花序梗圆柱形，青绿色；气微，味淡。选购时，以干燥、洁白、无味、梗短者为佳。

②就白茅花而论,其初生尚未开放的花序又称为"白茅针"。虽也属于白茅花范畴,但食性、功效上还是有一定差别的,且能生食。

③白茅草全草可作牧草,还可作造纸原料。白茅草的根(茅根、白茅根)、叶(茅草叶)、花(白茅花)均可入药。白茅根富含糖分,还可用来制糖、酿酒。

④药理试验表明,白茅花煎剂能缩短凝血和出血时间,还能降低血管通透性。

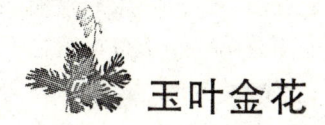

玉叶金花

〔别名〕 野白纸扇花、土甘草花、凉口茶花、凉茶藤花、吹凉风花、白茶花、白蝴蝶花、蝴蝶藤花、水根藤花等。

〔来源〕 玉叶金花系茜草科玉叶金花属藤本小灌木玉叶金花藤的花蕾。

〔药分〕 生物碱等。

〔药性〕 性凉,味苦、甘,无毒,入肺、膀胱经。

〔功效〕 清热消暑、凉血解毒。

〔应用〕 伤暑发热、暑热腹泻、伤风感冒、流感、百日咳、湿热尿涩、腰骨酸痛、麻疹等。

〔提示〕

①玉叶金花性味凉苦,脾胃虚寒者慎服。

②同属植物齿状玉叶金花藤的藤叶也被叫做"玉叶金花";本花又叫做"白茶花",山茶科山茶属植物山茶树的白色花也叫"白茶花",这都与本品同名,须注意。

〔食例〕

①玉叶金花桉叶汤:鲜玉叶金花60克,大叶桉叶20克,水煎服。可治暑湿腹泻、伤暑发热。

②玉叶金花银花藤汤:玉叶金花30克,鲜金银花藤60克,车前草30克,水煎服。可治湿热尿涩症。

③玉叶金花山芝麻汤:玉叶金花30克,山芝麻15克,水煎服。可防治流感。

④玉叶金花甘草汤:玉叶金花12克,鲜金银花藤15克,甘草3克,水煎服。每日1次,连服5日。可预防麻疹。

⑤玉叶金花三物汤:玉叶金花、路边青、金银花藤各10克,水煎服。治伤风感冒。

〔附注〕

①玉叶金花藤上的每一只花序中都有几枚粉白如玉、膨大的萼片,而花色又鲜黄,故名"玉叶金花";此花的花期长达5个月,确系极富情趣的花卉。

②玉叶金花藤的根(白常山)、茎叶(山甘草)、花(玉叶金花)均可供药用;而其嫩茎叶、花还可入茶,具有清凉消暑的功能。

③与本品同属的展枝玉叶金花,其叶片较大,原产于马来西亚等地,可与本品同等入药。

④为提高玉叶金花的药效,往往与其根、茎同用。

玉米须

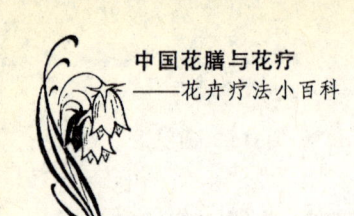

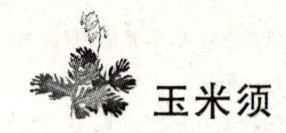

〔别名〕 苞米须、苞谷须、玉麦须、玉茭须、玉蜀黍须、玉蜀黍蕊、棒子毛、珍珠米须等。

〔来源〕 玉米须系禾本科玉蜀黍属一年生草本植物玉蜀黍(草)的花柱和柱头。

〔药分〕 脂肪油、挥发油、氨基酸类(苏氨酸、谷氨酸等)、生物碱、树脂、糖苷、皂苷、有机酸等。

〔药性〕 性平,味甘、淡,无毒,入肾、胃、肝、胆经。

〔功效〕 利尿消肿、清肝利胆、降压退黄。

〔应用〕 面目浮肿、肾炎水肿、小便不利、脚气、湿热黄疸、肝炎、胆囊炎、胆结石、吐血、衄血、乳痈、高血压、糖尿病等。

〔提示〕

①玉米须具有明显的利尿作用,遗尿患者慎用,否则会加重病情。

②玉米须不宜与田螺、蛤蚧同煮同食,否则有引起中毒的可能。

③据资料称,有少数过敏体质者服用玉米须煎剂后可能诱发支气管哮喘;玉米须含钾量高,长期大量服用可能导致高钾血症。

〔食例〕

①玉米须炖肉:玉米须120克,用纱布袋包好;五花肉片180克,在热油锅内煸炒,加入作料(葱、姜、料酒、盐)适量,至八成熟后倒入砂锅内,加水并放入玉米须袋,用大火烧沸后转小火熬煮至肉烂,去袋,放味精少许,佐餐食用。治糖尿病、血崩、淋证。

②玉米须炖蚌肉:装入纱布袋的玉米须160克,洗净的蚌肉片250克放入砂锅,加入清水、作料(葱、姜、料酒)适量,用中火烧沸后转小火烧至蚌肉熟烂,去袋,加入盐、味精各少许,佐餐食之。可改善高血压、糖尿病、急性肾炎、黄疸型肝炎症状。

③玉米须炖龟肉:龟1只(500克以上),烫死并去杂、洗净,放入砂锅内,加入玉米须(用纱布袋包)120克,水适量,先大火烧沸后转小火炖至龟肉熟烂,食肉喝汤。具有滋阴补肾、生津降压的功能,可治肾阴亏损导致的糖尿病、高血压。

④玉米须散:干玉米须120克,烧存性并研末,黄酒冲服,每日2次。主治便血。

⑤三味玉米须汤:玉米须、香蕉皮各30克,西瓜翠衣20克,水煎服,每日1剂。可改善原发性高血压症状。

⑥玉米须绿茶:玉米须30~60克,绿茶5克,沸水冲泡,代茶饮。可改善尿路感染、脸足浮肿症状。

〔附注〕

①玉米须是玉蜀黍(草)雌蕊发出来的花柱和柱头,呈细丝状,鲜时为黄绿色、淡绿色至红褐色,干后为黄白色或浅棕色。选购时,应以柔软、有光泽者为佳。

②玉蜀黍(草)的根(玉蜀黍根)、叶(玉蜀黍叶)、花柱(玉米须)、穗轴(玉米轴、玉米芯)均可供药用。

玉米须还可入菜、入汤、入茶等。

③药理试验表明,玉米须有较好的利尿、降压、降血糖、止血、利胆等作用。

④临床报道,玉米须煎剂对肾病综合征有显著疗效,对治疗慢性肾炎等也有一定效果。

玉簪花

〔别名〕 白玉簪花、白萼片、白鹤花、白鹤仙花、玉泡花、玉春棒花、小芭蕉花、内消花、化骨莲花、金销草花等。

〔来源〕 玉簪花系百合科玉簪属多年生草本植物玉簪草的花朵。

〔药分〕 黄酮类、芳香油等。

〔药性〕 性凉,味苦、甘,有小毒,入心、肾、肝经。

〔功效〕 清热解毒、利水通经。

〔应用〕 暑热口渴、咽喉肿痛、小便不利、白带、闭经、疮毒痈肿、烧伤等。

〔提示〕

①本花有小毒,不宜多服(汤剂成人每次内服量应≤6克)、久服(应遵医嘱)。

②《品汇精要》称本品:"凡服勿犯牙齿"。

〔食例〕

①簪花白茅花茶:玉簪花瓣3克,白茅花15克,混匀,分3次沸水冲泡,趁热慢饮。可治尿闭症(本品有小毒,应遵医嘱)(《百花百草治百病》)。

②玉簪花汤:玉簪花6克,水煎,频饮。治月经不调、痛经等(应遵医嘱)。

③玉簪花连翘汤:玉簪花10克,连翘20克,水煎服。治急性咽炎(应遵医嘱)。

④簪花茶花汤:鲜玉簪花、山茶花各10克,三白草15克,水煎,频饮。治胃出血。

⑤簪花蛋花汤:玉簪花12克,水煎取汁,煮沸,打入鸡蛋3只并搅匀,调入红糖45克,于月经来潮前始服,每天1剂,连服3~5日。治气滞血瘀型痛经(应遵医嘱)。

⑥簪花玄参汤:玉簪花3克,玄参、板蓝根各15克,水煎服。治咽喉肿痛(《山东中草药手册》)。

⑦簪花四物汤:玉簪花、灯芯草各3克,萹蓄、车前草各12克,水煎服。治小便不利(《山东中草药手册》)。

⑧玉簪花汁饮:鲜玉簪花20克,洗净、榨汁,对入温开水后分2次饮用,每日1剂。治肝郁型带下(应遵医嘱)。

⑨簪花姜糖饮:玉簪花20克,红糖25克,生姜3克,水煎服。治痛经(《图说养花与花疗》)。

⑩玉簪花糖饮:玉簪花3克,白糖适量,腌渍半天,沸水冲泡,趁热慢饮。治咽喉肿痛(本品有小毒,应遵医嘱)(《百花百草治百病》)。

⑪玉簪花蜜膏:玉簪花末30克,调入250克蜂蜜中,温开水送服,每次1匙,每日3次。

治崩漏、白带过多(《图说养花与花疗》)。

⑫玉龙散:玉簪花、蛇蜕各6克,丁香3克,共研为末,调酒送服,每次3克。治尿闭(《医学指南》)。

⑬通经丸:玉簪花及叶、急性子、乳香、没药各等份,共研为末,以烧酒为丸,饭前热酒送服,每次6克。治闭经(《丹台玉案》)。

⑭簪花菠菜汤:玉簪花5朵,洗净、切条;鸡蛋2个打入碗内,加盐、料酒各适量后搅匀,倒入热油锅内炒至刚熟,铲成碎块;在另一热油锅内倒入葱花适量,煸香,加入高汤500毫升并烧沸,倒入菠菜段150克,盐、鸡精、鸡蛋碎块,搅匀后撒入玉簪花条,略煮,淋入麻油适量,佐餐。具有益气养血、补虚强体的功效(应遵医嘱)。

⑮玉簪花炒鱼片:鲜玉簪花5朵,洗净、切片;净鲜青鱼中段300克,洗净、切厚片,抹上由盐、鸡精、料酒、湿淀粉、1个鸡蛋的蛋液调配成的蛋浆液,倒入热油锅内滑透,捞出沥油;在余油热锅内倒入葱花、姜末、蒜片并煸香,再加入1个番茄切成的番茄片、炸鱼片、高汤、白糖、盐、胡椒粉及玉簪花片,略翻炒后装盘,佐餐。具有清热解毒、利尿消肿功效(应遵医嘱)。

⑯玉簪花末粥:玉簪花、梅花各等份,烘干研末,每取3克,调入粳米50克煮成的粥中,常食。治咽喉炎(《百花百草治百病》)。

⑰玉簪红花汁粥:玉簪花12克,红花6克,水煎浓汁,去渣;粳米50克加水煮沸后,加入上述药汁及红糖少许,同煮成粥,食之。治气血瘀阻之痛经、月经不调(气血虚证忌服)(《图说养花与花疗》)。

〔附注〕

①本品花蕾洁白如玉,形似发簪,故名"玉簪花";相传,汉武帝十分喜爱此花,常亲手将它插在宠妃李夫人头发上,于是妇女们争相效仿以饰美妍,因此得名。又传,王母娘娘有一次大宴群仙时,仙女飞琼醉乘天车,不小心头上玉簪掉落人间,随后化为地上美丽的簪形白花,故又名"白玉簪花"。远眺此花,其形如鹤如仙,故又叫"白鹤花"。不过,本品花色清丽脱俗、姿态婀娜优雅,确是一种很有特色的观赏花卉。清代诗人梁芬吟《玉簪花》赞颂道:"嫦娥云鬓玉簪斜,落地飘然化作花。犹带九天仙子气,清香冉冉透窗纱。"

②玉簪花的变种有重瓣玉簪花;而同科同属植物中常见的有紫萼玉簪、狭叶玉簪、花叶玉簪、卵叶玉簪等。它们均可供作药材。

③玉簪草的根(玉簪根)、叶及全草(玉簪)、花(玉簪花)均可供药用。玉簪花还可入糖、入茶、入粥;此外,鲜玉簪花含有芳香油,可提制芳香浸膏,具有清热解毒功效,但因有微毒,服用时应遵医嘱。

④本花经糖或蜂蜜腌渍后,可以拌馅,用以制作各式包馅面食或糕点,色泽自然,香气扑鼻,入口爽滑,很受大众青睐。

⑤药理试验表明,玉簪花的醇浸膏对小鼠白血病 L_{615} 有抑制作用。

⑥临床报道称,玉簪花的香油浸泡液对烧伤有显著疗效:治疗100余例,一般5分钟左右即止痛;一度烧伤用药1~2次可愈,二度及三度烧伤连续用药5~10次即可。

石莲花

〔别名〕 宝石花、石莲掌花、莲花掌花、仙人荷花、蛇舌莲花、风车草花等。
〔来源〕 石莲花系景天科石莲属多年生小型草本植物石莲草的花序。
〔药分〕 苷类、黄酮类等。
〔药性〕 性寒,味甘、淡,无毒,入肝、肾经。
〔功效〕 利尿降压、解毒保肝、消肿止痛。
〔应用〕 小便不利、便秘、高血压、高血糖、赤白带下、湿疹、疮疖、牙周炎、口臭、痛风、肝病、肠胃病等。

〔提示〕
①石莲花性寒,脾胃虚寒者慎服。
②民间俗称"石莲花"的植物多达十余种,有的外形上还很相似,且有些还不同科、不同属,如兰科石仙桃属植物石仙桃草的花,卷柏科卷柏属植物卷柏草、苦苣苔科珊瑚苣苔属植物石胆草及景天科瓦松属植物瓦松草等的全草均可叫做"石莲花",须注意。

〔食例〕
①石莲花番茄汁:石莲花 1 朵,扯瓣,番茄 1 只,葡萄柚半个,柳丁 1 颗,去皮西瓜 1 片,果糖 1 匙及凉开水 1 碗,用果汁机打匀,滤渣饮汁。可减轻痛风症状。
②石莲金针花酒:石莲花、金针花各 15 克,于适量米酒中浸泡 3 天,睡前饮 1 小匙,15 天为 1 个疗程。可改善黑斑、痘疮及疹疮症状。
③石莲花蔬菜沙拉:石莲花 3 朵,扯瓣、盐水洗净,胡萝卜 1 段去皮、切条,黄椒半个去籽、切条,莴笋叶 3 片,撕成小片,混匀,再加入糖 1 小匙、白醋 1 大匙及橄榄油 1 小匙,拌匀后食用。可减轻高血压引起的头晕、头痛症状。
④石莲花炖猪腰:石莲花、苹果花、金盏菊各 6 克,炒杜仲 15 克,桑寄生 30 克,猪腰子 1 副,加水炖熟透,猪腰切片,食猪腰、喝汤。可治失志、失意、口不欲言症。
⑤石莲南瓜花冻:石莲花、南瓜花各 15 克,加水煮浓汁、去渣,制成果冻,食之。可消暑气、去除手脚无名肿毒。
⑥石莲蔷薇花汤:石莲花、蔷薇花各 6 克,水煎煮,代茶饮(尤宜午饭后酌饮)。可去暑、除烦、安神。

〔附注〕
①石莲花是常见的多浆植物,基生叶片莲座状排列,肉质肥厚且粉蓝,状似碧玉,姿态秀丽,恰似池中莲花,故名"石莲花";而花开后的形态又似风车,故又名"风车草花",特别适合作观赏盆景。
②石莲花的变种较多,常见的有钝叶石莲、圆叶石莲、绿花石莲、黄红石莲等;而与本品同属的植物还有产于云南省的玉莲、密叶石莲等。
③石莲草常全草入药,主治跌打损伤、喉炎、热疖等;对于湿热型肝炎也有清热解毒之功效。

石斛花

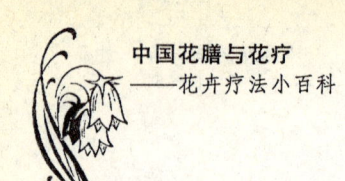

〔别名〕 林兰花、杜兰花、石斛兰花、金钗石斛花、吊兰花、山吊兰花、扁草花、黄草花、千年竹花等。

〔来源〕 石斛花系兰科石斛属多年附生常绿草本植物石斛草的花朵。

〔药分〕 黏液质及石斛多糖、石斛碱类、氨基酸等。

〔药性〕 性寒,味甘、咸,无毒,入肺、肾、胃经。

〔功效〕 清热、解郁。

〔应用〕 阴虚内热、病后虚热、外感发热、热病伤津、口干烦渴、阴伤目暗、咳嗽、惊悸等。

〔提示〕

①石斛花性寒,阴虚、寒性关节炎患者忌服。

②石斛花在有的地区被称作"吊兰花",而百合科吊兰属宿根草本植物吊兰草的花也叫"吊兰花",应注意。

〔食例〕

①石斛花沙拉:鲜石斛花序1只,鲜玫瑰花2朵,鲜菊花1朵,均扯瓣,入淡盐水反复漂洗、沥干、铺盘;将柳丁2个洗净、压汁,与白醋、白糖各1匙调匀并淋在上述花瓣上,食之。可改善口干烦渴现象,并能增进食欲。

②石斛花炖鸡腿:鲜石斛花序1枝,用盐水洗净、沥干,鸡腿1只洗净、切块,山药120克削皮、切块,加水炖至鸡肉熟烂,加盐少许,食之。可养肺、美肤。

③石斛花地黄汤:石斛花9克,地黄15克,麦冬、桑叶、沙参、天花粉各6克,加水熬煮,饮用。可减轻热病伤阴口渴症状。

④石斛连翘汤:带花石斛茎12克,连翘、地黄、麦冬、桑叶、天花粉各6克,水煎服。可减轻外感发热症状。

⑤石斛花茶:蒸制过的石斛花5～10克,沸水冲泡,代茶饮。可调节肠胃功能,舒缓精神压力。

〔附注〕

①石斛属植物的品种及变种很多,全世界有1 600多种,我国就有63种,其中主要药用的有金钗石斛、铁皮石斛(黑节草,为"霍山石斛"的原植物之一)、环草石斛(美花石斛、粉花石斛)、黄草石斛(束花石斛)、长爪石斛、细茎石斛(铜皮石斛、细黄草)、耳环石斛(枫斗)、细叶石斛、重唇石斛、钩状石斛、广东石斛(铜皮兰)、罗河石斛(小黄草)及小美石斛(矮石斛)等,都可作为"石斛"入药。

②石斛花品种繁多,花色艳丽;有许多种石斛花芳气清香,具有很高的欣赏价值。

③石斛草的药用部位以茎为主;在用花时也常要并用其茎,这样效果才好。

④药理试验表明,石斛花所含石斛碱具有抗菌作用;当剂量大时,还有一定的降血压、抗癌效果。

石榴花

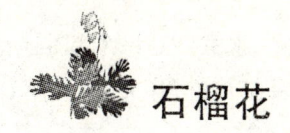

〔别名〕 榴花、酸石榴花、安石榴花、若榴花、钟石榴花、海石榴花、丹若花、金罂花等。
〔来源〕 石榴花系石榴科石榴属落叶灌木、落叶或常绿小乔木石榴树的花朵。
〔药分〕 甘露醇、有机酸、果胶、鞣质等。
〔药性〕 性平,味酸、涩,无毒,入脾、肾、大肠经。
〔功效〕 凉血、止血、涩肠。
〔应用〕 衄血、吐血、外伤出血、崩漏、赤白带下、月经不调、痢疾、牙痛、中耳炎等。
〔提示〕
①本花具有止血、涩肠等功效,凡便秘、泻痢、积滞未清者忌服。
②本品含有一定数量的草酸、鞣酸等成分,不宜用铁器煎煮。
〔食例〕
①榴花糖醋排骨:石榴花10朵,入盐水浸泡,洗净并沥干;猪排骨块250克,洗净,与胡椒粉、酱油、糖各1小匙拌匀并沾满芡粉后入热油锅内炸至黄色捞出,再加糖、醋、酱油各少许后翻炒,待快熟时再加入已备好的石榴花,炒至花软后食之。可治月经不调。
②榴花素炒百合:石榴花10朵,洗净,入盐水浸泡并沥干;百合2只,扯瓣、洗净、沥干,入热油锅内煸炒,加盐少许;再倒入石榴花及水1小匙,快速翻炒,待百合透明后食之。治肺燥干咳。
③凉拌石榴花:鲜石榴花200克,用热水煮约2分钟,过凉水;生菜300克,洗净切丝,与石榴花搅混,放入麻油、盐、鸡精各适量,拌匀,食之。治上火。
④榴花炒桂圆肉:石榴花瓣10克,洗净;桂圆肉150克,放入热油锅内略炒,加盐、味精、清水各适量,撒入花瓣,翻炒均匀,随意小吃。具有止血消肿、调经止带的功效。
⑤鱼香石榴花:鲜石榴花250克,洗净、沥干;将辣椒丝适量放入热油锅内煸熟,加盐、高汤后煮入味,用由淀粉50克,鸡蛋液、水调成的糊勾芡,再放入石榴花、白糖、醋、味精,炒匀后装盘,佐餐。治菌痢。
⑥榴花炖鸡块:石榴花瓣10克,洗净;净鸡肉块250克,腊肉片30克,入锅,加清水煮沸后去浮沫,加葱、姜、米酒各少许,用小火炖至鸡块酥烂,加盐、味精、石榴花瓣,略炖,佐餐。治白带过多。
⑦榴花炖蹄髈:白石榴花200朵,洗净,猪蹄髈1只,洗净、剖成两半,加水炖熟烂,食猪蹄髈、喝汤。连服2只。治衄血。
⑧榴花熘三白:石榴花40朵,洗净,去梗;山药130克,去皮、洗净、切片,放入由湿淀粉20克,盐1克调成的糊中让其裹上一层,再放入热花生油锅内炸熟,捞出沥油;在余油锅内煸炒鲜蘑菇片75克和鲜笋片50克,继放入石榴花、黄豆芽汤及盐,最后加白糖15克,味精及炸好的山药片,煮沸,淋入糟卤,用湿淀粉勾芡,再淋入香油,装盘,佐餐。治带下、遗精。

⑨榴花蜀葵花浆：石榴花0.3克，黄蜀葵花3克，研末，每取0.6克，加水1盏，煎至6分，随时温服。治衄血不止。

⑩榴花黄酒饮：石榴花3~5克，水煮，取汁，对黄酒适量后饮用。治崩漏带下。

⑪榴花夏枯草饮：白石榴花、夏枯草各50克，水煎取汁，对黄酒适量后饮用，每日1剂。治肺结核、肺脓肿。

⑫石榴花汤：石榴花6克，水煎，趁热服用。治牙痛、中耳炎。

⑬榴花洛神花汤：石榴花、洛神花各6克，水煎，酌饮。治遗传性高血压。

⑭榴花侧柏汤：石榴花、侧柏叶各9克，水煎服。治崩漏带下。

⑯石榴花皮汤：石榴花、石榴皮各9克，切碎，加水煎煮，代茶饮。治痢疾、泄泻。

⑰六味榴花汤：石榴花、百部各9克，白及30克，金银花藤15克，牛膝6克，冰糖40克，水煎，频饮，每日1剂。治慢性支气管炎、哮喘、肺结核咯血。

〔附注〕

①本品是我国古老的传统栽培花木。据称是汉代张骞出使西域时得到涂林安石国之榴种而归，故称"安石榴"。它的树艳木美、花果兼胜，自初夏至深秋花开连绵不断，殷红的花朵缀满树枝，构成一片如火如荼的美景，更是令人惊叹不已！古代女士着裙爱选用红石榴花色的(被称作"石榴裙")，这着实让男人们爱慕倾心，便称为"拜倒在石榴裙下"。石榴果实里亮晶晶的子粒很多，因此在传统的婚礼中常将它作为献给新人的礼物，寓意着今后会"多子多福"。唐代杜牧在《山石榴》中夸颂道："似火山榴映小山，繁中能薄艳中闲。一朵佳人玉钗上，只疑烧却翠云鬟。"西班牙和利比亚等国人民因其象征着富贵、吉祥，而将它定为"国花"。

②本植物的品种众多，总的可分为以食用为主的果石榴和以观赏为主的花石榴两大类。目前栽培的主要品种有白花石榴、银红石榴、红花石榴、黄花石榴、玛瑙石榴、金边石榴、青壳石榴及铜壳石榴等。

③本植物的根皮(石榴根)、叶(石榴叶)、花(石榴花)、果(酸石榴、甜石榴)、果皮(石榴皮)均可供药用。其中，使用最多的是果皮且多炒后入药。

④本植物的果实(酸石榴、甜石榴)主要是作水果生食；食之酸甜相宜，滋味甘美，还有消暑解热作用。

⑤石榴花作药用时，除内服外，外用也不少。如：a. 治七窍出血：石榴花适量，揉搓后塞之(《本草纲目》)；b. 治外伤出血：石榴花250克，石灰1 000克，捣末，取少许敷上(《海上集验方》)。

龙船花

〔别名〕　红樱花、红绣球、木绣球、映山红、土红花、百日红、五月花、番海棠、大将军、仙丹花、英丹花、山丹花、牛兰、卖子木等。

〔来源〕　龙船花系茜草科龙船花属常绿灌木龙船花树的花朵。

〔药分〕　生物碱等。

〔药性〕　性凉，味甘、淡，无毒，入肝经。

〔功效〕　清热凉血、散瘀止痛。

〔应用〕 偏头痛、高血压、月经不调、闭经、痛经、痔疮、丹毒、疮疡疖肿、腰肌劳损、跌打损伤等。

〔提示〕

①《全国中草药汇编》称本品："孕妇忌服"。

②本品又叫"红绣球""映山红""百日红""土红花"，而蔷薇科地榆属植物地榆草之花也叫做"红绣球"，杜鹃花科杜鹃花属植物马缨杜鹃树、兴安杜鹃树、迎红杜鹃树、杜鹃花树之花也都可叫做"映山红"，苋草科千日红属植物千日红草、马鞭草科赪桐属植物赪桐树、千屈菜科紫薇属植物紫薇树之花也都可叫"百日红"，锦葵科木槿属植物朱槿树、马鞭草科马缨丹属植物马缨丹树之花也都可叫做"土红花"，须注意。

〔食例〕

①龙船花汤：龙船花9～15克，水煎服。治高血压、月经不调、闭经。

②三味龙船花汤：龙船花、郁金各15克，红花10克，水煎服。治月经不调、闭经。

③四味龙船花汤：龙船花、菊花、钩藤各10克，石决明15克，水煎服。治高血压头痛。

④龙船花散：龙船花9克，研末，冲甜酒服。治疝气。

⑤龙船花炖大肠：龙船花适量，猪大肠1段，炖服。治痔疮。

⑥龙船花煮鸭蛋：龙船花15克，石仙桃9克，鸭蛋1个，水煮服之。治偏头痛。

〔附注〕

①本品花序外形似船又似球，花色红艳亮丽，故名"龙船花""红绣球"等。它的树形美观、色泽艳丽照人，花期久长，是我国南方地区常见栽培的园林花卉，适宜公园、绿地、庭院、山石边及路旁、林缘等地种植观赏。

②本植物的根（龙船花根）、茎叶（龙船花茎叶）、花（龙船花）均可供药用。此外，本花还可入汤、做菜（如煮蛋、炖肉等）。

③本品同属植物英丹花树，其外形、功效相近，只是植株较矮、花瓣短尖、色泽殷红，更具观赏性，其花也同样入药。

④本花除内服外，还常外用。如将鲜龙船花捣烂，热敷于患处，便可治疗风湿性关节疼痛等。

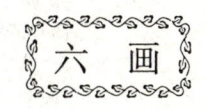

六 画

向日葵花

〔别名〕 向阳花、太阳花、朝阳花、迎阳花、葵花、望日莲、望日葵花、西番菊、一丈菊等。

〔来源〕 向日葵花系菊科向日葵属一年生粗壮草本植物向日葵草的花序。

〔药分〕 黄酮类（槲皮黄苷）、三萜皂苷（向日葵皂苷A、B、C等）、果胶、甾醇（β-谷甾醇等）等。

〔药性〕 性平，味微甘，无毒，入肝经。

〔功效〕 祛风、明目、化痰、平喘。

〔应用〕 头昏头痛、视物不清、牙痛脸肿、咳嗽痰喘、胃痛腹痛、小便淋漓、月经不调、疮肿等。

〔提示〕

①向日葵花有兴奋子宫、催生作用，"孕妇忌服"（《中药大辞典》）。

②本品在某些地区被叫做"向阳花""太阳花"；而菊科飞蓬属植物短莛飞蓬草的全草也可叫做"向阳花"，菊科金盏菊属植物金盏菊草的花、马齿苋科马齿苋属植物大花马齿苋草的全草均可叫做"太阳花"，须注意。

〔食例〕

①葵花汤：葵花1握，加水煎煮五七沸，饮之。主治小便淋漓。

②葵花冰糖饮：向日葵花瓣30克，冰糖适量，加水炖服。治咳嗽。

③葵花酒水饮：鲜葵花60克，以酒水合煎服。同时用干葵花（烧存性）研末，以麻油调涂患处。治背疽、乳腺炎。

④葵花枸杞冰糖浆：向日葵花1.5克，枸杞3克，冰糖1小匙，加水500毫升，大火烧开后转小火再煮2分钟，服用。可减轻视疲劳、视物不清的症状。

⑤向日葵花蛤蜊汤：干向日葵花3克，用布袋包牢，加水3碗煎煮，水开后加入洗净的蛤蜊150克，姜丝适量，续煮至蛤蜊壳开，加盐少许调味，捞去布袋，服之。具清肝火、除疲劳的功效。

⑥葵花炖鸡：鲜葵花片30克，鸡肉适量，加水炖服。主治肝肾虚头晕。

〔附注〕

①向日葵有不少品种，如食用品种、观赏品种等。其分枝多，花色有金黄、铜色、柠檬黄、深红、褐红、乳白色等。此外，还有矮生重瓣品种等。

②向日葵，由于整个花序皆朝向太阳并始终随太阳而转动，故其花名有"向日葵花""向阳花""太阳花""朝阳花""迎阳花""望日莲"等。

③向日葵的根（向日葵根）、茎（向日葵茎）、叶（向日葵叶）、花（向日葵花）、花托（向日葵花盘）、种子（向日葵子）、果壳（向日葵壳）均可入药。

④药理试验表明，向日葵花的水提取液有扩张血管、降血压作用；还能明显增强小肠收缩，可用于肠无力患者。

向日葵花盘

〔别名〕 向日葵花托、向日葵饼、葵花盘、葵花托、向阳花托、太阳花托、葵房等。

〔来源〕 向日葵花盘系菊科向日葵属一年生粗壮草本植物向日葵草的花托。

〔药分〕 黄酮类等。

〔药性〕 性寒，味甘，无毒，入肝经。

〔功效〕 清热平肝、止血镇痛。

〔应用〕 高血压、头晕、头痛、耳鸣、脘腹痛、痛经、子宫出血、疱疹、乳腺炎、尿道炎等。

〔提示〕

①本品性寒凉,脾胃虚寒者慎用。

②本品又叫"向阳花托",而茄科茄参属植物曼陀茄草的花托也可叫"向阳花托",须注意。

〔食例〕

①葵房炖猪肚:葵房1只,猪肚(洗净)1个,加水炖熟烂后食猪肚、喝汤。可治胃痛。

②葵房蛋花汤:鲜葵房30克,煎水并冲鸡蛋1只,服用。适合头晕、头痛患者。

③葵花盘煮蛋:葵花盘适量,水煎取汁,煮鸡蛋食用。治视物模糊。

④葵房蛋冰糖水:葵房1个,鸡蛋2只,共煮后加冰糖适量,服用。治头目眩晕。

⑤葵房杞根泡蛋:葵房1个,枸杞根适量,煎水后泡蛋,服用。治牙痛。

⑥葵房炭散:干葵房1个,炒炭存性,研粉,加糖少量,白酒冲服,每次9~15克,每日3次。可治急性乳腺炎。

⑦葵花盘散:葵花盘1个,炒炭,研末,黄酒送服,每次3克,每日3次。治功能性子宫出血。

⑧葵花盘汤:向日葵花盘1个,水煎服。治尿道炎、尿路结石。

⑨葵房钩藤香薷汤:葵房1个,钩藤、香薷各9克,水煎服。治头痛。

⑩葵房三物汤:葵房150克,凤尾草、水杨梅草各100克,水煎至半胶状,温开水送服,每日1剂,30~60天为1个疗程。治绒毛膜上皮癌、恶性葡萄胎。

⑪葵房红糖水:葵房60克,水煎,加红糖30克,溶化后服之。可治痛经。

⑫三味葵房汤:葵房15克,首乌、熟地各9克,一起水煎服。可治肾虚耳鸣。

⑬葵房玉米须汤:葵房60克,玉米须30克,一起水煎,去渣,加冰糖30克熬化,服之。每日1剂,连服7~10天为1个疗程。可改善高血压症状。

⑭葵房桔梗汤:葵房60克,桔梗15克,一起水煎服。可治咳嗽痰喘。

〔附注〕

①参见前述"向日葵花"条目中附注①和②。

②药理试验表明,向日葵花盘浸膏透析液有较好的降血压作用,还有一定的强心作用。

③临床应用表明,成熟葵房与四川干大金钱草按3∶1比例制成的煎剂或浸膏粉,对治疗慢性气管炎(尤其喘息性慢性气管炎)的疗效较好,总有效率可达87.8%。

米兰花

〔别名〕 米仔兰花、鱼子兰花、碎米兰花、树兰花、茶兰花、珠兰花、珍珠兰花、木珠兰花、秋兰花、千里香花、暹罗花等。

〔来源〕 米兰花系楝科米仔兰属常绿灌木或小乔木米仔兰树的花序。

〔药分〕 芳香油、生物碱、香豆素等。

〔药性〕 性平,味辛、甘,无毒,入肺、胃、肝经。

〔功效〕 行气宽中、宣肺止咳。

〔应用〕 胸膈满闷、噎嗝初起、感冒咳嗽等。

〔提示〕

①《四川中药志》(1960年版)：米兰花有"催生作用,孕妇忌服"。

②米兰花在某些地区又被称作"千里香花",而芸香科九里香属植物九里香树的花、瑞香科瑞香属植物瑞香树的花,也都可叫做"千里香花",须注意。

〔食例〕

①米兰花茶：米兰花10克,沸水冲泡,代茶饮。治胃腹胀满。

②米兰葛花茶：米兰花、春葛花各10克,混匀后沸水冲泡,频饮。治醉酒。

③米兰菊花茶：米兰花10克,菊花30克,混匀,分3~5次沸水冲泡,频饮。治高血压。

④米兰花散：米兰花适量,研末,温开水送服,每次3克,每日3次。治支气管炎。

⑤米兰连翘汤：米兰花、连翘各9克,水煎服。治感冒咳嗽、胸闷头晕。

⑥米兰米炭汤：米兰花10克,炒米炭20克,水煎服。治消化不良。

⑦三味米兰花汤：米兰花、炒鸡内金各10克,蒲公英30克,水煎服。治慢性浅表型胃炎。

⑧四味米兰花汤：米兰花、米兰叶、红花、延胡索各10克,水煎服。治气滞血瘀型痛经。

⑨米兰莲参汤：米兰花、半支莲花各10克,丹参20克,水煎服。治慢性肝炎。

⑩米兰花黄酒：米兰花10克,黄酒50毫升,水少许,一起放于瓷杯中,再于锅内隔水炖沸,趁温饮用,于月经来潮前3天始服,每日1次,连服5日为1个疗程。治闭经。

⑪米兰花叶膏：米兰花、米兰叶各等份,加水煎3次,合并煎汁,浓缩成膏,温开水冲服,每次少许。治跌打损伤。

⑫米兰花栗子粥：米兰花、栗子仁、糯米、蜂糖各适量,加水熬粥,常食用。此粥香甜可口、营养丰富,可滋补肠胃。

⑬米兰花末粥：米兰花末3克,调入由粳米50克煮成的粥中,食之,每日2次。治慢性咽炎。

〔附注〕

①米兰花细小,卵形或球形,恰似米粒或鱼子且芳香似兰花,故名"米仔兰花""碎米兰花"或"鱼子兰花"。

②米兰树的树姿秀丽、枝叶茂密、叶色葱绿光亮、香气浓郁,是很好的绿化观赏树。米兰树有两种：大叶米兰和小叶米兰;除主要在盛夏开花的外,其他季节也有开花的。

③米兰树的枝叶(米仔兰)、花(米兰花)均可入药。小叶米兰花还可熏茶、泡酒、煮粥、提制香精等。

④干燥的米兰花呈细小均匀的颗粒状,棕红色,体轻,质硬且稍脆,芳气清香。选购时,以身干、色棕红、香气浓郁者为佳。

芋头花

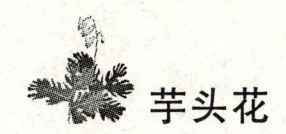

〔别名〕 芋艿花、芋花、芋子花、芋魁花、毛芋花、芋渠花、芋苗花、水芋花、土芝花等。
〔来源〕 芋头花系天南星科芋属多年湿生水草植物芋草的花序。
〔药分〕 多糖类、生物碱等。
〔药性〕 性平,味辛、麻,有小毒,入胃、肠经。
〔功效〕 理气止痛、散瘀止血。
〔应用〕 气滞胃痛、噎嗝、吐血、子宫脱垂、小儿脱肛、内外痔疮、鹤膝风等。
〔提示〕
①芋头花有小毒,服用剂量不能太大(汤剂成人每次内服量应<30克),或遵医嘱。
②《四川中药志》(1960年版):"无炎症及出血者忌用"芋头花。
〔食例〕
①芋头花粥:芋头花30克,粳米50克,加水煮粥,分顿食用。可治胃痛。
②芋头花猪肉:芋头花20~30克,瘦猪肉60克,加水煮熟透,服之。可治盗汗(《江西草药手册》)。
③芋头花炖腊肉:芋头花15克,腊肉适量,加水炖熟烂,分顿食之。可治吐血(《江西草药手册》)。
④芋头花炖陈腊肉:鲜芋头花3~6朵,陈腊肉适量,加水炖熟透,分顿食之。可治子宫脱垂、小儿脱肛症(《江西草药手册》)。
⑤芋头花散:芋头花100克,研末,温开水送服,每次6克,每日2次。治胃痛、吐血(应遵医嘱)。
〔附注〕
①芋头的种类较多,有白色的,也有紫色的;有球形的,也有椭圆形的;但总体来说,可大致分为栽培的和野生的两大类。凡人工栽培的食用品种,其性能、功效等大致相似,毒性较小,经高温煮熟透后可放心食用,但不宜多食,更不能生食,否则会引起消化不良,甚至中毒;而野生芋的毒性较大,绝不能食用,尤其因叶片、形态上与栽培品种很相似,更应该严格区分。
②栽培芋(又叫家芋)的球茎(芋头)、叶片(芋叶)、叶柄(芋柄)、花序(芋头花)均可供药用;而芋头、芋柄还可作蔬菜、饲料等。
③芋头花入药,除内服外,还可外用(如芋头花、生姜、葱、面粉各适量,共捣烂,包患处。可治鹤膝风等)。此外,芋头花还可入汤、入菜、入粥等。
④药理试验表明,芋头花含有一种多糖类高分子植物胶体,具有提高人体免疫功能的作用。

百合花

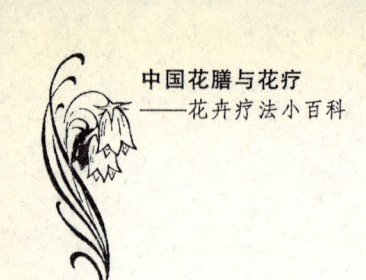

〔别名〕 夜合花、百合蒜花、白花百合花、倒仙花、中逢花、中庭花、重迈花、卷帘花、强瞿花、喇叭筒花、玉手炉花等。

〔来源〕 百合花系百合科百合属多年生宿根草本植物百合草的花朵。

〔药分〕 β-胡萝卜素、辣椒红素、酯类、有机酸等。

〔药性〕 性微寒,味甘、微苦,无毒,入肺、肝、心经。

〔功效〕 清热润肺、宁心安神。

〔应用〕 咳嗽痰黏、头晕目眩、疲倦烦躁、失眠多梦、二便不利、浮肿、脚气、产后出血、天疱疮等。

〔提示〕

①《滇南本草》载:"肺有风邪者忌用"百合花。

②百合花在某些地区又叫"夜合花",豆科合欢属植物合欢树的花也可叫做"夜合花";而木兰科木兰属植物厚朴树的花也可叫做"百合花",须注意。

〔食例〕

①百合花茶:百合花15克,洗净、沥干,沸水冲泡,代茶饮。治眩晕。

②百合花汤:百合花适量,水煎服。具有润肺清火功效(肺有风邪者忌服)。

③百合花蜜汤:百合花5朵,百合15克,蜂蜜适量,水煎服。治头晕目眩。

④百合花梨汤:百合花10克,洗净,清水泡一夜,次日倒入砂锅内煮至熟烂(约1.5小时),加入雪梨1个(去皮核、切块),冰糖适量,续煮30分钟,服用。治肺虚久咳。

⑤百合花皂子汤:百合花3朵,皂角子(微焙)7只,砂糖适量,水煎服。治痰火、眩晕。

⑥百合花蜜饮:百合花3朵,水600毫升,煎煮至400毫升时加蜜适量,搅匀后服用。治胸闷、气短、疲倦、烦躁、失眠。

⑦百合花蜜膏:百合花30克,蜂蜜50克,混匀,于锅内隔水蒸沸,分2次服用。连服7天。治咳嗽。

⑧百合花黄酒:百合花20克,黄酒50毫升,于锅内隔水蒸沸,晚饭后1次服用。连服数日。可改善失眠状况。

⑨百合花合欢散:百合花、合欢花各等份,共研末,晚饭后黄酒送服,每次6克。治心烦失眠。

⑩百合花蒸梨:百合花20克,百合9克,梨1个,一起蒸约2小时,饭后服用。治慢性支气管炎。

⑪百合花鸽蛋:干百合花15克,泡发后切成小片,去壳熟鸽蛋10只,冰糖15克,沸水适量,一起于锅内蒸至蛋入味;杏仁25克,用沸水泡发片刻后去掉外面红皮,放于盛水250毫升的碗内并置锅中蒸至烂熟;桂圆肉50克,水适量,一起煮至涨开发软;在盛有1升水和

冰糖15克的锅内煮至溶化,然后加入上述的百合鸽蛋、杏仁泥及桂圆肉汤,煮沸,食之。具有安神、润肺等功效。

⑫百合花山药粥:百合花10克,洗净、扯瓣;山药30克,去皮切片,与粳米30克加水煮粥,快熟时加入花瓣,续煮片刻,加冰糖适量,趁热服用。具有润肺止咳、健脾止泻功效。

〔附注〕

①百合草的鳞茎是由众多(20~30枚,虚言100枚)鳞片重叠抱合而成,故名"百合";而百合花总是早上开放,晚上又闭合起来,故又被叫做"夜合花"。它的大小随品种、种植及生长情况而定。据《圣经》称,夏娃偷吃禁果后被赶出伊甸园,悔恨不已,泪洒大地而化作了百合花。

②目前栽培的百合品种颇多(全球80余种,我国就有39种之多),除了纯白色花的以外,还有金黄、橙红、红、淡红、杂色等的。此外,与本品同属的千叶百合花、麝香百合花、毛百合花、山百合花、轮叶百合花、松叶百合花、野百合花、卷丹花、小百合花等均可同样使用。

③百合花是一种受到中外人士普遍喜爱的世界名花,因为寓含"百年好合""百事合意"等类吉祥之意,再加上它那端庄淡雅、纯洁清白的芳容确实令人十分惜爱。南朝后梁宣帝萧詧曾颂曰:"接叶有多种,开花无异色。含露或低垂,从风时偃仰。"所以,历来人们常用它来比喻少女的纯洁美丽,而许多情侣在举行婚礼时也都愿用百合花作新婚的捧花。现在,百合花已在国际花卉市场上长期走俏、历久不衰。

④百合花并不仅仅只用于观赏,还常用于食疗,是清心润肺的保健名花,如用百合花泡水喝或护肤,就可改善暗沉的肤色,百合花菊花茶可以抑制忧郁症,如果在百合花菊花茶里再加上点金银花就可以防治上火了。

⑤百合草的鳞茎(百合)、花(百合花)、种子(百合子)均可供药用。它们中百合最为主要,其性平和,有较强的滋补、安神、润肺、止咳、清热、利尿作用。

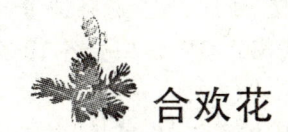

合欢花

〔别名〕 合欢米、夜合米、夜合花、夜树花、乌绒花、绒树花、马缨花、羊毛花、明目花、合昏花、芙蓉花、苦情花等。

〔来源〕 合欢花系豆科合欢属落叶乔木合欢树的花蕾或花序。

〔药分〕 芳香成分(反式芳樟醇氧化物、芳樟醇、异戊醇,α-罗勒烯等)、黄酮类(矢车菊素-3-葡萄糖苷、槲皮苷等)、合欢苷、维生素C等。

〔药性〕 性平,味甘、苦,无毒,入心、脾经。

〔功效〕 舒郁安神、理气和胃、活络镇痛。

〔应用〕 郁结胸闷、失眠健忘、心神不安、脘满食少、风火眼疾、视物不清、腰痛、跌打损伤等。

〔提示〕

①合欢花气芳香、性升散,阴虚津伤者慎用。

②本花有一定收缩子宫、催产作用,孕妇忌服。

③本品又叫"夜合花""芙蓉花",而百合科百合属植物百合草、卫矛科南蛇藤属植物南

蛇藤的花均可叫做"夜合花",睡莲科莲属植物莲草、锦葵科木槿属植物木芙蓉树的花也都可以叫做"芙蓉花",须注意。

〔食例〕

①合欢花茶:合欢花9~15克,沸水冲泡并闷2~3分钟,频饮。具有清心解郁功效。

②合欢花白糖茶:合欢花20克,白糖15克,沸水冲泡,频饮,每日1剂。治急性扁桃体炎。

③合欢花冰糖茶:合欢花6克,沸水冲泡,加冰糖1小匙,频饮。具有安神、养胃功效。

④合欢花菩提花茶:合欢花、菩提花各3克,沸水冲泡,临睡前饮用。治失眠、多梦。

⑤合欢花桔甘茶:合欢花、桔梗、甘草各10克,混匀,分2次沸水冲泡,频饮。治慢性咽炎、扁桃体炎。

⑥合欢花胖大海茶:合欢花、绿茶各3克,胖大海3枚,冰糖适量,沸水冲泡,频饮。治咽喉炎、肺燥音哑等。

⑦合欢花玫瑰花汤:合欢花10克,玫瑰花12克,入锅水泡10分钟后煮3~5沸,晚餐前顿服。治失眠。

⑧合欢花杞麦汤:合欢花、枸杞子各10克,麦饭石20克,水煎,频饮。治神经性阳痿。

⑨合欢花百蜈汤:合欢花30克,百合15克,蜈蚣1只,水煎,睡前1小时服用。治心烦、失眠、多梦。

⑩合欢花扁朴汤:合欢花、扁豆花、厚朴花各6克,水煎服。治厌食。

⑪合欢花陈皮加味汤:合欢花20克,陈皮30克,甘草20克,金针菜15克,水煎服。治乳腺炎。

⑫合欢花四物汤:合欢花、官桂、黄连、夜交藤各适量,水煎服。治心肾不交型失眠。

⑬合欢花夜交藤加味汤:合欢花、大枣、炒枳壳各10克,夜交藤15克,豆豉5克,水煎服,治神经性失眠。

⑭合欢花五物汤:合欢花6克,柏子仁10克,酸枣仁、郁金、夜交藤各9克,水煎,睡前1小时服,连服5天为1个疗程。治心烦不宁、健忘失眠。

⑮六味合欢花汤:合欢花、柴胡、白术、白芍各10克,薄荷、甘草各5克,水煎服。治慢性肝炎。

⑯合欢花梅花饮:合欢花10克,白梅花5克,黄酒50毫升,隔水烧沸,晚饭后1小时服。治失眠、头晕、健忘。

⑰合欢花酒:合欢花适量,浸于白酒(黄酒更佳)中,1周后饮用。具有通血脉、御寒气的功效。

⑱合欢花蜜酒:合欢花50克,蜂蜜100克,白酒300毫升,密封浸泡1周,睡前饮10~30毫升。治失眠、健忘、咽痛、跌打损伤。

⑲合欢花皮酒:合欢花5朵,合欢皮30克,冰糖适量,白酒500毫升,浸泡7天后饮,每次10毫升。治风湿骨痛、跌打损伤。

⑳合欢花朵云酒:合欢花、一朵云、白酒各适量,浸泡7天后饮,每日少许。治眼雾不明。

㉑五味合欢花丸:合欢花120克,红花、桂心、牛膝各30克,木瓜15克,一起制丸,温开

水送服，每次酌量。治腰腿久痛不愈。

㉒合欢花麦豆：合欢花、小麦、黑豆各30克，水煮至豆烂裂，加蜜调味，睡前趁热服用，每次酌量。治肾虚、失眠（尤其适合老年人）。

㉓合欢花煮鸡肝：鲜合欢花20克，鸡肝（或羊肝、猪肝）100克，煮熟，分顿服，每日1剂，连服数日。治风火眼疾。

㉔合欢花蒸猪肝：干合欢花10～12克，浸泡5小时后与猪肝片100～150克一起装盘，加盐少许后蒸熟，佐餐，每日1剂。治慢性咽炎、结膜炎等。

㉕合欢花炖猪肉：合欢花、素馨花、丹参、郁金、生姜各10克，大枣10枚，陈皮3克，净瘦猪肉块100克，加水后用文火炖熟烂，加盐调味，佐餐。治肝炎。

㉖合欢花粥：合欢花30克（鲜品50克），粳米50克，红糖少许，加水煮粥，每晚临睡前1小时趁热顿服。治女性更年期综合征。

㉗合欢小米粥：合欢花30克（鲜品50克）在沸水中稍焯，入冷水浸泡半小时，沥干；小米50克，红糖适量，加水煮粥至稠，每晚临睡前1小时趁热顿服。治心烦失眠、跌打损伤。

㉘合欢花百合粥：合欢花15克，水煎取汁，加粳米60克煮粥，将熟时加百合20克并续煮至全熟，每晚食用。治心脾虚亏致失眠。

㉙合欢花啤酒花末粥：合欢花、啤酒花各2克，共研末，调入由粳米60克煮成的粥内，每晚食用。治失眠。

〔附注〕

①据传，虞舜南巡仓梧而死，他的爱妃娥皇、女英遍寻湘江，始终未见，于是终日恸哭，泪尽滴血死去，遂为其神。后来，世人发现他们三者的精灵合为一体而变成了合欢树。此树姿态似梧桐，叶片纤细如羽毛，其小叶片在夜间便成对相合，民间便将这种特殊的"昼开夜合"现象视为夫妻相亲相爱的象征。自此，人们就常以合欢树表示忠贞不渝的爱情，其花就被叫做"合欢花"或"夜合花"了；而花盛开时，恰似一团团丝绒，故又名"绒树花""马缨花"等。唐代诗人李颀在《题合欢》中夸赞道："开花复卷叶，艳眼又惊心。蝶绕西枝露，风披东干阴。黄衫漂细蕊，时拂女郎砧。"

②合欢树对氯化氢（HCl）、二氧化硫（SO_2）及二氧化氮（NO_2）等有害气体有较强的抵抗性，很适合化工、冶炼及矿山等场所的绿化种植。

③在中药界，自合欢树采收的花蕾为青绿色、不散瓣、米粒状，故名"合欢米"；而已绽放的花朵叫"合欢花"。但广义地说"合欢花"，既包括"花蕾"，又包括"花朵"。有的地区还习惯地用山合欢、夜合欢（毛叶合欢）、南蛇藤花（金红树花）作"合欢花"用。

④合欢树的树皮（合欢皮）、花（合欢花）均可供药用。选购合欢花时，以花完整、色泽黄褐或绿黄、气清香者为佳。

⑤药理试验表明，合欢花有抑制中枢神经、抗忧郁、镇静、镇痛、安眠等作用。

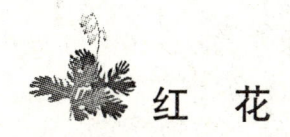

红 花

〔别名〕 草红花、红蓝花、刺红花、金红花、云红花、川红花、杜红花、淮红花、怀红花、大红花、红毛花、红温花、红花菜等。

〔来源〕 红花系菊科红花属越年生草本植物红花草的花朵。

〔药分〕 黄酮类(红花苷、前红花苷、红花明苷A、刺槐素等)、查耳酮、多酚类(绿原酸、咖啡酸、儿茶酚等)、挥发性成分〔马鞭烯酮、桂皮酸甲酯、烯类(丁香烯、β-芹子烯等)、β-紫罗兰酮、二氧猕猴桃内酯、丁香烯环氧化物、十三碳三烯基三炔异构物、高碳烷基二醇等〕、氨基酸类、棕榈酸及肉桂酸等有机酸、红花多糖、糖苷等。

〔药性〕 性温,味辛,无毒,入心、肝经。

〔功效〕 活血通经、祛瘀止痛。

〔应用〕 血瘀经闭、痛经、产后瘀阻、胸痹心痛、中风偏瘫、癥瘕积聚、关节疼痛、跌打损伤、斑疹等。

〔提示〕

①红花性味温辛、香气特异,疮疡、目疾患者慎服。

②红花具有活血化瘀、兴奋子宫的作用,无瘀滞者慎用,月经过多者、孕妇忌服。

③红花含有红花苷等物质,应限量服用。《本草经疏》载:"红花本行血药也……过用能使血行不止而毙。"

④菊科万寿菊属植物万寿菊草的花序也可叫做"红花",与本品同名,须注意。

〔食例〕

①红花汁水:鲜红花(干品用水浸湿)适量,捣汁服用,每次1小杯,每日1次,病愈即止。治喉痹壅塞。

②红花淡茶:红花3克,沸水冲泡,代茶饮。长期服用,可预防许多老年性疾病,如老年性痴呆、脑梗死等。

③红花浓茶:红花9克,沸水冲泡,代茶饮,每日1剂,连服10天为1个疗程。治扁平疣。

④红花绿茶:红花、绿茶各5克,沸水冲泡(一般泡3~5次),频饮。具有减肥功效。

⑤红花槐花茶:红花、槐花各15克,混匀后分3份沸水冲泡,频饮。治高血压。

⑥红花乌药茶:红花5克,乌药片10克,沸水冲泡并闷15分钟,频饮。1日内饮完。治慢性胃炎(尤其适合胃痛剧烈、痛处固定、拒按等之气滞血瘀型慢性胃炎)。

⑦红花菊槐茶:红花、菊花各20克,槐花15克,沸水冲泡,频饮,每日1剂。治中风后遗症并发之血脂增高。

⑧红花当归汤:红花15克,当归30克,水煎,分2次服,每日1剂(以愈为度)。治痛经。

⑨红花三物汤:红花、丹参各10克,乌头5克(先煎),水煎服。治心绞痛。

⑩红花四物汤:红花、香附子、益母草各12克,月季花9克,水煎,分2次服,每日1剂。治月经不调。

⑪四味红花汤:红花、川芎、赤芍、当归各10克,水煎服。治产后腹痛。

⑫五味红花汤:红花、丁香、木香(后下)各6克,枳壳、五灵脂各9克,水煎,频饮。治痛处固定性胃炎。

⑬六味红花汤:红花6克,当归12克,牡丹皮、蒲黄、干荷叶、川芎各9克,水煎,频饮,每日1剂。治产后血晕。

⑭红花桃仁汤:红花、桃仁、归尾、赤芍各9克,川芎12克,丹参18克,水煎,分2次服,每日1剂,久服即效。治卵巢囊肿。

⑮红花泽兰汤:红花、泽兰、当归、川芎、川牛膝各12克,甘草6克,水煎分服,每日1剂。治瘀血型崩漏。

⑯七味红花汤:红花6克,柴胡、栀子、白芍、焦山楂各9克,瓜蒌10克,丹参20克,水煎频饮。治胁痛。

⑰八味红花汤:红花9克,桃仁、地龙各10克,川芎、赤芍各12克,黄芪、丹参、鸡血藤各30克,水煎2次,分2次服。治瘀血阻滞经络型脑血栓初期。

⑱九味红花汤:红花6克,柴胡、乳香、没药各9克,桃仁、赤芍、白芍、当归、泽兰各10克,水煎,频饮。治跌打损伤型瘀肿疼痛。

⑲十味红花汤:红花、桃仁、川芎、佛手花各9克,当归、牛膝、素馨花各10克,生地、白芍各15克,甘草6克,水煎,频饮,每日1～2剂。治瘀血阻滞经络型高血压。

⑳红花黄酒饮:红花6克,鸡血藤24克,水煎取汁,调黄酒饮。治痛经。

㉑红花益糖饮:红花3克,益母草15克,水煎取汁,加红糖20克调饮。治产后血瘀腹痛、瘀阻痛经。

㉒红花豆糖饮:红花6克,黑豆30克,水煎取汁,调入红糖60克后饮用,每日2次。治血瘀型高血压。

㉓红花白酒饮:红花、生地、川芎、桃仁、大黄各5克,当归9克,水煎取汁,分2次加白酒适量后饮用,每日1剂,宜饮7～15日。治跌打损伤。

㉔四味红花饮:红花9克,桃仁60克,黑木耳60克(泡发),水煎取汁,待温后加蜂蜜60克服用,每日1剂。治瘀血阻滞经络型脑血栓形成初期。

㉕红花山楂酒:红花15克,山楂30克,一起浸泡于白酒250毫升中,1周后饮用,每次15～30毫升,每日2次。治经少、经血中有紫块,小腹痛、拒按。

㉖红花当归酒:红花30克,当归60克,浸泡于白酒500毫升中,48小时后过滤服用,每次2～4毫升,每日3次(经期停服)。治月经不调、痛经等。

㉗红花虫草酒:红花20克,虫草25克,白酒500毫升,于瓷罐内焖炖,去渣饮用,每次2小杯,每日2次。治乳汁不下。

㉘红花雪莲酒:红花、雪莲花各15克,水浸泡并煮沸,加白酒1小杯,续3～5沸,经前始服,每日1剂,连服3～5日。治气滞血瘀(偏于血瘀)型痛经、闭经。

㉙红花乌蛇酒:红花50克,乌梢蛇1条,泡于白酒2500毫升中,15天后随饮。治关节炎。

㉚红花菇瓜汤:红花6克,蘑菇30克,泡发、洗净、切片,黄瓜100克去子、洗净,切半月形片,一起放入已用葱、姜煸香的热油锅内,加水、盐,煮15分钟后服用。适合慢性肝炎兼白细胞少者。

㉛红花鸡蛋:红花1.5克,装入开有小孔的鸡蛋内并用湿棉纸密封,蒸熟,去壳食之,每天1个,连食1个月(从月经干净后始食,怀孕者忌服)。可促使女性怀孕。

㉜红花炖羊心:红花9克,洗净,羊心50克,去脂肪、洗净、切片,放入炖盅,加少量水,隔水蒸熟,再加盐调味,服用。治高血压、冠心病。

㉝红花炖牛肉：红花10克，牛肉块500克，同炖，肉将熟时加入土豆块500克，胡萝卜块30克，调料适量，续炖至肉熟烂，食之。具有活血、强身、除疲劳的功效。

㉞红花粳米粥：红花20克，水煎取汁，加入粳米60克，煮粥食用，每日1剂。治血瘀型痛经、闭经。

㉟红花糯米粥：红花、当归各10克，丹参15克，水煎取汁，加入糯米50克，红糖适量，煮粥，空腹食之，每日早晚各1次。可治血瘀型闭经、月经不调症。

〔附注〕

①红花，因其色红且艳，故名；而干红花，不仅色红且纤细如毛，故又叫"红毛花"等。

②红花有南红花（草红花）、西红花（番红花）之别，但功效却较为近似，只是南红花活血作用较强而养血作用较差，西红花则相反，且质地较柔润，更名贵；在一般处方中常用的是南红花。

③目前，我国各地都在人工栽培红花药材，但大多为菊科红花属品种。其中，产于陕西者习称"草红花"，产于河南怀庆市者习称"怀红花"，产于四川者习称"川红花"，产于浙江宁波市者习称"杜红花"等。

④红花草的嫩叶苗（红花苗）、花（红花）、果实（红花子）均可供作药用。药用的干燥红花呈管状花序，味微甘苦，香气独特，橙红色，花管狭细，先端5裂；花药黄色，联合成管并伸出花管裂片之外。用水泡后，水呈金黄色，而花不褪色。选购时，以花冠长、色鲜红、质柔软、无枝刺及子房者为佳。

⑤红花的采制及贮存：每年5～7月份当花瓣由黄变红时采收其管状花，干制（阴干或晒、烘干），放于缸内或木箱内，置干燥、阴凉、通风处，严防霉蛀。

⑥药理试验表明，红花有兴奋、收缩子宫的作用；还有降血压、降血脂等作用。

⑦日本医学专家发现，红花能清除人体内的活性氧，老年人若长期饮用红花茶水，可预防老年性痴呆、脑梗死等许多老年性疾病。

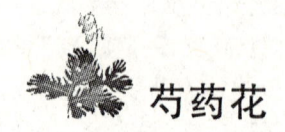

芍药花

〔别名〕 白芍花、赤芍花、将离花、没骨花、小牡丹花、殿春花、余容花、婪尾春花、绰约花、留夷花等。

〔来源〕 芍药花系芍药科芍药属多年生草本植物芍药草的花朵。

〔药分〕 白芍素、苯甲酸、谷甾醇、芍药苷、氧化芍药苷、丹皮酚、挥发油、没食子鞣质等。

〔药性〕 性凉，味苦、酸，无毒，入肝、脾经。

〔功效〕 镇痛通经、柔肝散瘀。

〔应用〕 胁痛、腰痛、腹痛、月经不调、痛经、崩漏、带下等。

〔提示〕

①芍药花性味凉苦，脾胃虚寒者慎服。

②本花又被叫做"小牡丹花"，而锦葵科木槿属植物朱槿树的花也可叫做"小牡丹花"，须注意。

〔食例〕

①芍药花茶：芍药花1朵洗净，沸水冲泡并闷5分钟，代茶饮。具养血柔肝、敛阴收汗

的功效。

②芍药花蜜茶：芍药花3～5克,沸水冲泡,加蜂蜜适量,频饮。常饮可调节女性内分泌、祛斑养颜。

③芍药炒鸡肝：芍药花2朵,洗净、切条、焯水;鸡肝500克,去杂、洗净、切片,滚上由盐、胡椒粉、面粉调成的混合物,在热油锅中炸成金黄色;在余油锅内将葱末煸香,放入酸奶50毫升,鸡汤250毫升,炸鸡肝,焖上半小时,撒上芍药花条,搅匀出锅装盘,再摊放上熟土豆条200克。佐餐。可改善血虚体质。

④芍药烩豆腐：鲜芍药花10朵,洗净、扯瓣、沥干;豆腐500克,水焯过、切片、码盐,倒入热油锅内煎至入味,再倒入花瓣及味精少许,翻炒片刻后食之。具有补虚通经的功效。

⑤芍药烩里脊：鲜芍药花1朵,扯瓣、洗净、切条,沸水焯过并沥干;生菜2棵,洗净、切片,沸水焯过并沥干;胡萝卜50克,洗净、切片;在热油锅中加入生菜片、胡萝卜片、葱末、鸡汤、芍药花条后烧开;在平底锅中炒熟已用盐、胡椒粉腌入味的里脊肉约130克,然后倒入前述热油锅内并炒匀,食之。具有开胃、健脾、调肝作用。

⑥芍药花粥：芍药花瓣6克(鲜品20克),洗净后放入由粳米50克煮沸的汤水中,至粥熟,调入白糖少许,空腹食之,早晚各1次。常食可治月经不调、痛经等。

〔附注〕

①本花早在我国夏商时期就已为先民所熟知了,栽培历史至少有2 000多年,其盛名应在"花王"牡丹之前。在春秋战国时代,它就被作为礼品赠给即将离别的情人,故名"将离花";其外形恰似牡丹,但比牡丹小,故又名"小牡丹花";古人认为"芍药犹绰约也……花容绰约,故以为名";本品花大色艳,妩媚多姿,便有了"娇容""余容"之雅号;此花盛开于春末,似为春天的最后"一杯美酒",故又有了"殿春""婪尾春"的说法;本花为草本,没有坚硬的茎秆、花梗,故又被称为"没骨花"。

②本品久经栽培,品种众多:宋《芍药谱》载31种;明《群芳谱》载39种,《花镜》载88种;至清时,单扬州的芍药已达百余种了。其中,常见的就有单瓣型、重瓣型、半重瓣型、金蕊型及白头翁型等。其花艳丽瓣大,为著名观赏花卉,古人评价说:牡丹第一,芍药第二;便称牡丹花为"花王",芍药为"花相"。现在,它也是我国十大名花之一。唐代诗人元稹在《红芍药》中讴歌道:"芍药绽红绡,巴篱织青琐。繁丝蹙金蕊,高焰当炉火。剪刻彤云片,开张赤霞襄。烟轻琉璃叶,风亚珊瑚朵。受露色低迷,向人娇婀娜。"这对于芍药那绰约容貌、妩媚姿态的刻画真是绝妙极了。

③在中药界,芍药多用其根:栽培芍药草的根去皮就是"白芍",野生芍药根洗净便是"赤芍"。它们的功效及应用稍有差别:"白补赤泻,白收赤散"。

④芍药草的根及叶可提制烤胶;其种子含油量达25%,可供制皂、涂料等用。

⑤药理试验表明,芍药花具有缓解胃及子宫平滑肌张力的作用,并能抑制它们的运动,对中枢神经系统也有一定的抑制作用;对金黄色葡萄球菌、痢疾杆菌等则有显著抑制作用。

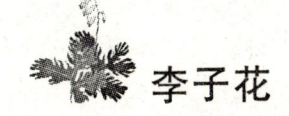

七 画

李子花

〔别名〕 李花、李实花、嘉庆子花、玉皇李花、山李子花、米李花、玉梅花等。

〔来源〕 李子花系蔷薇科李属落叶乔木李树的花朵。

〔药分〕 氰苷、二萜生物碱、有机酸等。

〔药性〕 性平,味苦,无毒,入肝、肾经。

〔功效〕 补肾柔肝、利水消肿、生津解毒。

〔应用〕 瘀血骨痛、水肿、小儿丹毒、赤白痢疾、赤白带下、糖尿病、跌打损伤、美容养颜等。

〔提示〕

①本植物与郁李树同科同属,有些地区常将它们混用。其实,前者是高大乔木,后者是矮小灌木,它们的药理疗效也是有区别的,须注意。

②李树花期常遇霜冻和干旱,需及时保暖和浇水,否则会造成落花。

〔食例〕

①李子花茶:李子花3克,沸水冲泡,频饮。具有除烦闷、解暑渴的作用。

②李子花烩豆腐:鲜李子花20朵,洗净、扯瓣;豆腐250克,切片、余汤;海米5克,水发、洗净;在热黄油锅内加入面粉25克,炒微香,倒入煮沸的牛奶250毫升,搅至稠糊状时再倒入牛奶及牛肉清汤各250毫升,煮沸后加盐并搅匀,再加入海米、豆腐片并煮熟,撒入花瓣即可,佐餐食之。具有健胃、润肠、养颜功效。

③李子花烩腰片:鲜李子花25克,洗净、扯瓣;牛腰500克,去筋膜、切成腰花,与盐、胡椒粉拌匀并腌制片刻,入开水煮5分钟,捞出,用冷水冲去血沫,沥干;番茄50克,洗净、切片;芹菜15克,洗净、切段、余汤;胡萝卜25克,洗净、切片并煮熟;酸黄瓜25克,切片、煮熟;在热猪油锅内将葱丝煸香,倒入面粉15克,炒透,加番茄酱少许并炒至油呈红色,倒入肉清汤适量、红葡萄酒、辣酱油、胡萝卜片、酸黄瓜片、牛腰花、芹菜段、番茄片、蒜末、盐、味精等并翻匀,再撒入李子花,微沸后装盘,佐餐食用。具有补肾柔肝作用。

④李子花烩兔丁:鲜李子花10朵,洗净、扯瓣;兔脯肉250克,去筋膜、洗净、切丁,拌入盐、味精、蛋清、料酒、芡粉各适量,再用花生油余一下;银耳10克,水发、洗净、撕片;将蒜汤(用蒜瓣熬制)250毫升,清水500毫升,煮沸,加入兔丁、银耳片及盐、味精、胡椒粉各少许并煮沸,撒入李子花并略沸,装盘,食用。可利尿消肿。

⑤李子花炒鸭肉:鲜李子花150克,洗净、扯瓣、沥干;鸭脯肉500克,洗净、切丝、沥干,在热油锅内滑熟,加盐、料酒、李子花瓣并翻炒装盘,食之。可润肺去火。

〔附注〕

①李树,初春白花繁密,恍若积雪,状如天空繁星,与桃、梅、杏齐名;现已成了世界名花;入夏后又果实累累,极富观赏性和经济价值,目前大多作为果树栽培,是我国著名水果树木之一。北宋苏东坡赞赏道:"不及梨英软,应惭梅萼红。西园有千叶,淡伫更纤秾。"

②李树的同属品种很多,常见的就有乌苏里李、杏李、樱桃李、欧洲李、美洲李、加拿大李、黑刺李、乌荆子李等等;从颜色上看,有绿李、黄李、紫李(鸡血李)等,这些都是栽培品种,大都可食用。但是,野生李味道酸苦,不能食用,仅取核仁供药用。我国目前主要栽培的有6种:中国李、美洲李、欧洲李、杏李、樱桃李及乌苏里李,其中,以中国李为多。

③本植物的根(李根)、根皮(李根皮)、树脂(李树胶)、叶(李树叶)、花(李子花)、果实(李子)、种子(李核仁)均可供药用。其中,李子是普通水果,成熟后可以生吃,脾胃虚弱者应慎食;李子花不但可入药,而且可入菜等。

④李子花还有一个重要功能,就是美容养颜,如长期用李子花泡水洗脸、用李子花作面膜,可使脸面白嫩红润。

杏 花

〔**别名**〕 杏梅花、甜梅花、北梅花、野杏花、山杏花等。
〔**来源**〕 杏花系蔷薇科杏属落叶乔木杏树的花。
〔**药分**〕 糖类(葡萄糖、果糖、蜜二糖等)、氰苷类(苦杏仁苷等)等。
〔**药性**〕 性温,味苦,无毒,入脾、胃、大肠经。
〔**功效**〕 补中行气、活血补虚。
〔**应用**〕 女子不孕、胸闷疼痛、肢体痹痛、腹胀脚肿、五劳七伤、手足逆冷等。
〔**提示**〕
①本花含有较多的糖类,易受潮霉蛀,贮藏时需密封干燥并放于阴凉通风处。
②本品含有少量氰苷类物质,味苦,脾胃虚弱者宜少服。
〔**食例**〕
①杏花饮:杏花适量,去蒂,阴干,每餐后白开水调服 5~10 克。润白皮肤、体发杏香。
②杏花柚花汤:杏花、柚花各 6 克,水煮,频饮。治七情所伤、失意失志等(重者可加杜鹃花 6 克)。
③杏花桂花汤:杏花、桂花各 6 克,水煮,频饮。治胸背疼痛、气滞嗝逆等。
④杏花玫瑰花汤:杏花、玫瑰花各 6 克,水煮,频饮。治心中抑郁、气乏体倦。
⑤杏花白及酒:杏花、白及各适量,浸泡于白酒中,适量饮用。治痘、斑、癣、瘿等。
⑥杏花白芷酒:鲜杏花苞 250 克,白芷 3 克,白酒 1 000 毫升,浸泡 30~49 天,每天早晚各饮 15~30 毫升。防粉刺、黑斑。
⑦杏花桃花散:杏花、桃花各适量,阴干,一起研末,温开水送服,每次 5 克,每日 3 次。常服,可帮助下体虚寒所致不孕女性受孕。
⑧杏花桃花炖鸡腿:鲜杏花 5 朵,漂洗、氽汤,桃花 5 朵,漂洗干净,鸡腿 1 只,洗净、切块。将三者加水炖熟透,加盐调味,食之。可帮助气虚体弱所致不孕女性受孕。
⑨杏花烩肉:杏花 15 朵,洗净、扯瓣、沥干;瘦猪肉 1 000 克,洗净、切丁,加盐、料酒、葱丝、姜末、酱油各少许,腌渍 20 分钟后入热油锅内炸约 5 分钟,捞起;在热油锅中放入干辣椒段、花椒各适量,炒至棕红色,再加入白糖、酱油各少许及杏花瓣、肉丁,倒入肉汤适量,加热焖煮至肉丁软和、汤汁刚干时起锅装盘,分顿食之。具有补肾壮阳、润肠通便的作用。
⑩杏花酱爆肉:杏花 10 朵,洗净、扯瓣、沥干;带皮猪肉 1 000 克,洗净,与葱段、姜片、花椒各适量一起入沸水锅内煮至皮软,捞出猪肉,切片;蒜苗 200 克,洗净、切段;在热的混合油(熟菜油:化猪肉 =1:1)锅内放入肉片爆炒,待出油时加入甜面酱、杏花瓣、蒜苗段、酱油,翻炒至蒜苗段熟时起锅装盘,佐餐食之。具有祛风除寒的作用。

⑪杏花烩虾蟹：鲜杏花10朵，鲜青虾150克，熟蟹肉50克，鲜豌豆150克，鸡蛋1个，鸡汤750毫升及调料适量，烩熟后食之，每日1次。具有壮阳、催乳的作用。

〔附注〕

①杏树的花期早，花色多变（含苞初放时花色纯红，争艳怒放时渐变淡红，待到花落时由淡红转为白色），繁茂喜人，蔚为壮观，自古以来颇受国人追捧，许多骚人墨客都留下了有关的诗词名画。

②杏树历来颇受国人重视，如我国先民把农历二月称为"杏月"（这时正是杏花盛开的时候）；教育场所称为"杏坛"（春秋末期，孔子讲学的地方遍植有杏树）；国医诊治场所称为"杏林"（据《神仙传》称，三国时期名医董奉给人看病从不收钱，只让被治好的人在他的房前种上几棵杏树，数年后蔚然成林）；"杏眼桃腮"常用来形容美女容貌（"杏眼"，就是指圆大水灵的明眸、温润有神的美目）等。

③与本品同属的植物有野杏、东北杏、西伯利亚杏等，还有3个变种：垂枝杏、斑叶杏及山杏。它们药性、功效近似，可以同样使用。

④杏树的全身是宝：根（杏树根）、树皮（杏树皮）、树枝（杏枝）、叶（杏叶）、花（杏花）、果实（杏子）、种仁（杏仁）均可供药用。其果实是常见的水果，可以生食、可做蜜饯及果酱等；种仁也可食用（以甜杏仁为主，但因含有一定量的毒性苦杏仁苷，绝不可多食）、可入药（以苦杏仁为主，但因毒性较大，一定要遵医嘱）；杏树木质细密，花纹秀丽，可用作雕塑及工艺用材。

⑤除了上述外，杏花还有很好的外用美容功能，如果你脸上爱长粉刺、黄褐斑、蝴蝶斑等，可常用杏花水洗，有祛斑的作用。

牡丹花

〔别名〕 花王、国色天香、洛阳花、富贵花、木芍花、木芍药花、白术花、百两金花、鹿韭花等。

〔来源〕 牡丹花系芍药科芍药属多年生落叶小灌木牡丹树的花蕾及初开的花朵。

〔药分〕 苷类（牡丹花苷等）、丹皮酚等。

〔药性〕 性平，味苦、淡，无毒，入肝、脾经。

〔功效〕 调经活血、清热消瘀。

〔应用〕 月经不调、痛经闭经、腰背疼痛、跌打损伤等。

〔提示〕

①牡丹花性味偏凉苦，血虚有寒者慎服。

②牡丹花具有活血消瘀功能，月经过多者、孕妇忌服。

〔食例〕

①牡丹红花粥：干牡丹花瓣、红花各6克，粳米100克，煮粥，趁热食之。治月经不调。

②牡丹黑米粥：干牡丹花瓣6克，黑米100克，加水熬粥，每日1次，连续食用。可调节女性内分泌，有养颜润肤功效。

③牡丹花末粥：牡丹花末5克，调入粳米50克煮成的粥中，食之，每日3次，连食7日。可治闭经。

④牡丹姜汁鸡:牡丹花1朵,洗净、扯瓣、切碎;熟公鸡肉块500克,姜末及葱花各适量,放入热油锅内煸炒约1分钟,再加盐、酱油各少许及高汤400毫升,焖烧约5分钟,下芡收浓汁水;起锅前加入牡丹花碎片、醋、葱花,翻炒均匀后佐餐食之。可治月经不调、痛经。

⑤牡丹熘鱼片:鲜牡丹花4朵,洗净、扯瓣、沥干;净青鱼肉250克,切片,拌上由盐、料酒、味精、蛋清、湿淀粉各适量调成的糊料,放入热猪油锅内滑透,捞出沥油;在余油锅内放入葱花、姜末并煸香,加入笋片100克并炒熟,再倒入鸡汤、味精、盐、白胡椒粉、料酒、湿淀粉,不断翻炒,最后加入鱼片、花瓣,略炒并淋入鸡油,装盘,佐餐。可治月经不调。

⑥牡丹拌鸡片:牡丹花1朵扯瓣、洗净、沥干;鸡脯肉适量,洗净、切片,用盐、料酒腌制,再用鸡蛋清、淀粉拌匀上浆,沸水焯熟,晾凉,沥干,放入大碗,加上花瓣、黄瓜片25克,调入盐、味精、白醋、香油,拌匀,佐餐。具益气补虚功效。

⑦牡丹炸鸡片:白牡丹花3朵,鸡脯肉片300克,调料适量,炸熟食用,每日1次。治月经不调、崩漏带下。

⑧牡丹炒鸭片:牡丹花2朵,鸭脯肉片200克,香菜50克,调料适量,爆炒,食用,每日1次。治骨蒸劳热、盗汗。

⑨牡丹炖鹿肉:鲜牡丹花1朵,枸杞子5克,淮山药40克,鹿肉1500克,花椒30粒,调料适量,加水炖熟烂,食用,每日1次。治阳痿、早泄。

⑩牡丹花酒:牡丹花4朵,放入白酒500毫升中浸泡1周,随饮。具有强身、醒脑功效。

⑪牡丹花酒酿:牡丹花、月季花各3克,酒酿100克,混合后于锅内隔水炖沸,分次食用,连服5天。治痛经。

⑫牡丹桂花酒:牡丹花、桂花各5克,黄酒100毫升,隔水炖沸,分2次温饮,每日1剂。治血瘀痛经。

⑬牡丹银耳汤:淡盐水洗净的牡丹花1朵,撕成小块;银耳9克,泡发并去粗头;红枣10枚,泡软并去核,一起加水6碗熬汤,再加冰糖2匙,待溶后食之。可治痰咳症。

⑭牡丹桂花汤:牡丹花、桂花各6克,水煎服。治月经不畅、腰腹闷痛。

⑮牡丹花汤:牡丹花9克,水煎,早晚分服。治月经不调、痛经。

⑯牡丹花丝茶:鲜牡丹花1朵,扯瓣、切丝,沸水冲泡,频饮。适合月经不调者。

〔附注〕

①牡丹为我国特产名花,至今已有1500多年的栽培历史,其品种众多(约1200种)、树姿优美、花大色艳、百媚千娇、富丽堂皇,号称"国色天香""花王"等,被评为我国十大名花中的亚军(冠军是梅花),的确是一类很好的观赏花卉。唐代刘禹锡在《赏牡丹》中夸赞道:"庭前芍药妖无格,池上芙蕖净少情。惟有牡丹真国色,开花时节动京城。"

②牡丹与其同属的芍药很相似,也曾一度被当作芍药中的一种,故又名"木芍药",其花被叫做"木芍花""木芍药花";此花雍容华丽,又象征"吉祥富贵",故还被叫做"富贵花"。

③牡丹树的根皮(牡丹皮)、花(牡丹花)均可供作药材;而牡丹花还可入茶、入菜、入汤、入粥、泡酒等,此外,它还可以用来蒸酒。

④牡丹花最适宜与桂鱼、鸡肉搭配食用。这样可以相互补充、相互促进药效,适合月经不调、痛经、气血虚弱的女性的辅助性治疗。

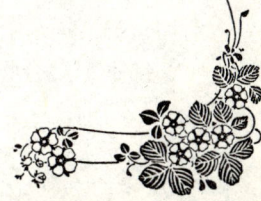

佛手花

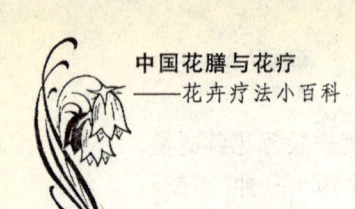

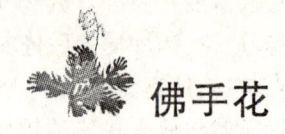

〔别名〕 佛柑花、佛手柑花、福寿柑花、五指苷花、佛手香橼花、蜜萝柑花、九爪木花等。

〔来源〕 佛手花系芸香科柑橘属常绿小乔木或灌木佛手树的花蕾和花朵。

〔药分〕 挥发性成分(柠檬烯、茴香醛、芳樟醇等)、生物碱、黄酮类等。

〔药性〕 性微温,味辛、微苦,无毒,入肝、胃、脾经。

〔功效〕 疏肝理气、和胃快膈。

〔应用〕 胸腹胀满、肝胃气痛、厌食呕吐等。

〔提示〕

①佛手花性偏温,气香发散,疮疡、目疾患者慎服。

②干燥佛手花体轻质脆、芳香浓郁,搬动时应小心轻放,贮存时应密封干燥并置于阴凉通风处,以防严重破损和香气散失。

〔食例〕

①佛手花黄酒:佛手花5克,丁香3克,黄酒50克,放于瓷盅内,入锅中蒸10分钟,待温后饮用。可治肝胃气痛。

②佛手花蜜饯茶:佛手花50克,白糖100克,腌制2~3天后晒干,沸水冲泡饮用,每日2次。可治咳嗽。

③佛手花酒:佛手花适量,泡于白酒适量中,酌饮。具有舒筋活血功能。

④佛手二香汤:佛手花10克,青木香6克,小茴香5克,甜酒适量,水煎煮,调白糖少许后饮用,每日1~2次。治疝气痛。

⑤十全佛手花汤:佛手花、红花、桃仁、川芎各9克,当归、牛膝、素馨花各10克,生地、白芍各15克,甘草6克,水煎,频饮,每日1~2剂。治瘀血阻滞经络型高血压。

⑥干煸佛手花:鲜佛手花500克,干辣椒5克,入热油锅内煸炒,加入豆瓣酱、多种作料各少许,略翻炒,装盘食之。具有开胃健脾、增进食欲的功效。

⑦佛手花南瓜鸡:鲜佛手花10克,洗净;仔鸡肉块750克,洗净,与葱花、姜末、盐、酱油、红糖、豆腐乳汁、黄酒、酒酿、味精各少许拌匀并腌制片刻,再与熟高粱米粉及熟花椒粉、植物油各适量拌匀;毛豆250克,去膜并洗净,拌入与鸡肉相同的拌料;老南瓜1个,洗净,从瓜蒂处切开一方孔并留好盖,挖去内容物,塞入一半的毛豆和佛手花及所有鸡块,再塞入余下的毛豆和佛手花,盖上盖,入笼蒸熟烂,佐餐。具有补中益气、健脾养胃的功效。

⑧佛手花蛋饼:鲜佛手花30克,洗净,加盐、白糖、料酒各少许,腌渍入味;番茄1个,洗净、去皮、切碎,倒入已由葱花、姜末各5克,煸香的热油锅内炒透,再加入腌佛手花并炒匀;在热油锅内倒入由鸡蛋4个及盐少许调成的蛋糊,不断翻动,使其成一薄圆饼,再将番茄佛手花混合物放于饼中心,包卷成馅饼,翻煎两面至黄,食之。具有健脾和胃功效。

⑨佛手花栗子粥:将去蒂洗净的鲜佛手花10朵,白糖100克,加入由熟栗子仁40克,糯米100克煮成的粥中,搅匀后再煮一会儿,食之。可治胃气痛、呕吐。

〔附注〕

①佛手树的主要品种有大白花、小白花、紫花及红花等几种。此类树四季常青,开花时白花素洁、紫花淡雅、红花喜庆、花香纯正;果实长成后,外形奇特、金黄醒目、果肉质坚,长期存放而香气不减,是一种名贵的观花观果树种。

②佛手树的果实于秋季成熟,外皮鲜黄,卵形或椭球形,底部鼓圆,顶部分裂成五个手指状,犹似佛手,故名。

③佛手树的根(佛手柑根)、花(佛手花)、果实(佛手柑)及其蒸馏液(佛手露)均可供药用;而佛手花还可入菜、入汤、入粥、入蜜饯、入茶、泡酒,佛手柑也可入茶、泡酒等。

④选购干燥佛手花时,以朵大、完整、香气浓郁者为佳。

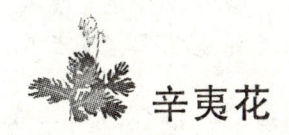

辛夷花

〔别名〕 辛夷、玉兰花、白玉兰花、紫玉兰花、白木莲花、应春花、木笔花、木兰花、林兰花、杜兰花、迎春花、望春花、望春玉兰花、武当玉兰花、玉堂春花、姜朴花等。

〔来源〕 辛夷花系木兰科木兰属落叶乔木和落叶灌木玉兰树或望春玉兰树、武当玉兰树等的花蕾。

〔药分〕 ①挥发性成分〔柠檬醛或枸橼醛及桂皮醛、丁香油酚、1,8-桉叶素、聚对伞花素或桉油精、烯类(蒎烯、莰烯、香桧烯等)、烷类(十五烷、十九烷等)、醇类(榄香醇、α-松油醇等)、酯类(α-乙酸香茅醇酯等)、氧化物类(丁香烯氧化物、芳樟醇氧化物等)〕、黄酮类(芸香苷、槲皮素-7-葡萄糖苷等)、葵酸、生物碱,或树脂二甲醚类、望春花素、发氏玉兰素,或芦丁等。

〔药性〕 性温,味辛,无毒,入肺、胃经。

〔功效〕 散风寒、通鼻窍。

〔应用〕 风寒头痛、咳嗽、胸膈闷痛、鼻塞、鼻炎、鼻渊、鼻内疮等。

〔提示〕

①本花性味温辛,《中药大辞典》称:"阴虚火旺者忌服"。

②本花所含某些成分有兴奋子宫、促进子宫收缩而催生的作用,孕妇忌服。

③《名医别录》称:辛夷花"畏菖蒲、蒲黄、黄连、石膏……"

④本花又被叫做"迎春花""白玉兰花",而木樨科茉莉属植物迎春花树的花也叫做"迎春花",木兰科含笑属植物白兰花也可叫"白玉兰花",须注意。

⑤市场上有用荷花玉兰(广玉兰)、黄心夜合花冒充或混掺的现象,需警惕。

〔食例〕

①玉兰花茶:玉兰花3~6克于保温杯内沸水冲泡并闷上10分钟,频饮,每日1剂。治高血压。

②辛夷菊花茶：辛夷花15克，菊花30克，混匀，分3次沸水冲泡，频饮。治鼻流脓涕不止。

③玉兰三物汤：玉兰花蕾、栀子各10克，随手香5克，水煎服，每日1剂，久服。治鼻炎。

④辛夷芩芎汤：辛夷花、黄芩各10克，川芎30克，水煎服。治急、慢性鼻炎。

⑤四味辛夷汤：辛夷花、薄荷各10克，川芎、白芷各30克，水煎服。治额窦炎头痛。

⑥辛夷四物汤：辛夷花、制川乌（先煎1小时）各10克，川芎、白芷各30克，水煎服。治血管性头痛。

⑦九味辛夷汤：辛夷花30克，薄荷24克，半夏、白芷、僵蚕、玄参、赤芍、白附子、天花粉各15克，混匀，分10次水煎服。治头面肿痒。

⑧十全辛夷汤：辛夷花、菊花、白芷、防风各10克，苍耳子12克，麻黄、细辛、升麻、葛花各6克，甘草3克，水煎2次，分2次服，每日1剂。治风寒型急性鼻炎。

⑨四味辛夷散：辛夷、薄荷各15克，炒苍耳子7.5克，白芷30克，共研末，饭前葱汤送服，每次6克。治慢性鼻炎。

⑩六味辛夷散：辛夷（去毛）、桑白皮（蜜炙）各120克，栀子30克，枳实、桔梗、白芷各60克，共研末，淡萝卜汤调服，每次6克。治鼻漏、鼻内长包块。

⑪六味辛夷丸：辛夷花30克，荆半夏、胆南星、天麻、干姜、川芎各24克，共研末，水泛为丸，每晚服9克，温开水下。治头眩昏欲吐。

⑫辛夷玉米珍珠汤：在沸水锅内放入玉米粒120克，珍珠粉80克，蜜枣2枚，煮3小时后加入由纱布袋包好的辛夷花12克，细盐适量，稍煮片刻，去掉辛夷花，服用。治疗视力减退。

⑬玉兰花蛋：玉兰花9克，鸡蛋3个，同煮，食蛋喝汤。治鼻炎、鼻窦炎。

⑭辛夷炖猪肺：辛夷花10克，生姜3片，净猪肺1个，切片，加水同煮，待猪肺炖熟烂后加盐适量，佐餐。治流脓涕。

⑮玉兰花拌海蜇：玉兰花5朵，洗净、扯瓣、切丝；海蜇皮2张，泡发、冲洗、去腥、切丝；黄瓜1条，洗净、切丝；胡萝卜1段，去皮、切丝。在后三者中加入白醋、酱油、盐、麻油、白糖各少许，再撒上玉兰花丝并拌匀，食之。具有止咳化痰、利尿等功效。

⑯玉兰花炒肉片：反复漂洗干净并沥干的玉兰花蕾瓣、肉片（鸡蛋、鸡块亦可）各适量，作料少许，炒食。具有祛风寒、通鼻窍、调经血功效。

⑰辛夷花粥：辛夷花2朵，洗净、切丝，加入由粳米100克煮熟的粥中，续煮1～2沸后食之。治鼻塞头痛。

⑱玉兰花楂蜜粥：将洗净、扯片的玉兰花10克，山楂片5克，蜂蜜100克，加入由粳米100克煮得刚熟的粥中，续煮片刻，食之。具有明目爽身功效。

⑲辛夷花末百合粥：辛夷花末10克加入由粳米50克，百合20克煮成的粥中，再略煮，食之，每日1次，连服1～2周。治过敏性鼻炎。

〔附注〕

①玉兰花是我国传统的著名早春花卉，已有2 500多年的栽培历史，其品种众多，大致可归为11类，同属的植物约有90种，我国就有30余种。白色玉兰花色白如玉、香气似兰，故名"玉兰花"；玉兰花蕾呈

倒圆锥状,形似毛笔头,故又被叫做"木笔花";每到春初,此树便先叶开花,拥抱春天的到来,故还叫做"望春花""迎春花"等。据传,我国古代有一秦姓学士得了怪鼻病,常流脓臭腥涕,四处求医未果。后来在夷人住处得到一老者赠送的一些花蕾,每天煮汤熏饮,很快病愈。秦学士带回花籽种植,并为邻里治病且疗效颇佳。后人据此花是辛亥年从夷人处引种而来,便取名"辛夷花"了。

②玉兰树、望春玉兰树及武当玉兰树的花蕾在外观形态、药分、功效上都很相似,在中药界都被作为"辛夷(花)"使用。选购时,以花蕾未开、内瓣紧密、身干色绿、香气浓郁、无枝无梗者为佳。

③玉兰树的树皮(木兰皮)、花(玉兰花)均可供药用。玉兰花还可入菜、入汤、入茶、入粥、入面点等,如鲜玉兰花瓣裹以白糖、面糊并油煎,就成了名小吃"玉兰花饼"了。此外,玉兰花还可提制浸膏、作化妆品香料;而玉兰树的根皮有小毒,一般不可内服。

④我国南方各地广泛栽培的广玉兰(花玉兰)树,其花对动物有缓慢降血压作用,但不作为辛夷使用。

⑤药理试验表明,玉兰花提取液对动物有降血压、局部麻醉、抗过敏、抗炎、兴奋子宫等作用,而对白色念珠菌、炭疽杆菌、金黄色葡萄球菌、乙型链球菌及流感病毒等也都有较好的抑制作用。

芫　花

〔别名〕　陈芫花、醋芫花、杜芫花、赤芫花、紫芫花、南芫花、北芫花、芫条花、赤花、闹鱼花、药鱼草花、毒鱼草花、头痛花、闷头花、金腰带花、银腰带花、黄阳花、老鼠花、大米花、野丁香花、地棉花等。

〔来源〕　芫花系瑞香科瑞香属落叶小灌木芫花树的花蕾。

〔药分〕　二萜原酸酯类(芫花酯甲、乙、丙、丁、戊,芫花瑞香宁等)、黄酮类(芫花素、羟基芫花素、芹菜素等)、挥发性成分(棕榈酸、亚油酸、谷甾醇等)等。

〔药性〕　性温,味辛、苦,有毒,入肺、脾、肾经。

〔功效〕　泻水逐饮、祛痰止咳、解毒杀虫。

〔应用〕　水肿胀满、痰饮癖积、气逆喘咳、胸腹积水、胸胁胀痛、虫积腹痛、热毒、痈疔疮癣等。

〔提示〕

①芫花含有一定量毒性成分(二萜原酸酯、刺激性挥发油等),汤剂成人每次内服量必须少于3克(或严遵医嘱),也不能久服(《名医别录》载:"久服令人虚")。

②据有关资料称,体质虚弱、有严重心脏疾病、溃疡病、消化道出血者及孕妇禁服(如《得配本草》:"虚者误服,必致夭折")。

③《本草经集注》称:芫花"反甘草"。

〔食例〕

①芫花鸡蛋:芫花6克,鸡蛋2只,加水煮至蛋熟,去蛋壳后再续煮片刻,食蛋喝汤。每日2次。治急性乳腺炎(本品有毒,应在医生指导下服用;体虚者及孕妇禁服)(《百花百草治百病》)。

②芫花大枣泥：芫花3克,大枣4枚,加水熬煮至枣烂且汁水刚尽,食枣肉,每次1克,每日1次,分3日吃完。治突发性咳嗽、慢性气管炎(本品有毒,应在医生指导下服用;体虚者及孕妇禁服)(《百花百草治百病》)。

③芫花水浸膏片：芫花适量,加水熬煮,汁水浓缩而制成膏片(每片含干浸膏0.35克),温开水送服,每次5片,每日3次。治传染性肝炎(本品有毒,应遵医嘱)(《中药大辞典》)。

④芫花汁白糖：芫花50克(炒),水1 000毫升,煮沸4次,取汁,白糖250克,搅匀,温开水送服,每次约1枚枣子大,忌酸咸物。具止咳化痰功效(应遵医嘱)。

⑤芫花朱砂丸：芫花100克(炒),朱砂10克,共研末,调蜜为丸(梧桐子大),枣汤送服,每次10丸。治久疟、腹胁坚痛(应遵医嘱)。

⑥芫花枳壳丸：芫花、枳壳各等份。用浓醋泡透芫花,再将醋煮枳壳至烂;擂芫花末,和为丸(如梧桐子大),温开水送下,每次数粒。治蛊胀(《普济方》)。

⑦小消化丸：芫花(微炒)、甘遂(微炒)、大黄(锉碎,醋炒干)、葶苈(炒紫)各31克,巴豆(去心皮,麸炒,研出油尽)40枚,一起捣为末,炼蜜为丸(如小豆大),温开水送服,每次3～5粒,每日1次。可治水肿腹胀、食积(《圣济总录》)。

⑧芫花雄黄散：芫花31克(醋炒),雄黄3.1克,捣研为末,温醋送服,每次少许。治虫证心痛(《乾坤生意》)。

⑨芫花粉：芫花粉1.5～2.5克,沸水冲泡,饭前服用,连服4～5天。治肝硬化腹水(应遵医嘱)。

⑩芫花三物散：芫花、甘遂、大戟各50克,共研末,空腹时以大枣10枚煎汤调服,每次1.5～3克,每日1剂。治水结胸胁、阳气阻滞型心下痞硬、咳喘干呕、两胁疼痛(应遵医嘱)。

⑪芫花汤：芫花6克,加新汲水500毫升,煎至300毫升,分2次服完。治食物中毒(应严遵医嘱)。

⑫芫花大枣汤：芫花3克,大枣10克,水煎服。治多白痰型暴咳(应遵医嘱)。

⑬芫花桑皮汤：芫花3克,桑皮15克,水煎服。治胸腔积液(本品有毒,应遵医嘱)。

⑭芫花四物汤：芫花2克,甘遂、大戟各3克,大枣15克,水煎服。治腹水胀急(本品有毒,应遵医嘱)。

⑮六味芫花汤：芫花、牵牛子、青皮各6克,槟榔、枳壳、川楝子各9克,水煎,频饮,每日1剂。治气滞湿阻型小腹疝(应遵医嘱)。

⑯七味芫花汤：芫花、木香、青皮各6克,猪苓20克,茯苓15克,大黄9克(后下),甘遂3克,水煎,频饮,每日1剂。治水肿腹胀、饮食不消(应遵医嘱)。

〔附注〕

①芫花树全株有毒,其树皮及果实的毒性尤甚,切勿误食。其树根(芫花根)、花蕾(芫花)均可供药用;将其捣汁,便可用来杀灭天牛等害虫。芫花树的茎皮纤维是优质纸和人造棉的原料。

②生芫花药材就是芫花树的干燥花蕾。选购时,应以花蕾(棒槌状)多而整齐、色泽淡黄、无杂质者为佳。生芫花的毒性较强,副作用较大,内服应严格掌握适应证并严格控制剂量。生芫花经过合理炮制后,其毒性得以明显减弱。主要的炮制法是醋炒、醋煮等。经醋炒后得到的芫花叫醋芫花,其外形与生

芫花相似、表面黄褐色至灰褐色,有醋香气。

③药理试验表明,芫花有利尿、止咳祛痰、增加肠蠕动、降血压、镇痛等作用;对肺炎双球菌、溶血性链球菌、流感杆菌等均有较好的抑制作用,对精神病也有一定疗效。临床报道称,芫花对传染性肝炎、精神病均有较好疗效。

④芫花中毒表现为口腔灼痛、恶心、呕吐、腹痛、腹泻,重者会有出血性下痢、脱水、肌肉痉挛甚至昏迷、呼吸衰竭等。

⑤救治方法:一旦出现芫花中毒现象,应立即采取下列措施救治:a.含漱温水,清洗口腔;b.用清水或1:2 000的高锰酸钾水溶液反复洗胃;c.输入复方氯化钠溶液或5%葡萄糖食盐溶液,以维持体内水电解质平衡;d.服入牛奶、蛋清、浓米汤、藕粉等黏膜保护剂;e.紧急送医院治疗。

苎 花

〔别名〕 苎麻花、山麻花、圆麻花、银苎花、野苎麻花、白苎麻花、红苎麻花等。
〔来源〕 苎花系荨麻科苎麻属多年生草本植物苎麻草的花序。
〔药分〕 鞣质、有机酸、维生素、黄酮类、叶黄素、胡萝卜素等。
〔药性〕 性寒、味甘、微苦,无毒,入心、胃、大肠经。
〔功效〕 清心除烦、凉血透疹。
〔应用〕 心烦失眠、口舌生疮、麻疹透发不畅、风疹瘙痒等。
〔提示〕
①苎花性味寒苦,脾胃虚寒,大便溏泻者慎用。
②干燥苎花质地柔软,气微香,贮存时应干燥密封并置放于阴凉通风处,以防失香、霉变等。
〔食例〕
①苎花白及散:苎花、白及各30克,共研末,以糯米汤调服,每次6克。治吐血不止。
②苎花汤:苎花5～10克,水煎服。治麻疹。
③苎花黄酒饮:鲜苎花30克,捣烂,加黄酒适量,煎服。治跌打损伤。
④苎花柳叶汤:苎花、柽柳叶各适量,水煎。趁热在四肢及胸腹部搽洗。治麻疹透出不畅。
〔附注〕
①我国现在广泛栽种的白叶种苎麻草,久经栽培,品质优良,产量很大。它的茎皮纤维含量高、耐热、洁白、坚韧、有光泽、耐霉蛀、易染色,历来是我国重要的纺织原料;此外,它还可用于制绳、织网、造纸等。印尼、马来西亚及墨西哥等地产的是绿叶种苎麻草,其纤维的产量、质量均较差,且因它不耐寒,只适宜热带地区种植。
②苎麻草的根(苎麻根)、茎或带叶嫩茎(苎麻梗)、茎皮(苎麻皮)、叶(苎麻叶)、花序(苎花)均可供作药用。
③干燥苎花中,雄花序圆锥形,多干缩成条状,淡黄色;雌花序簇生成球形,淡绿色。在选购干燥花序

时，以花朵完整、身干、色淡黄、气微香、无杂质者为佳。

④因苎麻色白，故常被用来借指白色。如南宋词人吴文英在他的《莺啼序》词中写道："危亭望极，草色天涯，叹鬓侵半苎。"这里的半苎，就是(鬓发)半白之意。又如某人肤色很白净润泽且不易晒黑，民间就常说是"苎麻人"等。

芦　花

〔别名〕　苇花、蓬茏花、蓬茸花、芦蓬茸花、水芦花、葭花等。
〔来源〕　芦花系禾本科芦苇属多年簇生草本植物芦苇草的花序。
〔药分〕　戊聚糖、纤维素、木质素等。
〔药性〕　性寒，味甘，无毒，入肺、胃、大肠经。
〔功效〕　止血、止泻、解毒、辟秽。
〔应用〕　吐泻、衄血、血崩、外伤出血、鱼蟹中毒等。

〔提示〕
①芦花性寒，脾胃虚寒者慎服。
②芦花多绒毛，质轻扬，内服煎煮时宜用布袋包好，以免刺激咽喉。

〔食例〕
①芦花浓汤：芦花1大把，加水煮成浓汁，顿服2升。治突发性霍乱、鱼蟹中毒。
②五味芦花汤：芦花、红花、槐花、白鸡冠花、茅花各等份，加水2盅煎熬成1盅，服用。治各种血症。

〔附注〕
①芦苇草多生长在河湖、池沼岸边的浅滩上，芦苇荡便是一种独特景观。在我国大型绿草地中也已有种植的，不仅利于固堤、护坡、控制杂草，而且还能绿化环境、净化空气和水质。
②芦苇的经济价值较高：苇秆可用来编帘、造纸及制人造棉等，干花序可做插花材料及做扫帚等，而根茎(芦根)、嫩茎(芦茎)、嫩苗(芦笋)、叶(芦叶)、箨叶(芦竹箨)、花(芦花)均可供药用。
③芦花做药，主要是外用。芦花具有较强的止血功能，民间常用它来外敷(轻小型)刀创伤口，立见奇效。
④每年秋天择晴天，采收粗壮花序，晒干备用。干芦花质轻、气微、味淡，选购时以花序完整、身干、灰白色、无异味、无杂质者为佳。

芦荟花

〔别名〕　油葱花、卢会花、草芦荟花、龙角花、狼牙掌花、象鼻草花、罗帏花、讷会花等。

〔来源〕 芦荟花系百合科芦荟属多年生肉质草本植物芦荟草(这里主要指斑纹芦荟草)的花朵。

〔药分〕 芦荟大黄素、芦荟多糖、芦荟苷等。

〔药性〕 性凉,味甘、淡,有毒,入肺、脾、胃、膀胱经。

〔功效〕 清热、止咳、止血、利湿。

〔应用〕 咳嗽咯血、内伤吐血、便秘、白浊、小儿疳积、惊风等。

〔提示〕

①芦荟花含有一定量的毒性芦荟大黄素等,有泻下作用,凡腹泻、脾胃虚弱者慎服;成人汤剂每次内服量应<6克,最好遵医嘱,以免引起腹泻、过敏等。

②芦荟花能促使女性脏器充血、子宫收缩,故"孕妇忌服"(《广西本草选编》)。

〔食例〕

①芦荟花汤:芦荟花9~15克,水煎服。治肺结核、咳嗽咯血(本品有一定毒性,应遵医嘱)(《南方主要有毒植物》)。

②芦荟使君子散:芦荟花6克,使君子10克,烘干研末,米汤送服,每次2克,每日3次。治小儿疳积(尤其适用于蛔虫所致之疳症)(本品有一定毒性,应遵医嘱)(《百花百草治百病》)。

③芦荟花黄酒:芦荟花9克,黄酒适量,一起微火煎煮,趁热服之。治内伤吐血(本品有一定毒性,应遵医嘱)(《岭南采药录》)。

④芦荟花炖肉:芦荟花15克,猪肉500克,加水炖熟透,食肉喝汤。治白浊(本品有一定毒副作用,应遵医嘱)(《岭南采药录》)。

〔附注〕

①目前全世界芦荟共有300多个品种,但可供食用的仅五六种,而市场上常见的是木立芦荟、库拉索芦荟(蕃拉芦荟)及中国芦荟(元江芦荟)三种。芦荟花,主要是斑纹芦荟的花。

②芦荟花中所含有的芦荟多糖有较好的免疫活性,可以提高人体的抗病能力。许多慢性病如哮喘、痛风、高血压等,若在治疗过程中能适当配合服用一些芦荟花,便会增加疗效,有利于病体的康复。

③芦荟草的根(芦荟根)、叶(芦荟叶)及花(芦荟花)均可供作药用。芦荟花,除内服外,还可外用,如用芦荟花煎水洗,可治未满月婴儿眼不开症等。

④芦荟本身含有一定毒素,不可多食。芦荟叶中果冻状物质有清热消肿功能,可治痤疮、癣等。

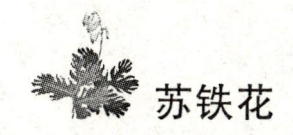

苏铁花

〔别名〕 铁树花、凤尾蕉花、凤尾松花、大凤尾花、避火蕉花、铁甲松花、梭罗花等。

〔来源〕 苏铁花系苏铁科苏铁属常绿灌木或小乔木苏铁树的花朵。

〔药分〕 腺嘌呤、胆碱、蛋白质、糖类等。

〔药性〕 性平,味甘、淡,无毒,入肺、肾经。

〔功效〕 活血止血,理气祛湿、益肾固精。

〔应用〕 吐血、咳血、风湿疼痛、慢性肝炎、胃痛、痛经、闭经、带下、遗精、腰腿疼痛等。

〔提示〕

①苏铁花(雌花序)易夹带含毒性苏铁苷的种子,误食后易引起呕吐、腹泻、抽搐等中毒症状,故应注意防范。

②本品在某些地区称作"铁树花",而大戟科大戟属植物绿玉树,龙舌兰科朱蕉属灌木朱蕉树的花均可叫做"铁树花",须注意。

〔食例〕

①苏铁花糖茶:苏铁花200克,白糖300克,拌匀并腌渍半天后,每取3克,沸水冲泡,代茶。可治遗精。

②苏铁花冰糖饮:苏铁花1~3朵,沸水冲泡,加冰糖适量后炖服。可治吐血咳血。

③苏铁银花汤:苏铁花、金银花各适量,水煎服。可治小儿发热抽搐。

④苏铁花炖猪脚:苏铁花18克,猪脚1只,加水炖服。可治风湿痛。

⑤苏铁花炖肉:苏铁花100克,瘦猪肉250克,加水炖熟透,分顿食之。治白带过多。

⑥苏铁花炖猪心:苏铁花蕊30克,猪心1个,加水炖服。可治胃痛。

⑦苏铁花末粥:苏铁花细末3~5克调入粳米50克煮成的粥中,食之,每日2~3次。可治咯血。

〔附注〕

①苏铁树茎干粗壮,质地坚硬如铁,故被叫做"铁树";其复叶恰似凤尾,整株形态犹如古松,故又被叫做"凤尾松"。它树形奇特,叶片苍翠,颇具热带风光的韵味。

②苏铁树的品种较多,常见栽培观赏品种就有华南苏铁、云南苏铁、四川苏铁、攀枝花苏铁、把关河苏铁等。

③苏铁树为当今世界上仍然还生存着的最古老植物之一。我国民间历来认为铁树很难开花。其实铁树难开花的说法源自我国广大温带地区。这种性喜强光、炎热干燥、通风良好的亚热带植物,移植到温带后能够存活下来已属不易,而要求它开花当然就难了。可是,铁树在炎热、阳光充足、养料不缺的亚热带地区如海南、台湾等地区,却是年年开花的。

④苏铁树的叶(凤尾蕉叶)、花(苏铁花)、种子(铁树果)均可供作药用。

花椰菜

〔别名〕 花菜、菜花、白菜花、白花菜、椰菜花、球花甘蓝等。

〔来源〕 花椰菜系十字花科芸薹属一年生或两年生草本植物花椰菜的花序。

〔药分〕 类黄酮、矿物质、维生素等。

〔药性〕 性平,味甘,无毒,入心、肝经。

〔功效〕 生津止渴、爽喉益音、润肠通便。

〔应用〕 肝脏虚弱、心律不齐、口干舌燥、厌食、便秘、肥胖症、疮疖痈肿等。

〔提示〕

①花椰菜表面凹凸不平，沟壑满布，易残留污物、虫卵、农药等。洗涤时，应先用清水浸泡一定时间，然后再入淡盐水中泡一阵，以便尽量除去有害物。

②烹饪时，不宜将花椰菜煮得过分熟烂，否则其中维生素会受到较多破坏且使口感变差。

〔食例〕

①花椰菜汁蜜浆：花椰菜适量，洗净，掰成小朵，绞汁，煮沸后加入蜂蜜适量，搅制成浆，温开水送服，每次50~100毫升，每日3次。适合肝病、咳嗽（尤其小儿）患者。

②番茄酱花椰菜：花椰菜400克，洗净，掰成小朵，入沸水焯过，沥干，拌入盐少许腌渍20分钟，沥去水分，装盘；在热油锅内放入番茄酱炒熟，凉后倒在花椰菜上，再放入白糖、味精各少许，拌匀后食之。可增补维生素、提高免疫力。

③花椰菜拌蘑菇：花椰菜适量，洗净，掰成小朵，入沸水焯过；鲜蘑菇适量，去蒂，洗净。在热油锅内放入鲜汤并煮沸，倒入花椰菜、蘑菇，再加入盐、味精、豆奶各少许，转小火煮片刻，捞出装盘；将锅内汤汁勾芡，浇在菜上，食之。适合老年痴呆、健忘综合征患者。

④三蛋炒花椰菜：花椰菜500克，洗净，切粗粒，入沸水焯过、沥干；鸡蛋2个打入碗中并加盐少许搅匀；咸蛋蒸熟后切成粗粒；皮蛋去壳后也切成粗粒；在热油锅内放入鸡蛋液、咸蛋粒、皮蛋粒、花椰菜粒、葱花，翻炒至鸡蛋熟，装盘；将白芝麻10克炒香后撒在菜上，食之。对体内不正常出血有很好疗效。

⑤花椰菜炒肉片：花椰菜240克，洗净、掰小朵、沥干，在热油锅内炒到八成熟；在热油锅内加入蒜粒煸香，倒入已由调料略腌过的肉片150克炒熟，再加入花椰菜、盐并翻炒，装盘，食之。具有补气血、强体力等功效。

〔附注〕

①花椰菜是甘蓝菜的一个变种，常见的有白、青（绿、紫绿）色两种。相较而言，青菜花（西蓝花、绿菜花）营养价值更高、口感更好，是近些年来迅速发展的一个菜品。但是，由于价格低，喜欢用油炒菜的人也不少，油脂增热多及色香味等因素，白菜花仍然受到许多人的喜爱。

②花椰菜中含有类黄酮，是很好的血管清理剂，能减少血小板的凝聚、阻止胆固醇的氧化；加之，它含有较丰富的维生素K，常食花椰菜，可提高血管壁的弹性、减少心脏病及中风的危险。

③据美国癌症协会研究称，在众多的蔬菜中，花椰菜的抗癌效果名列前茅，常食花椰菜有一定预防癌症的功效。

④据资料称，花椰菜富含维生素C，不宜与富含维生素C分解酶的食物如黄瓜、胡萝卜等同烹同食，否则会降低花椰菜的营养价值；也不宜与富含五价砷（As^{+5}）的化合物的食物如虾等同食，否则会将五价砷还原成有剧毒的三价砷（As^{+3}）化合物。

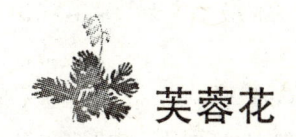

芙蓉花

〔别名〕 木芙蓉花、地芙蓉花、木莲花、拒霜花、霜降花、七星花、片掌花、四面花、九头花等。

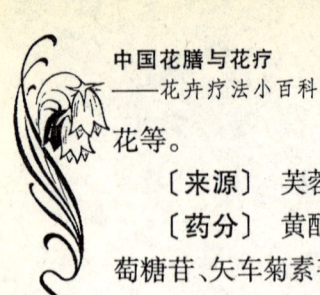

〔来源〕 芙蓉花系锦葵科木槿属落叶灌木或小乔木木芙蓉树的花朵。

〔药分〕 黄酮苷（异槲皮苷、金丝桃苷、芸香苷等），部分花还含花色苷（矢车菊素葡萄糖苷、矢车菊素芸香糖苷等）等。

〔药性〕 性凉，味辛、微苦，无毒，入肺、心、肝经。

〔功效〕 清热解毒、凉血止血、消肿镇痛。

〔应用〕 肺热咳嗽、目赤肿痛、咳血吐血、腹痛腹泻、白带崩漏、痈肿疮疖、毒蛇咬伤、烫伤烧伤、跌打损伤等。

〔提示〕

①芙蓉花性味凉苦，《四川中药志》(1960年版)："非实热者忌用"。

②《民间常用草药汇编》："孕妇忌服"。

③睡莲科莲属植物莲草、豆科合欢属植物合欢树、天南星科水芙蓉属植物水芙蓉草、锦葵科蜀葵属植物蜀葵草等的花均可叫做"芙蓉花"，与本品同名，须注意。

〔食例〕

①芙蓉花茶：芙蓉花15克，沸水冲泡，频饮，每日2剂。治痈疽肿毒。

②芙蓉花冰糖浆：鲜芙蓉花30克（干花15克），水煎取汁，加冰糖15克并搅溶，频饮。治疮疖、痈疽。

③芙蓉花汤：鲜芙蓉花30克，水煎取汁，分2~3次服，每日1剂，血止停服。治崩漏。

④芙蓉鸡冠花汤：芙蓉花、鸡冠花各30克，加水浸泡半天后煮30分钟，代茶饮。治白带过多。

⑤芙蓉莲子汤：芙蓉花瓣20克，冰糖30克，加入由去芯莲子200克煮成的汤中，续煮数沸，分2次服。治经量多。

⑥芙蓉莲房汤：芙蓉花、莲房各15克，水煎取汁，加冰糖适量，频饮，每日1剂。治经血不止。

⑦芙蓉芩蒌汤：芙蓉花20克，黄芩、瓜蒌各10克，水煎服。治急性肺炎。

⑧五味芙蓉汤：芙蓉花、瓜蒌各10克，薏苡仁、冬瓜仁、苇梗各20克，水煎服。治肺脓疡。

⑨芙蓉莲房散：芙蓉花、莲房各等份，一起研末，米汤送服，每次6克，每日3次。治经血过多。

⑩芙蓉花泥：鲜芙蓉花100克，鲜芙蓉叶200克，一起捣泥，温开水送服，每次6克，每日2次。治肺痨咳嗽。

⑪芙蓉花鸡肝：芙蓉花100克，鸡肝250克，加水煮熟，分次食之。适合子宫出血者。

⑫芙蓉花炖猪心：芙蓉花50克，猪心1只，加水炖熟透，去花后分次食之。治虚劳咳嗽。

⑬芙蓉花粥：芙蓉花15克（鲜品30克），冰糖适量，加入由粳米100克煮得将熟的粥中，续煮数沸，早晚分服，3~5天为1个疗程。治崩漏。

〔附注〕

①芙蓉花艳丽如荷花，故又被称作"木莲花"；又因其总在每年霜降节气前后开放，故又常被叫做"霜

降花"、"拒霜花"。北宋文学家苏东坡赞曰："千林扫作一番黄,只有芙蓉独自芳。唤作拒霜犹未称,看来却是最宜霜。"

②木芙蓉树适应性强,花大色艳,品种众多,如常见的栽培品种就有红芙蓉、黄芙蓉、白芙蓉及鸳鸯芙（红白相间的芙蓉）、七星芙蓉（多芯芙蓉）、醉芙蓉（花色随每天早中晚而变,或随开花天数而变的芙蓉）等;而与本品近缘的品种还有美丽芙蓉、庐山芙蓉及山芙蓉等。总之,木芙蓉树既是很好的护路树,又是很好的观赏树。

③木芙蓉树的根（木芙蓉根）、叶（木芙蓉叶）及花（芙蓉花）均可供药用。芙蓉花还可食用,如入汤、入茶、入饮料、入菜等。

④药理试验表明,芙蓉花水提取物对溶血性链球菌有较强的抑制作用。

⑤临床报道,20%的芙蓉花软膏具有较好的消炎、退肿、拔脓、止痛作用;外敷治疗疖肿、蜂窝织炎等均有明显效果;治疗脓疱疮的有效率可高达100%。

芭蕉花

〔别名〕 绿天花、扇仙花、香蕙花、甘露树花等。

〔来源〕 芭蕉花系芭蕉科芭蕉属多年生常绿草本植物芭蕉草的花蕾或花朵。

〔药分〕 生物碱、糖类、脂肪等。

〔药性〕 性凉,味甘、微辛,无毒,入心、肝、胃、大肠经。

〔功效〕 化痰软坚、散瘀止痛。

〔应用〕 胸膈饱胀、脘腹痞痛、吞酸反胃、呕吐痰涎、头昏目眩、心痛、心跳快、风湿疼痛、痢疾等。

〔提示〕

①芭蕉草素喜温暖甚至炎热,栽培过程中要防霜冻。

②与芭蕉草同属的甘蕉,其花在某些地区也被称做"芭蕉花";而姜科姜属植物蘘荷草的花在古代医书中也有被称做"芭蕉花"的,须注意。

〔食例〕

①芭蕉花酒饮:芭蕉花6克水煮取汁,调酒饮之（忌食鱼、蛋、羊肉、蒜、生冷食物）。适合反胃吐酸、胸膈胀满、胃腹疼痛患者。

②芭蕉花橘皮酒饮:芭蕉花、橘皮各10克,水煎取汁,对白酒适量后饮用。治反胃、呕吐。

③芭蕉花酒:芭蕉花适量浸泡于白酒中,15天后空腹饮用,每次小半杯。主治风湿疼痛。

④芭蕉花散:芭蕉花60克,研末,温开水送服,每次6克,每日3次。治呃逆、呕吐。

⑤三味芭蕉花散:芭蕉花15克,桂花5克,月季花10克,共研末,温黄酒送服,每次6克,每日3次。治闭经。

⑥芭蕉花蜜膏:芭蕉花100克,研末,与蜂蜜250克拌匀,温开水送服,每次30~50克,

每日 3 次。治肺结核。

⑦芭蕉花炖猪心：芭蕉花 250 克,猪心 1 只(剖开),加水炖熟透,早晚服之,每日 1 剂。主治心绞痛。

⑧芭蕉花炖猪肺：芭蕉花 60 克,猪肺 250 克,加水炖熟透,食肺饮汤,早晚分服,每日 1 剂。主治肺结核。

⑨芭蕉花末粥：芭蕉花末 5 克,调入粳米 30 克煮成的粥中,食之,每日 2 次。主治胃痛、呕吐等。

〔附注〕

①芭蕉草粗壮高大、绿衣翠裳、秀美柔逸。在盛夏,巨大绿叶高展轻舒,能遮烈日;夜晚,硕叶摇动时凉意顿生,令人惬意非常,不愧为一种著名的观赏植物,颇受人们青睐。

②芭蕉草的根(芭蕉根)、茎汁(芭蕉油)、叶(芭蕉叶)、花(芭蕉花)、种子(芭蕉子)均可供药用。芭蕉草的果实类似于香蕉,可食,只是口感及香气稍差;芭蕉草的地下根茎肥硕,富含淀粉、纤维素,也可提制淀粉、做腌菜等。

迎春花

〔别名〕 清明花、金梅花、金腰带、小黄花、黄梅花、阳春柳花等。

〔来源〕 迎春花系木樨科茉莉属(素馨属)半常绿或落叶灌木迎春花树的花。

〔药分〕 迎春花苷 A、B、C 等。

〔药性〕 性平,味苦、微辛,无毒,入肾、膀胱经。

〔功效〕 清热解毒、活血消肿。

〔应用〕 发热头痛、咽喉肿痛、小便热痛、恶疮肿毒、跌打损伤等。

〔提示〕

①本花用于外阴瘙痒等时,只适合外洗或者坐浴,一般不要直接涂抹。

②木樨科连翘属植物细叶连翘树、瑞香科结香属植物结香树及木兰科木兰属植物玉兰树等的花均可叫做"迎春花",须注意。

③本品又被叫做"清明花""金腰带",而杜鹃花科杜鹃花属植物杜鹃花树、豆科紫荆属植物紫荆树、蔷薇科棣棠花属植物棣棠树、夹竹桃科清明花属植物清明花树、山茱萸科鞘柄木属植物齿叶叩里木树及报春花科点地梅属植物点地梅草等的花均(可)叫做"清明花";瑞香科瑞香属植物芫花树及毛瑞香树、荛花属植物了哥王树及垂穗荛花树、豆科胡枝子属植物绿叶胡枝子树、石松科石松属植物石松草等的花也都可叫做"金腰带",也须注意。

〔食例〕

①迎春辛夷茶：迎春花 15 克,辛夷花 10 克,沸水冲泡,频饮。治发热感冒。

②迎春白茅花茶：迎春花 15 克,白茅花 10 克,混匀后分 3~5 次沸水冲泡,频饮。治尿

路感染。

③迎春花汤:迎春花15克,水煎服,每日1剂。治发热头痛。

④迎春荆芥汤:迎春花15克,水荆芥10克,水煎服。治发热头痛。

⑤迎春车前草汤:迎春花、车前草各15克,水煎煮20分钟后,分3~5次趁热饮用。治尿路感染。

⑥迎春六月雪花汤:迎春花10克,六月雪花15克,麦冬10克,水煎服,每日1剂。治口腔炎症。

⑦迎春甘草汤:迎春花15克,甘草3克,点地梅3克,水煎服。治咽喉肿痛。

⑧迎春灯芯草汤:迎春花15克,灯芯草9克,车前草18克,水煎服,每日1剂。可治尿热涩痛症。

⑨迎春茅根汤:迎春花10克,白茅根20克,竹叶5克,水煎,频饮。治尿路感染。

⑩迎春花散:迎春花适量,研末,黄酒送服,每次6~9克,出汗即愈。治肿毒恶疮。

⑪迎春花糖粥:迎春花20克,洗净,冰糖适量捣碎,加入由粳米50克煮成的粥中,续煮1~2沸,每天早晚趁热食用。治发热头痛、小便赤涩、跌打损伤。

〔附注〕

①迎春花在冬末早春时节就争先怒放、盼迎春天的到来,故名"迎春花";而迎春花树那细长弯曲下垂的枝条随风婷婷、黄花绽放,在树丛中拦腰飘舞,故又被人们称之为"金腰带"。

②迎春花盛开在冬末春初的寒冷天气中,与梅花、水仙、山茶花一起统称为"雪中四友",是我国的名贵花卉之一。它不仅花色端庄秀丽,气质非凡,而且具有不畏风雪、不择风土、适应性强等特点,历来深受人们的喜爱。宋代诗人韩琦在《迎春花》中夸赞不已:"覆阑纤弱绿条长,带雪冲寒折嫩黄。迎得春来非自足,百花千卉共芬芳。"

③迎春花的栽培变种较多,常见的就有海迎春、南迎春、藏迎春等多种。

④迎春花树的根(迎春花根)、叶(迎春花叶)及花(迎春花)均可供药用。

⑤干燥迎春花皱缩成团,展开后可见狭窄黄绿色叶状苞片,萼片条形或长圆状披针形,气清香,味微涩。选购时,以花朵完整、身干、色黄、气香、无杂质者为佳。

丽春花

〔别名〕 虞美人花、玉美人花、锦被花、赛牡丹花、仙女蒿花、定参草花、百般娇花、蝴蝶花等。

〔来源〕 丽春花系罂粟科罂粟属一年生或两年生草本植物虞美人草的花朵。

〔药分〕 酸性成分、生物碱类(丽春花定碱、丽春花宁碱、原阿片碱、蒂巴因、黄连碱)等。

〔药性〕 性微寒,味苦、涩,有小毒,入肺、肾、大肠经。

〔功效〕 止咳镇痛、收敛止泻。

〔应用〕 咳嗽、偏头痛、腹痛、腹泻、痢疾、失眠等。

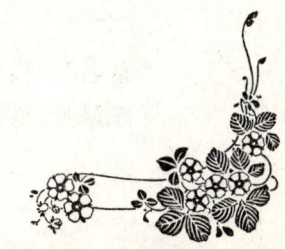

〔提示〕

①丽春花含有一定量的吗啡、罂粟碱等毒性物质,不可多服(汤剂成人每次内服量应<3克)久服;否则容易上瘾并中毒。

②罂粟花与丽春花同科同属,形态上也相似,容易混淆,须注意。

〔食例〕

①丽春花茶:丽春花3~5朵,洗净,沸水冲泡,代茶饮(本品有一定毒性,应遵医嘱)。治咳嗽。

②丽春花汤:丽春花1.5~3克水煎煮,调入白糖少许,分2次服用(本品有一定毒性,应遵医嘱)。可治痢疾(《江苏省中草药新医疗法展览资料选编》)。

③丽春花黄连汤:丽春花10克,黄连5克,水煎服。治慢性痢疾(应遵医嘱)。

④三味丽春花汤:丽春花5克,半夏15克,仙鹤草20克,水煎服。治慢性支气管炎(应遵医嘱)。

⑤丽春花三物汤:丽春花、石榴皮各10克,黄连5克,水煎服。治慢性痢疾(应遵医嘱)。

⑥丽春花散:丽春花3克,烘干研末,分2次温开水送服(本品有一定毒性,应遵医嘱)。可治咳嗽(《百花百草治百病》)。

⑦丽春花麻油糊:丽春花3克,阴干研末,与麻油10毫升拌匀,饭前白开水送服,分2~3次服完(本品有一定毒性,应遵医嘱)。可治黄疸(《百花百草治百病》)。

〔附注〕

①丽春花草的花叶并艳、素雅端庄与浓艳华丽之美兼有,颇具中国古典美人风韵,故被叫做"玉美人"或"虞美人";因姿态葱秀,迎风漫舞俨然彩蝶展翅,故名"蝴蝶花"。宋代诗人姜夔在《虞美人草》中赞曰:"夜阑浩歌起,玉帐生悲风。江东可千里,弃妾蓬蒿中。化石那解语,作草犹可舞。"

②与丽春花同属的品种约100个,我国产有5种,常见的栽培品种有罂粟花(鸦片花)、东方罂粟、冰岛罂粟等。

③丽春花草的花(丽春花)、果实(丽春花果实)及全草(丽春花草)均可供药用。但是,丽春花草有毒性,而丽春花果实的毒性更大,服用时一定要在医生指导下进行。

④丽春花对硫化氢(H_2S)等有毒气体反应敏感,可以利用它来作为这些气体对环境污染情况的检测性植物。

⑤药理试验表明,丽春花种子所含的多糖类物质具有抗肿瘤作用。

⑥毒性:丽春花全草有毒,其果实的毒性更大,家畜误食后一般会出现狂躁、嗜睡、心率加速、呼吸急促等现象,重则死亡。

鸡冠花

〔别名〕 鸡公花、鸡髻花、鸡冠苋、鸡角枪花、鸡冠海棠、鸡骨子花、老来红花等。

〔来源〕 鸡冠花系苋科青葙属一年生草本植物鸡冠花草的花序。

〔药分〕 苋菜红素、山柰苷、苋菜红苷、松醇等。
〔药性〕 性凉,味甘、涩,无毒,入肝、大肠经。
〔功效〕 凉血、止血、止泻、止带。
〔应用〕 吐血、咯血、衄血、便血、子宫出血、血热漏下、痔血、赤白下痢、腹泻、赤白带下等。

〔提示〕
①《本草用法研究》说:"湿滞未尽者,不宜早用"鸡冠花。
②《集效方》说:鸡冠花"忌鱼腥猪肉"。
③市场上有人用青葙花序(与鸡冠花同科同属)冒充鸡冠花,须注意。

〔食例〕
①鸡冠花茶:鸡冠花 30 克,茶叶 5 克,沸水冲泡,频饮。治赤白带下、阴道滴虫。
②冠花丁香茶:鸡冠花 10 克,丁香 3 克,沸水冲泡,频饮,每日 1 剂。治风湿性心脏病。
③冠花槐花茶:鸡冠花 20 克,槐花 10 克,混匀后分 3 次沸水冲泡,频饮,每日 1 剂。治脱肛下血。
④白鸡冠花汤:白鸡冠花 50 克,水煎,频饮,每日 1 剂。治尿路感染、乳糜尿、尿血。
⑤冠花丹皮汤:鸡冠花、牡丹皮各 10 克,水煎服。治月经过多。
⑥冠花金樱子汤:白鸡冠花 35 克,金樱子肉 20 克,水煎服。治白带黄臭。
⑦冠花金雀花汤:鸡冠花、金雀花各 30 克,水煎,频饮,每日 1 剂。治脾虚带下。
⑧冠花芙蓉花汤:鸡冠花、芙蓉花各 30 克,水煎,频饮,每日 1 剂。治湿热带下。
⑨冠花姜茶汤:鸡冠花 20 克,干姜、儿茶各 10 克,水煎服。治久痢不止。
⑩三味冠花汤:鸡冠花、益母草各 20 克,淫羊藿 5 克,水煎服。治月经不调。
⑪冠花二根汤:干鸡冠花、干艾根、干牡荆根各 15 克,水煎服。治青光眼。
⑫冠花苋翁汤:鸡冠花 9 克,马齿苋 30 克,白头翁 15 克,水煎服。治菌痢。
⑬冠花四物汤:鸡冠花、竹叶、瞿麦各 10 克,滑石 5 克(布包),水煎服。治尿路感染。
⑭鸡冠花末:鸡冠花适量,研末,饭前酒调服,每次 15 克。治赤白带下(赤者用红花,白者用白花)。
⑮鸡冠花散:鸡冠花适量,研末,温开水送服,每次 10 克。治子宫出血。
⑯醋制冠花散:鸡冠花、食醋各适量,浸泡并煮 7 分钟后烘干研末,热酒送服,每次 6 克。治吐血不止。
⑰白鸡冠花散:白鸡冠花适量,研末,米汤送服,每次 6~10 克,每日 3 次。治阴道滴虫、阴道炎、白带过多。
⑱红鸡冠花散:红鸡冠花适量,研末,饭前酒调服,每次 5~9 克。治月经过多、经血不止。
⑲鸡冠花炭散:白鸡冠花 50 克,烧炭,研末,米汤送服。治血淋。
⑳存性冠花散:鸡冠花适量,烧存性,研末,温开水送服,每次 15~20 克。治血崩。
㉑二鸡开胃散:鸡冠花(炒黄)、鸡内金(炒黄)各等份,研末,沸水冲服,小儿每岁每天 1 克。治小儿厌食,效果颇佳。
㉒冠花木槿根散:白鸡冠花、木槿根各 5 克,共研末,调甜酒服。治子宫脱垂。

㉓鸡冠花酒饮：鸡冠花6克，煎酒饮。治赤白下痢（赤者用红花，白者用白花）。

㉔冠花黄酒饮：白鸡冠花30克，黄酒180毫升，煎服。治产后腹痛。

㉕冠花米酒饮：白鸡冠花（研末）180克，浸泡于米酒1 000毫升中，密封7天，去渣饮，每次30～50毫升，每日1次。治白带异常。

㉖鸡冠花白酒：白鸡冠花适量，浸泡于白酒中，密封10天后少量数次饮用。治产后腹痛。

㉗冠花葵花饮：鸡冠花、葵花各15克，冰糖50克，开水炖服。治风疹。

㉘冠花银杏冲剂：鸡冠花6克，研末，饭前用银杏7枚（去皮、去芯、捣泥、熬煮）制成的汤送服，每日3次。治肝郁带下。

㉙冠花红糖饮：炒鸡冠花、红糖各30克，水煎，代茶饮，每日1剂。一般3剂见效（重症者，可加大剂量为50～100克，连服10剂。若同时加用一些血余炭、鲜藕节等类止血药，其疗效更佳）。治血崩。

㉚冠花藕汁糖：鲜鸡冠花500克，水煮，取煎汁3次，合并，再文火煮浓，待快干时加入藕汁500毫升；煮至黏稠后放冷，拌入白糖约500克使吸干煎液，混匀后压碎，沸水冲化，顿服，每次10克，每日3次。可治阴道炎、阴道滴虫、白带等。

㉛冠花黄颡鱼汤：在烧沸的高汤内加入已初加工好的黄颡鱼750克并煮沸，打净浮沫，放姜片、胡椒粉、盐各适量，煮至入味，再放鸡精和净鸡冠花片100克，煮熟透，撒入葱花，佐餐。具有清湿热、补脾胃、利尿、防癌等功效。

㉜冠花蚌肉汤：在猪肉汤锅内加入净木耳片70克（泡发），净蚌肉200克，煮沸，打净浮沫，放入胡椒粉、料酒、姜葱汁各适量，煮至蚌肉软后再放入盐、净鸡冠花片100克，鸡精，煮至熟，起锅，淋入香油，佐餐。具有凉血止血、清热解毒、清肝明目、滋阴润燥的功效。

㉝冠花鸡蛋汤：红鸡冠花3克，水煎取汁，打入鸡蛋2个并搅拌，煮沸后加白糖，顿服，每天1剂，连服7天。治血热崩漏、衄血、吐血、便血。

㉞红油鸡冠花：鸡冠花200克，去子、洗净、撕开、煮熟，放凉后切薄片，加入葱花并拌匀，浇上由辣椒油、白糖、酱油、醋及味精各适量对成的红油，佐餐。具有凉血止血、滋阴养血的功效。

㉟鸡冠花肥肠：在鲜汤锅内放入净肥肠节（已焯熟）200克，葱段15克，姜片10克，旱莲草汁40克，煮至肥肠软烂，再加入盐、净鸡冠花片150克，煮入味，佐餐。具有凉血止血、养阴补肝肾、解热毒等功效。

㊱鸡冠花荷包蛋：白鸡冠花30克，水煎取汁约300毫升，打入鸡蛋1个后煮成荷包蛋，加糖少许，服之，每日1剂，连服5～6日。可治便血。

㊲鸡冠花炒虾仁：鸡冠花3朵，洗净、扯片，干净虾仁200克，倒入已由葱、姜煸香的热油锅内翻炒，加入调料，待虾仁熟后食之。可治经多不止。

㊳鸡冠花炖肺片：白鸡冠花15克，猪肺片250克一起炖熟透，食之。可治咳血、吐血。

㊴鸡冠花汁粥：鸡冠花30克，水煮取汁，加入粳米50克熬粥，对入白酒少许，趁热食之，每日2次。可治赤白下痢、赤白带下（赤者用红花，白者用白花）。

㊵鸡冠花汁糯米粥：鸡冠花30克，清水泡半天，煮20分钟，取汁，倒入糯米50克，熬粥，加白糖少许调味，食之，每日1～2次。可治吐血。

〔附注〕

①本草的花序硕大,色彩斑斓,花期又长,是一类极好的观赏花卉。其花冠引颈屹立,恰似晨鸡啼鸣的英姿,无不为人所乐道;清代刘灏吟诗生动刻画称:"秋光及物眼尤迷,著叶婆娑似碧鸡。精彩十分伴欲动,五更只欠一声啼。"它的栽培品种很多:有早花种、晚花种;有矮生种、中生种及高生种;有红色系列、黄色系列及杂色系列等。经常栽培的是普通鸡冠花、子母鸡冠花、圆绒鸡冠花及凤尾鸡冠花等。

②鸡冠花草的茎叶(鸡冠苗)、花(鸡冠花)及种子(鸡冠子)均可供药用。由于红、白鸡冠花在药性、功效上有某种差异,故处方时常将它们分开使用。一般说来,朵大而扁、色泽鲜艳的白鸡冠花较好,红者次之。

③药理试验表明,鸡冠花水煎剂对阴道滴虫有良好杀灭作用,注射液有中期引产作用;此外,它还有降血脂、提高免疫力、预防骨质疏松等作用。

鸡蛋花

〔别名〕 蛋黄花、擂捶花、大季花、缅栀子花、印度素馨花、蕃花等。

〔来源〕 鸡蛋花系夹竹桃科鸡蛋花属落叶灌木或小乔木鸡蛋花树的花朵。

〔药分〕 挥发油、鸡蛋花酸、苷类等。

〔药性〕 性凉,味甘,无毒,入肺、大肠经。

〔功效〕 清热解暑、利湿化痰。

〔应用〕 感冒发热、肺热咳嗽、湿热黄疸、泄泻痢疾、尿路结石、中暑等。

〔提示〕

①《中华药海(精华本)》称本品:"凡暑湿兼寒、寒湿泻泄、肺寒咳嗽者,皆宜慎用"。

②鸡蛋花与藿香都是夏季暑湿时令要药。但是,暑湿兼痢,常用鸡蛋花;而暑湿兼表,则每用藿香。

③鸡蛋花含挥发油,气芳香,贮存时应放入密封容器内并置于阴凉通风干燥处,以尽量减少香气的散失。

〔食例〕

①鸡蛋花汤:干鸡蛋花12~24克,水煎服。治痢疾、夏季腹泻。

②鸡蛋花三物汤:鸡蛋花、木棉花、金银花各10克,水煎服。治细菌性痢疾。

③鸡蛋花鱼腥草汤:鸡蛋花10克,鱼腥草及金银花各30克,加水800毫升,煎煮至200毫升,分2次服,每日1剂。治急性支气管炎。

④四味鸡蛋花汤:鸡蛋花5克,金银花10克,木棉花20克,火炭母30克,水煎服。治积滞型肠胃炎。

⑤鸡蛋花茵陈汤:鸡蛋花10克,茵陈30克,大黄12克,秦皮9克,水煎服,每日1~2剂。治急性传染性肝炎。

⑥鸡蛋花菊花汤:鸡蛋花20克,菊花10克,金银花10克,薄荷6克(后下),加水350毫升煎煮至150毫升,分2次服,每日1剂。治感冒发热。

⑦鸡蛋花银花加味汤:鸡蛋花、金银花各20克,木棉花30克,黄连10克,石榴花、木香各6克,甘草3克,水煎,分2次服,每日2剂。治湿热型菌痢。

⑧鸡蛋花苡仁加味汤:鸡蛋花、薏苡仁、木棉花各30克,滑石20克,地肤子15克,金银花10克,野菊花9克,水煎,频饮,每日1~2剂。治湿热型急性湿疹。

⑨鸡蛋花利湿汤:鸡蛋花、苍术、泽泻、芫花各9克,木棉花15克,茯苓30克,厚朴花、甘草各6克,水煎,频饮,每日1~2剂。治水湿内阻型肝硬化(应遵医嘱)。

⑩鸡蛋花茯苓加味汤:鸡蛋花、木棉花、地肤子、苦参各15克,薏苡仁、滑石各30克,茯苓20克,黄柏12克,泽泻、龙胆草、白鲜皮各10克,水煎,频饮,每日1~2剂。治湿热下注型外阴瘙痒。

〔附注〕

①鸡蛋花树初开的花朵,花冠中心呈鲜黄色,而花冠外围呈乳白色,犹如一只鸡蛋,故名。

②鸡蛋花树的形态优美、叶似枇杷、花大素雅、幽香扑鼻,是一种很好的观赏花木,也是一种美丽的装饰花品,颇受女士们(尤其是少女们)的喜爱。

③鸡蛋花树的茎皮(鸡蛋花树皮)、花(鸡蛋花)均可供药用。鸡蛋花富含挥发油,极香,故可制饮料,也可提制香料。

④干燥鸡蛋花,皱缩,黄褐色至棕褐色,主要为5枚大型旋转排列的花瓣;花瓣倒卵形,下部合生成细管;内藏雄蕊5枚,花丝极短;有时还可见到小的卵状子房。选购时,以花朵完整、干燥、色黄褐、气芳香、无杂质者为佳。

⑤药理试验表明,鸡蛋花具有较好的抗菌、通便作用。

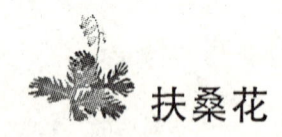

扶桑花

〔别名〕 佛桑花、花上花、大红花、土红花、吊钟花、佛槿花、桑槿花、朱槿花、赤槿花、贼头花、状元红等。

〔来源〕 扶桑花系锦葵科木槿属常绿或落叶灌木或小乔木朱槿树的花朵。

〔药分〕 黄酮类(矢车菊素、槲皮素及其糖苷)、三十一烷、扶桑甾醇、环肽生物碱等。

〔药性〕 性寒,味甘,无毒,入心、肝、脾、肺经。

〔功效〕 清肺、凉血、利湿、解毒。

〔应用〕 肺热咳嗽、咯血、崩漏、白带、赤白浊、痢疾、痈肿疮毒、多种炎症等。

〔提示〕

①扶桑花性寒,脾胃虚寒者慎服。

②扶桑花药液有抗生育功能,欲生育者、孕妇忌服。

③与本品同属的植物木槿树的花也可叫做"朱槿花""赤槿花";而大戟科大戟属植物一品红树、百合科万年青属植物万年青草、美人蕉属植物美人蕉草、马鞭草科赪桐属植物赪桐树的花均可叫做"状元红花",须注意。

〔食例〕
①扶桑花茶：扶桑花 10 克，沸水冲泡，代茶饮。治痢疾。
②扶桑冰糖饮：扶桑花 30 克，冰糖适量，水煎服。治咳嗽。
③鲜扶桑花汤：鲜扶桑花 30 克，水煎服（同时用鲜扶桑叶泥敷患处，疗效更佳）。治腮腺炎。
④扶桑花根汤：扶桑花、扶桑根各 20 克，水煎服。治尿路感染。
⑤扶桑当归汤：鲜扶桑花 30 克，当归 10 克，水煎服。治月经不调。
⑥扶桑贝母汤：扶桑花 20 克，贝母 9 克，水煎服。治肺热咳嗽。
⑦扶桑银花汤：扶桑花 15 克，金银花 30 克，水煎服。治急性结膜炎。
⑧扶桑益母草汤：扶桑花 10 克，益母草 20 克，水煎，频饮。治月经不调。
⑨三味扶桑花汤：扶桑花、半枝莲、白头翁各 10 克，水煎服。治痢疾。
⑩扶桑四物汤：扶桑花、侧柏叶各 10 克，百部、仙鹤草各 20 克，水煎服。治支气管炎。
⑪四味扶桑花汤：扶桑花、黄芩、杏仁各 10 克，桑白皮 15 克，水煎服。治急性肺炎。
⑫五味扶桑花汤：扶桑花 20 克，板蓝根 15 克，贯仲、山豆根各 10 克，甘草 5 克，水煎服。治腮腺炎。
⑬扶桑花酒：扶桑花 100 克，放于适量粳米上蒸熟，晒干，浸泡在白酒 500 毫升中，密封 7 天，温开水调服，每次 10 毫升，每日 2 次。治赤白带下。
⑭扶桑花冰糖膏：扶桑花、白及各 30 克，水煎取汁，加冰糖 100 克收膏，温开水调服，每次 10 毫升。治肺结核咯血、功能性子宫出血有效。
⑮扶桑花雪梨：在去皮、掏核的 6 只大雪梨腔内，将 100 克糯米煮成的饭，莲子 30 克，瓜条粒 100 克，白糖 100 克，混匀后平均装入并用厚绵纸封口，置于盆内，再插入 6 朵扶桑花，放进沸水笼屉中蒸熟，去纸并将溶有白糖 200 克的沸水 600 毫升浇在上面，随吃。治痰浊咳喘、衄血、崩漏、赤白浊等。
⑯扶桑花炖鸡：扶桑花、金雀花各 15 克，鸡肉 200 克，加水炖熟，服之。适合发育不良的少女。
⑰扶桑花煲猪肺：扶桑花 50 克，猪肺 1 只，加水煲熟透，分顿服之。可治咯血。
⑱扶桑茅根粥：白茅根 15 克，水煮取汁，加粳米 100 克，煮粥，将熟时加入洗净的扶桑花 15 克，白糖适量，续煮片刻，每日早晚空腹食用。治腮腺炎有效。

〔附注〕
①本植物的枝叶扶疏（枝叶茂密，高低疏密错落有致），叶片似桑，故名"扶桑"。目前世界上已有 3 000 多个品种。我国栽培历史虽久，但至今品种仍然不多，主要有单瓣的扶桑花类及重瓣的朱槿花类等一些品种。
②被誉为"中国蔷薇"的扶桑花，既有类似于蔷薇的娇美色艳，又具有牡丹的富丽姿态，加之花期特别长，赢得了世界各国人民的喜爱。
③朱槿树的根（扶桑根）、茎（扶桑茎）、叶（扶桑叶）、花（扶桑花）均可入药。朱槿树的嫩叶、嫩芽用沸水焯过后，可以炒食；扶桑花的花瓣，除了药用外，更是艳丽的食物：可入菜（炒、煮、凉拌、烩等）、入粥、入茶、入汤、泡酒等。
④药理试验表明，扶桑花药液除对平滑肌有致痉作用外，还有较强的降血压、抗生育作用。

含笑花

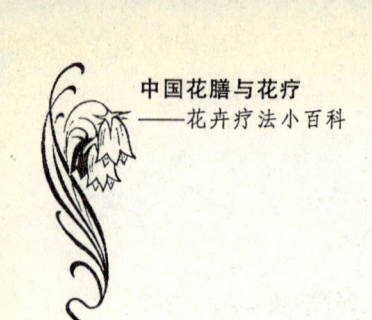

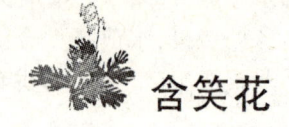

〔别名〕 含霄花、含笑梅、白含笑花、香蕉花、烧酒花等。

〔来源〕 含笑花系木兰科含笑属常绿灌木或小乔木含笑树的花蕾。

〔药分〕 挥发油等。

〔药性〕 性温,味甘、辛,无毒,入肝经。

〔功效〕 消炎镇咳、解毒利尿。

〔应用〕 百日咳、胸闷、口干舌燥、前列腺炎、白带、痛经、月经不调等。

〔提示〕

①含笑花性味温辛,肺虚有热、元气虚脱者慎服。

②含笑花还被叫做"香蕉花",而芭蕉科芭蕉属植物甘蕉草的花也可叫做"香蕉花",须注意。

〔食例〕

①含笑花茶:含笑花5克,沸水冲泡,频饮,每日1~2剂。可预防中风。

②含笑丹参汤:含笑花10克,丹参15克,枳壳及郁金各9克,加水500毫升煎煮至100毫升,分2次服,每日1剂。可治胸胁疼痛。

③含笑白芍汤:含笑花10克,白芍20克,益母草10克,香附9克,甘草5克,加水500毫升煎煮至100毫升,分2次服,每日1剂。可治痛经。

④含笑花炖鸡:含笑花、当归各10克,母鸡肉250克,隔水炖熟,食肉饮汤,每日1剂。可治月经不调。

〔附注〕

①本花常常不满开(花冠微张)、花枝下垂、苞润如玉、蕉香若兰,恰似含情脉脉的少女,故被叫做"含笑花";同时,含笑花具有浓烈的香蕉气,故又名"香蕉花"。

②含笑树的形态秀丽、叶绿树美、花姿优雅、香气扑鼻,是一种招人喜爱的重要园林花木。与含笑树同属的植物较多,常见的就有白兰花(白玉兰花)、黄兰花(黄玉兰花)、紫花含笑(粗柄含笑花)、多花含笑(多花黄心树花)、金叶含笑花(金叶白兰花)、深山含笑花(光叶白兰花)、峨眉含笑花(黄木兰花)、黄心夜合花(光叶黄心树花)、云南含笑花(皮袋香花)等。

③含笑树的根(含笑根)、叶(含笑叶)、花(含笑花)均可供药用。在以往的盛夏午间,含笑花最令女士喜爱,常摘几朵别于胸前或发际,以使全身散发香气。含笑花富含芳香油,可提制香料;晒干后,可做泡茶香料,喝起来芳香扑鼻,令人振奋舒畅。

④本植物原本是一种著名的芳香花木,但有的人种植此树开花就是不香,其原因大致有三:a. 越冬时温度长时间偏高($>10\ ℃$)而未让其充分休眠,影响到次年开花质量。为此,当入冬后,应提供10 ℃以下的低温,让其充分休眠;b. 栽培管理过程中浇水过多过勤,光照不足,致使花朵水分过多,香味就淡弱了。为此,需抑制水分,增加光照;c. 开花期间温度低,影响花香。为此,可移入室内或搭上棚并升温,这样开出的花就香了。

杜鹃花

〔别名〕 映山红、满山红、照山红、艳山红、野山红、山鹃花、山茶花、报春花、清明花、紫阳花、红踯躅花、山石榴花、金达莱等。

〔来源〕 杜鹃花系杜鹃花科杜鹃花属常绿、半常绿或落叶灌木或小乔木杜鹃花树的花朵。

〔药分〕 花色苷(矢车菊素－葡萄糖苷、芍药花素－二葡萄糖苷、锦葵花素－二葡萄糖苷等)、黄酮类(芸香苷、金丝桃苷、山柰酚等)、三萜类成分等。

〔药性〕 性平,味甘、酸,无毒(部分品种有毒),入肝、脾、肾经。

〔功效〕 活血调经、祛风除湿、止咳解毒。

〔应用〕 月经不调、闭经、带下、崩漏、风湿痹痛、咯血、吐血、衄血、痔血、气管炎、咳嗽、疮疡、跌打损伤等。

〔提示〕

①杜鹃花中的有些品种(如黄杜鹃花、照山白等)含较多有毒成分(如羊踯躅素、四环二萜类物质等);《本草纲目》称:"黄色者即有毒,羊踯躅也",服用时应严格限量并遵医嘱。

②本品又叫"山茶花""山石榴花""报春花""清明花",这与山茶科山茶属植物山茶树,野牡丹科野牡丹属植物野牡丹树及蔷薇科蔷薇属植物峨眉蔷薇树,报春花科报春花属植物报春花草,木樨科茉莉属植物迎春花树、豆科紫荆属植物紫荆树及蔷薇科棣棠属植物棣棠花树的花分别同名,须注意。

〔食例〕

①杜鹃花糖茶:杜鹃花 30 克,白糖 50 克,腌制 1 天,每取少许,沸水冲饮。治咳嗽。

②杜鹃花汤:杜鹃花 30 克,水煎服。治流鼻血。

③杜鹃当归汤:杜鹃花 30 克,当归 20 克,水煎服。治月经不调、闭经。

④杜鹃三物汤:杜鹃花 15 克,鱼腥草 20 克,杜鹃花叶 30 克,水煎服。治慢性气管炎。

⑤杜鹃益月汤:杜鹃花 10 克,益母草 20 克,月季花 5 克,水煎服。治月经不调。

⑥杜鹃淫红汤:杜鹃花、淫羊藿、红花各 10 克,水煎服。治闭经。

⑦杜鹃双炭汤:杜鹃花、茜草根炭 20 克,地榆炭、牡丹皮各 15 克,水煎服。治崩漏。

⑧四味杜鹃花汤:杜鹃花、防己、薏苡仁各 10 克,苍术 15 克,水煎服。治风湿性关节炎。

⑨杜鹃四物汤:杜鹃花 10 克,仙鹤草 30 克,白及 10 克,甘草 5 克,水煎服,每日 1 剂。治咯血。

⑩杜鹃花白酒:杜鹃花 100 克,密封浸泡于白酒 500 毫升中,1 周后饮用,每次 20～50 毫升,每日 1 次。治风湿痹痛。

⑪杜鹃花黄酒：杜鹃花20克，黄酒100毫升，于锅内隔水炖沸，饮汁，每日1次。治跌打损伤。

⑫杜鹃花散：杜鹃花适量，研细末，温开水送服，每次10克，每日3次。治咳嗽。

⑬杜鹃花蜜膏：杜鹃花末100克，蜂蜜500克，拌匀成膏，温开水送服，每次50克，每日3次。治崩漏。

⑭杜鹃猪肝汤：猪肝适量，煮熟、切片；杜鹃花5朵，洗净、扯瓣，大葱1根洗净切段，加入煮猪肝的汤内；再加盐、料酒各少许，略煮，趁热饮汤、吃猪肝。适合经少人瘦的女士。

⑮杜鹃烤羊心：杜鹃花50克，洗净、切碎，塞入经盐处理并切有深口的羊心缝隙中，再用线缠牢，放入烤箱烤熟，佐餐。治慢性气管炎等。

⑯杜鹃烧羊脑：杜鹃花40克，洗净、扯瓣；羊脑花750克，挑去血筋、洗净；在陶锅内放入化鸡油20克，化鸭油30克，高汤、姜葱汁、羊脑、盐，用小火烧至熟透入味，改用中火，放味精并用湿淀粉收芡，再撒上花瓣，翻动均匀，食之。治风湿疼痛。

⑰杜鹃烧茄子：杜鹃花30克，洗净、扯瓣；茄子去蒂、洗净、切片，倒入热色拉油和蒜片煸香的锅内，翻炒，放入高汤、盐各适量及三七粉5克，待茄片软后，撒入花瓣炒匀，勾上湿淀粉收糊，再加入味精少许，韭菜花15克，炒匀，佐餐。具有消肿止痛、散瘀调经功效。

⑱杜鹃炖猪蹄：白杜鹃花10朵，去芯、洗净；猪蹄2只，洗净、剖成两半、沸水余过，加水炖熟烂，加盐少许，食之。治白带异常。

〔附注〕

①杜鹃花是世界最艳丽的名花之一，我国又是"杜鹃花的王国"。它也是我国的十大名花之一，享有"花中西施"的美誉，与报春花、龙胆花一起合称我国"三大天然名花"。它枝叶纤细，四季常绿、花繁色艳、烂漫如锦、热烈奔放、姿态娇娆、花期久长，不愧为"春暮繁花似锦，夏日茂密青翠，秋冬又有叶色"的四季可赏名卉。唐代杰出诗人白居易在《咏杜鹃》中赞道："闲折二枝持在手，细看不似人间有，花中此物是西施，鞭蓉芍药皆嫫母。"本植物种类很多（有900多种），按落叶情况分为常绿、半常绿及落叶三类；按花期可分为春鹃（4～5月份）、夏鹃（5月下旬～6月上旬）及春夏鹃（4～7月份）三类。

②关于杜鹃花的传说颇多。许多杜鹃花开放在正值杜鹃鸟阵阵啼叫之时，加之这种鸟嘴角上有一红色斑纹，远看似乎滴血，古人便误为"此花由鸟血所化"，故名"杜鹃花"，并有了"杜鹃啼血"之误说。

③杜鹃花树的根（杜鹃花根）、茎叶（杜鹃花叶）、花（杜鹃花）均可供药用。此外，杜鹃花还可食（入茶、入汤、炒食、凉拌等），可提制香精等。

④药理试验表明，杜鹃花水煎剂具有止咳、祛痰、平喘的作用。

豆蔻花

〔别名〕　白蔻花、白豆蔻花、圆豆蔻花、小豆蔻花、壳蔻花、多骨花等。
〔来源〕　豆蔻花系姜科豆蔻属多年生常绿草本植物白豆蔻草的花朵。
〔药分〕　挥发油、黄酮类、色素等。
〔药性〕　性微温，味辛，无毒，入肺、脾、胃经。

〔功效〕 开胃理气、化湿止呕。
〔应用〕 胸闷、腹胀、嗳气、胃痛、呕吐、食欲下降等。
〔提示〕
①本品性味偏温辛,"阴虚内热者忌用"(《中药大辞典》)。
②目前中药中的四种豆蔻(白蔻、红蔻、草蔻、肉蔻)虽然应用大致相同,但还是各有所侧重:白蔻应用最广,红蔻应用较少,草蔻主用于祛风湿,肉蔻常用作调料,须注意。
〔食例〕
①豆蔻花汤:豆蔻花3～5克,水煎服(阴虚内热者忌服)。治胀闷呕吐、肠鸣泄泻。
②蔻花姜茹汤:豆蔻花、生姜各3克,竹茹10克,水煎,加红糖少许后服用。治妊娠呕吐。
③豆蔻花粥:豆蔻花3克,洗净,加入由大米50克煮成的粥内,续煮1～2分钟,食用。治腹胀呕吐、肠鸣泄泻。
④蔻花姜汁粥:豆蔻花3克,生姜6克,水煎取汁,加粳米50克,熬粥,食用。治呕恶欲吐。
〔附注〕
①本草果实呈扁球形,灰白色(干燥后黄白色),内含20～30粒种子;种子断面白色,外形似豆且数量多("盛多为蔻"),故名"白豆蔻"。
②当前栽培的白豆蔻主要有两种:白豆蔻和爪哇白豆蔻。前者的干燥成熟果实叫"原豆蔻",球形,有3条钝棱,外壳黄白色,主产于越南、泰国等地;后者的干燥成熟果实叫"印尼豆蔻",较小,长卵形,两端微尖,外壳乳白至淡棕色,产主于越南、印尼及斯里兰卡等地。两相比较,前者质佳。
③如上述,豆蔻有多种。值得一提的是,在形容娇艳少女妙龄(十三四岁)时所用"豆蔻年华"一词中的"豆蔻"是专指红豆蔻的,因生成红豆蔻的大高良姜草每到夏天都会多花密生成弯弯的圆锥花序,花色(花瓣嫩绿、苞片嫩红)艳丽,在阳光照耀下恰似低头害羞、含情脉脉的妙龄少女。
④本草的花(豆蔻花)、果实(白豆蔻)、果壳(白豆蔻壳)均可供药用。豆蔻花还可入汤、入粥;而白豆蔻还是菜肴、肉制品及酱腌菜等的调味品。
⑤干燥豆蔻花呈压扁的长块片状,外表淡黄色,花被膜质,有明显纵脉纹,下端残留花梗,微香。在药材市场上,豆蔻花多是花被的碎片,还间杂有少量花梗。

谷精草

〔别名〕 谷精珠、流星草、戴星草、移星草、佛顶珠、珍珠草、鱼眼草、天星草、女星草、满天星、鼓锤草、衣扣草、灌耳草、挖耳朵草、翳子草、牛毛针等。
〔来源〕 谷精草系谷精草科谷精草属一年生草本植物谷精草的带花梗之花序。
〔药分〕 谷精草素、维生素、挥发油等。
〔药性〕 性凉,味辛、甘,无毒,入肝、胃经。
〔功效〕 祛风散热、明目退翳。

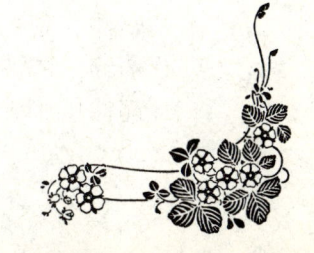

〔应用〕 目赤翳障、羞明流泪、风热头痛、鼻渊、喉痹牙痛、小儿疳积、风疹瘙痒等。

〔提示〕

①《得配本草》:"血虚病目者禁用"。

②《本草述》:"忌铁"。

③有报道称,某些人服用单味谷精草后全身瘙痒,但停药后症状消失。须注意。

〔食例〕

①谷精草散:谷精草适量,研末,热面汤调服,每次6克。可治鼻血不止,心神烦闷。

②谷精防风散:谷精草、防风各等份,研末,米汤送服。可治目中翳膜。

③谷精羊肝丸:谷精草1撮,夹于用竹刀剖开的羯羊肝1具中,于陶片上烤熟并捣为丸(绿豆大),茶水送下,每次30粒。可治小儿雀盲("鸡摸眼")。

④谷精猪肝汤:谷精草10克,猪肝30克,加水煮熟,吃肝饮汤。可治夜盲。

⑤谷精羊肝汤:谷精草12克,白菊花12克,羊肝60克,水煎煮,服之,每日1剂。可治白内障。

⑥谷精鸭肝汤:谷精草30~60克,鸭肝1~2具,酌加开水炖煮1小时,饭后服用,每日1次。可治风热目翳或夜盲。

〔附注〕

①谷精草的叶片与许多谷物类似,药用时又多是全草,故名"谷精草"。

②与本品同属的植物主要有赛谷精草、毛谷精草、华南谷精草、白珠谷精草等。它们的头状花序在各自地区也常常同等入药。

③药用谷精草为带花梗的头状花序,扁球形,底部有淡黄绿色带光泽的苞片层层紧密排列,上部边缘密生白色短毛;顶部灰白色;花梗纤细,长短不一,有数条扭曲的棱线。整体质地柔软,无臭,味淡。选购时,以珠大而紧、色灰白、花梗短、色黄绿,无杂质(如根、叶等)者为佳。

④谷精草是治疗各种眼科疾病的主药。但是,在治疗眼底疾患(如视神经萎缩等)方面的效果不及密蒙花。

⑤药理试验表明,谷精草煎剂(100%)对绿脓杆菌有很强的抑制作用;水浸剂(1:6)对奥杜盎小芽孢癣菌、铁锈色小芽孢癣菌等均有一定的抑制作用。

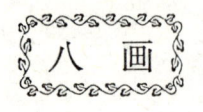

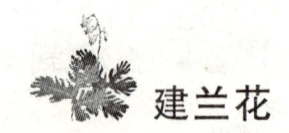

八 画

建兰花

〔别名〕 雄兰花、官兰花、夏兰花、夏蕙花、秋兰花、秋蕙花、燕草花、剑蕙花、剑叶兰花、骏河兰花、八月兰花、四季兰花等。

〔来源〕 建兰花系兰科兰属多年生常绿草本植物建兰草的花朵。

〔药分〕 挥发油、生物碱、酚苷、吲哚、胶质等。

〔药性〕 性平,味辛,无毒,入心、脾、肺经。

〔功效〕 理气宽中、清肺明目。
〔应用〕 久咳、胸闷、腹泻、青盲、白内障等。
〔提示〕
①建兰花中某些在夏季开花的品种有被叫做"夏兰花"的,而兰花中的蕙兰、夏蕙又均有叫做"夏兰花"的,须注意。
②本花虽有明目的功效,但不可直接涂抹于眼部。
〔食例〕
①建兰花茶:建兰花 10～20 朵扯瓣、洗净、沥干,沸水冲泡,代茶饮。治神经衰弱。
②建兰花糖茶:建兰花 30 克,白糖 50 克,混匀并腌制 1 天,每取 3 克,泡水,频饮。治咳嗽。
③建兰菊花茶:黑建兰花 10 克,菊花 15 克,混匀,分成 3 次沸水冲泡,代茶饮。具清肝明目功效,可治青光眼。
④建兰合欢茶:建兰花 10 克,合欢花 5 克,绿茶 30 克,拌匀,分数次沸水冲泡,代茶饮。治抑郁症。
⑤建兰花汤:建兰花 14 朵,水煎煮 10 分钟,服用。治久咳。
⑥建兰花饮:建兰花 15 克,水煮取汁,饮用。治妊娠呕吐。
⑦黄建兰花汤:黄建兰花 12～14 朵,水煎煮 10 分钟,饮用。治腹泻。
⑧建兰花汁液:建兰花 10～15 克,水煎 10 分钟后过滤取汁液,频饮。治(轻度)醉酒。
⑨建兰花蜜饮:"蜜渍青兰花当茶饮,调和气血,宽中醒酒。"(《纲目拾遗》)(青兰花即青色建兰花)。
⑩建兰冰糖饮:建兰花 30 克,瓜蒌及杏仁各 10 克,水煎取汁,加冰糖,饮用。治百日咳。
⑪黑建兰蜜膏:黑建兰花末 100 克,蜂蜜 500 克,调匀后装瓶,温开水冲服,每次取 50 克,每日 2～3 次。治青盲。
〔附注〕
①世界上的兰科植物有 3 万余种。兰科兰属植物约有 50 种,我国约有 20 种。兰花是我国十大名花之一,历史非常悠久。我国传统栽培的兰花(中国兰),按开花季节可分为春兰(3 月份开花的,如春兰、春箭等)、夏兰(4～5 月份开花的,如蕙兰、台兰等)、秋兰(7～9 月份开花的,如建兰、漳兰等)及冬兰(10 月份至次年 1 月份开花的,如墨兰、寒兰等)四类。
②兰花素雅、清香、高贵、脱俗,素有"花中君子"之美誉,除有很高的观赏价值外,还可提制高档香料;干燥兰花可制茶、入药。兰花的总量不多,较为名贵。鲜兰花大多用来提制芳香油,而入茶、入药者多是已枯萎的落花。
③建兰草的品种,常见的就有"大一白""铁杆素""凤尾素""永安素""龙岩素""十三太保"等名品;而花色纯白的"素芯兰"更是佳品。它们通常在农历 8 月间盛开,故又被叫做"八月兰""秋兰""秋蕙";而有的建兰草也会在夏季开花,故又被叫做"夏兰""夏蕙"的;还有的建兰草一年四季均会开花,故也被叫做"四季兰"。
④建兰草的根(建兰根)、叶(建兰叶)、花(建兰花)均可供药用。建兰花还可提制香料、入茶、做蜜膏等。

泽兰花

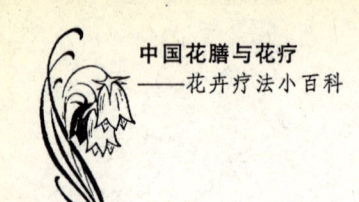

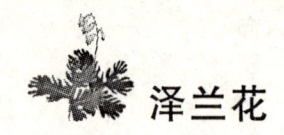

〔别名〕 草泽兰花、麻泽兰花、小泽兰花、地瓜儿苗花、地笋子花、地藕花、虎兰花、风药花、蛇玉菊花、地环秧花、红梗草花等。

〔来源〕 泽兰花系唇形科地笋属多年生草本植物地笋草的花朵。

〔药分〕 挥发油、二萜类化合物、黄酮类、生物碱等。

〔药性〕 性微温,味苦,无毒,入肝、脾经。

〔功效〕 活血祛瘀、通经利水、消肿止痛。

〔应用〕 产后血瘀、月经不调、闭经逆经、跌打损伤等。

〔提示〕

①泽兰花具有活血祛瘀功能,无瘀血者慎服,孕妇忌服。

②菊科三七草属植物三七草的花也叫做"泽兰花",苦苣苔科苦苣苔属植物石吊兰树的花也可叫做"小泽兰花",这与本品名称雷同,须注意。

〔食例〕

①泽兰花茶:干泽兰花10克,绿茶1克,沸水冲泡并闷5分钟,频饮。可治月经不调、痛经。

②泽兰当归汤:泽兰花20克,当归25克,水煎服,每日2次。可治逆经。

③泽兰丹参汤:泽兰花30克,丹参、茜草根各15克,水煎煮,频饮,每日1剂。治产后子宫复原差。

④泽兰金针花汤:泽兰花9克,金针花60克,红花12克,桃仁9克,水煎服。可治闭经。

⑤泽兰五物汤:泽兰花、赤芍各9克,延胡索、蒲黄各10克,丹参20克,水煎2次,煎液合并后分2次服用。治产后瘀血腹痛。

⑥泽兰马鞭草散:泽兰花15克,马鞭草30克,各自研末后调匀,米汤送服。每次6克,每日2次。可治产后恶露不净。

⑦泽兰花鸡蛋:泽兰花40朵,猴头菇(干)200克,豆苗、鸡汤各500克,鸡蛋4个,调料适量,煮熟服用,每日1剂。治月经不调、消化不良。

⑧泽兰花鸡汤:泽兰花50克,近熟的肥母鸡胸脯肉丝100克;在盛有适量鸡汤的锅内调入1只鸡蛋的蛋清并搅匀,煮沸后放入盐、葱丝及姜丝各少许,竹笋丝50克和鸡丝,煮10分钟后再加入泽兰花,略煮,吃肉喝汤,每日2次。治月经不调、闭经。

〔附注〕

①本品属于唇形科植物,与马鞭草科、紫草科及玄参科植物在外观形态上有些相似,但各有其特点:唇形科植物的茎四棱形(方形)、两侧对称的花形成轮伞花序、子房深4裂、果实为小坚果;马鞭草科植物的花柱顶生、子房浅4裂、不形成轮伞花序、果实为核果或蒴果;紫草科植物的茎为圆柱形、叶互生、花辐

射对称；玄参科植物的花为总状或聚伞花、果实为蒴果（稀为浆果）。

②在中药界，地笋草的地上部分叫"泽兰"，而地下的根茎叫"地笋"或"地瓜"；至于它的花朵（"泽兰花"），与根茎一样，可作蔬菜，而作药材用相对较少。

③在少数地区尚有以同属植物作为"泽兰"入药的。如山东有用毛叶地瓜儿苗和台湾地瓜儿苗，吉林用小花地瓜儿苗、狭叶地瓜儿苗和朝鲜地瓜儿苗，新疆用欧地瓜儿苗的。

④在长江以南的一些省区甚至有用菊科泽兰属植物如华泽兰、山兰、兰草（佩兰）的全草作泽兰使用的现象。

苦瓜花

〔别名〕 癞瓜花、凉瓜花、癞葡萄花、锦荔枝花、红姑娘花、红羊花等。
〔来源〕 苦瓜花系葫芦科苦瓜属一年生攀缘草本植物苦瓜草的花朵。
〔药分〕 四环三萜葫芦烷、皂苷、苦瓜苷、苦瓜素、葡萄糖苷、氨基酸等。
〔药性〕 性寒，味苦，无毒，入胃、大肠经。
〔功效〕 清热止痢，降气镇痛。
〔应用〕 胃气痛、痢疾、疔毒、目赤疼痛等。
〔提示〕
①苦瓜花性味寒苦，脾胃虚寒、大便溏泻者慎服。
②本品又被叫做"凉瓜花"，而豆科豆薯属植物豆薯藤的花也可叫做"凉瓜花"，须注意。

〔食例〕
①苦瓜花蜜饮：鲜苦瓜花适量，洗净，捣烂取汁，加蜂蜜适量，搅匀后饮用，每日1剂。治肠炎。

②苦瓜花蜜浆：洗净的苦瓜花12朵，捣烂绞汁，加蜂蜜适量及红曲3克（对赤痢）或六一散9克（对白痢），沸水冲服，每日3次。治急性痢疾。

③苦瓜花黄酒：将苦瓜花15克，浸泡于黄酒1盅内，加水少许后入锅隔水炖沸，温饮。治胃痛。

④苦瓜花煅末：苦瓜花适量，煅为末，灯芯草汤送服。治眼痛。

⑤苦瓜花末粥：苦瓜花末5克，调入由粳米50克煮成的粥中，食之，每日2~3次。治胃痛。

〔附注〕
①苦瓜属植物约有40种，我国仅5种，常见的栽培品种有罗汉果、木鳖等。

②苦瓜草的根（苦瓜根）、茎（苦瓜藤）、叶（苦瓜叶）、花（苦瓜花）、果实（苦瓜）及种子（苦瓜子）均可供药用。此外，苦瓜花还可入茶、入粥；苦瓜还是一种颇受人们喜爱的（尤其是夏季）有特殊口味的蔬菜。

③我国历史上吃苦瓜最有名的人物，大概算是明末清初的画家石涛。他自号"苦瓜和尚"，只要苦瓜成熟了，就餐餐离不开苦瓜，甚至在案头供奉的圣物中也有苦瓜。

④药理试验表明,苦瓜花中的苦瓜素对病毒、肿瘤有一定抑制作用。

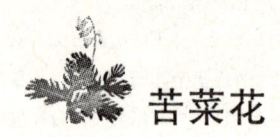

苦菜花

〔别名〕 苦苣菜花、苦马菜花、野苦荬花、紫苦菜花、滇苦菜花、荼草花、青菜花等。

〔来源〕 苦菜花系菊科苦苣菜属一年生或两年生草本植物苦苣菜(草)的花序。

〔药分〕 黄酮类(木樨草素、槲皮素、槲皮黄苷等)、倍半萜内酯、生物碱、菊糖等。

〔药性〕 性平,味甘,无毒,入心、胃、大肠经。

〔功效〕 清热凉血、解毒抗菌。

〔应用〕 痢疾、黄疸、血淋、尿血、痔疮、疔疖、虫咬、急性咽炎等。

〔提示〕

①《随息居饮食谱》称本品:"不可共蜜食"。

②本品在某些地区又被叫做"苦马菜花""青菜花",而败酱科败酱属植物败酱草、菊科苦荬菜属植物山苦荬草、茄科茄属植物龙葵草及桔梗科半边莲属植物山梗菜等的花也都可以叫做"苦菜花";菊科莴苣属植物山莴苣草、大丁草属植物大丁草及泥湖菜属植物泥湖菜等的花也都可以叫做"苦马菜花";十字花科芸薹属植物青花菜的花也可叫做"青菜花",须注意。

〔食例〕

①苦菜花地锦汤:苦菜花20克,地锦10克,水煎服。治痢疾。

②苦菜花子汤:苦菜花及种子7克研末,水煎服。治黄疸。

③苦菜花汁酒:鲜苦菜花适量,捣汁,水煎,对酒饮用。治初起痈肿。

④苦菜花汁枣膏:苦菜花500克,水煎,取汁液,加入大枣12枚,待枣泡开裂后捞去,余液小火熬膏,每日早晚各服药汁一匙,大枣1枚。治慢性支气管炎。

⑤苦菜花炖猪肝:苦菜花30克,猪肝适量,加水炖熟,服之。治小儿疳积。

⑥苦菜花炖猪肉:苦菜花、酢浆草各30克,瘦猪肉适量,加水炖熟透,服之。治肝硬化。

〔附注〕

①与本品同属的植物如苣荬菜、裂叶苣荬菜等,因药分、功效等相近,故常同等应用。

②苦苣菜(草)的根(苦菜根)、花(苦菜花)及种子(苦菜花子)均可供药用。苦苣菜含有多种维生素、矿物质及糖类,有的还含有抗肿瘤成分,是一类营养丰富、可食用的野菜,如炒食、凉拌、烧汤、做馅、制罐头、腌酸菜等。

③菊科苦荬菜属植物苦荬草的外观形态、药性等方面与本品有某些相似,在名称上也有些混同(《本草纲目》称:"苦菜,即苦荬也。家栽者呼为苦苣,实为一物也"),甚至还有混用的现象。这需要进一步探索。

苹果花

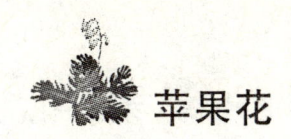

〔别名〕 柰花、柰子花、频婆花、平波花、天然子花等。
〔来源〕 苹果花系蔷薇科苹果属落叶小乔木苹果树的花朵。
〔药分〕 二萜类生物碱、黄酮类、多元酚、有机酸等。
〔药性〕 性平,味甘、苦、淡,无毒,入心、肾经。
〔功效〕 凉血解毒、益肾调经、行瘀去滞。
〔应用〕 头痛、神志不清、颜面疹痒、肢节不顺、月经不调、更年期发热、痛经等。

〔提示〕
①苹果花期如遇冷冻阴雨天气,会造成发育受阻甚至落花,要及时采取应变措施,以保花促花。
②苹果花在古代被叫做"柰花",而木樨科茉莉属植物茉莉树的花在古代也被叫做"柰花",须注意。

〔食例〕
①四味苹果花汤:苹果花、合欢花、牡丹花、桃花各6克,水煎,少量温饮。可减轻焦虑不安、神经衰弱症状。
②六味苹果花汤:苹果花、南瓜花、金银花、菊花、洛神花各4.5克,山白菊6克。水煮,少量频饮。治五心烦热、口舌多疮、肿毒。
③苹果花扁豆花汤:苹果花、扁豆花各9克,水煮当茶饮。治暑热心烦、痘疹发痒。
④苹果花冰糖饮:干苹果花、干玫瑰花各1.5克,沸水冲泡,待玫瑰花苞泡发开后即加入冰糖1小匙,溶化后饮用。具有补血祛瘀、助消化等作用。
⑤苹果花炖猪腰:苹果花、金盏菊、石莲花各6克,炒杜仲15克,寄生30克,猪腰子1副,加水炖熟透,食肉喝汤。可有效改善心灰意懒、失志失意、口不欲言症状。

〔附注〕
①我国古代把栽培的"苹果"叫"柰"。实际上,这是一种变种,不是现代意义上的苹果,其质地绵软,味甜带酸,不耐贮存,俗称"绵苹果"或"沙果"。现在,这种"沙果"栽培的已经很少了。
②现在苹果有4个变种:道生苹果、乐圆苹果、红肉苹果及垂枝苹果。我国现在主要栽培品种有"国光""金帅""红星""金冠""青香蕉""红玉"及"红富士"等。
③近些年来,苹果花已成了美容佳品,很多人用它来助消化、健胃、减肥等。进而达到解毒、益血、祛斑等目的。
④苹果树的叶(苹果叶)、花(苹果花)、果实(苹果)、果皮(苹果皮)均可供药用。苹果花大多要与其他材料配合使用,很少单用。
⑤据称,苹果花对人的心理影响是很强烈的。当你身心疲劳、精神郁闷不乐时,闻闻苹果花的香气,可很快变得安宁、愉悦起来。

茉莉花

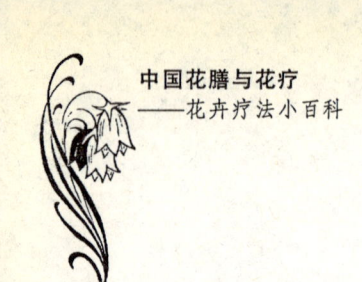

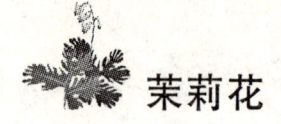

〔别名〕 萘花、抹历花、抹丽花、末莉花、没利花、木梨花、白末利、玉麝花、曼华等。

〔来源〕 茉莉花系木樨科茉莉属常绿小灌木茉莉树的花朵。

〔药分〕 挥发油〔醇类（苯甲醇、芳樟醇等）、酯类（乙酸苄酯、素馨内酯等）、顺式丁香烯、茉莉花素、茉莉酮等〕、吲哚、苷类（迎春花苷、去氧迎春花苷元等）、糖苷（芳樟醇-吡喃葡萄糖苷、吡喃木糖基-吡喃葡萄糖苷等）。

〔药性〕 性温，味辛、微甘，无毒，入脾、胃、肝经。

〔功效〕 理气开郁、辟秽和中。

〔应用〕 泻痢腹痛、胸脘闷胀、头晕头痛、目赤肿痛、疮毒等。

〔提示〕

①本花性味温辛、气芳香、偏走散，"不可恒服"（《本草正义》）。

②在古代，本品也有叫做"柰花"的，而蔷薇科苹果属植物苹果树的花也叫做"柰花"，须注意。

〔食例〕

①茉莉花茶：茉莉花6克，沸水冲泡，频饮。治胃气不和之大便溏泄。

②茉莉花浓茶：茉莉花20朵，沸水冲泡，代茶饮。治慢性结肠炎。

③茉莉桂花茶：茉莉花、桂花各6克，沸水冲泡，频饮。治阳气虚弱型高血压。

④茉莉菖蒲茶：茉莉花、石菖蒲（粗末）各6克，绿茶10克，沸水冲泡，频饮。每日1剂。治心悸。

⑤六味茉莉茶：茉莉花、陈皮、甘草各3克，金银花、绿茶各9克，玫瑰花6克，混匀后分3次沸水冲泡，频饮，每日1剂。治消化不良、腹泻、痢疾。

⑥茉莉减肥茶：茉莉花、白果叶、番泻叶、荷叶、香附、山楂、乌龙茶各适量，混匀，取少许，沸水冲泡，频饮。治肥胖症。

⑦茉莉冰糖饮：茉莉花5克，冰糖20克，沸水冲泡，代茶饮。治肝气郁结之胸胁疼痛。

⑧茉莉茶蜜饮：茉莉花5克，绿茶3克，水煎沸2分钟，加蜜适量，少量频饮。治肝炎。

⑨茉莉花露：茉莉花露适量，每次30毫升，每日服3次。治胃痛、恶心。

⑩茉莉土茶汤：茉莉花3克，土草果6克，青茶3克，水煎服。治感冒发热、腹胀腹泻。

⑪茉莉银菊汤：茉莉花适量，金银花9克，菊花6克，水煎服。治目赤肿痛、迎风流泪。

⑫茉莉三物汤：茉莉花6克，野菊花、千里光各10克，水煎服并熏洗。治目赤肿痛。

⑬茉莉蒲麦汤：茉莉花5克，蒲公英、麦芽各10克，水煎服。治浅表型胃炎。

⑭茉莉黄白汤：茉莉花、黄连各5克，白头翁10克，水煎服。治痢疾。

⑮三味茉莉汤：茉莉花、青茶各5克，薄荷10克，水煎，频饮。治感冒。

⑯茉莉三物汤：茉莉花5克，蒲公英20克，野菊花、薄荷各10克，水煎服。治急性结膜

炎。

⑰五味茉莉汤：茉莉花、玫瑰花、玳玳花、茶叶、川芎各10克，分2次水煎，频饮，每日1剂。治肝郁气滞型肥胖症。

⑱九味茉莉汤：茉莉花、素馨花、黄芩、山栀花、泽泻各9克，菊花、夏枯草各10克，木通、甘草各6克，水煎，频饮，每日1~2剂。治肝阳亢盛型甲状腺功能亢进。

⑲茉莉豆腐汤：茉莉花及叶30克，豆腐100克，水煮，食之，每日1~2次。治肺热咳嗽。具减肥健美功效。

⑳茉莉焖豆腐：茉莉花20朵，入淡盐水中浸泡，用水冲洗干净；豆腐一块切片，入热油锅内煎两面黄，加入调料、糖、水各适量及茉莉花，小火焖煮几分钟，佐餐。具有瘦身养颜功效。

㉑茉杏炖猪胰：茉莉花15克，银杏9克，猪胰100克，加水，炖熟透。食之。治口渴尿多、胸闷腹胀。

㉒茉莉炖鱼头：茉莉花15克，鲢鱼头1只，加水炖熟透。治头晕、头痛。

㉓茉莉炖猪蹄：茉莉花30克，猪蹄90克，加水炖熟透，服用。治腰腿乏力。

㉔茉莉炒鸡丝：鲜茉莉花25朵，洗净、沥干；鸡脯肉丝300克，放入2个鸡蛋的蛋清中，加盐、料酒、芡糊并搅匀，腌渍一会儿后倒入热猪油锅内炒熟，再加入茉莉花并快速炒匀，食之。适合贫血、乏力患者。

㉕茉莉枸杞鸡：干茉莉花6克，用纱布包好，塞入已去杂、洗净的1只乌骨鸡的腹腔中并捆牢，放入砂锅内，加入枸杞15克，水适量，炖熟烂，去花包，加盐少许，佐餐。治乳腺癌（尤其适合晚期乳腺癌体质虚弱、烦闷疼痛者）。

㉖茉莉银耳汤：茉莉花蕾24朵，去蒂、洗净；银耳25克，用温水泡发、择洗干净、泡入凉水锅中，烧沸，氽透，捞入碗中；在锅中加入盐、味精，烧沸，撇去浮沫，浇入碗中，撒上花蕾，服用。治咳嗽咯血、胸胁疼痛。

㉗茉莉花粥：茉莉花、白木槿花各5克，洗净，加入由粳米50克煮得快熟的粥中，续煮2~3沸，加白糖调味，服用。治痢疾。

㉘茉莉槿花末粥：茉莉花、白槿花各5克，共研末，调入由粳米60克煮得将熟的粥内，续煮3~5沸，食用，每日1剂。治痢疾腹痛。

〔附注〕

①本树的叶片翠绿、花色洁白、小巧玲珑、芳香浓郁、清雅宜人、价廉易得，确是一种很好的点缀环境的盆栽花木。它的花香雅幽远、沁人心脾，获得了"人间第一香"的美誉。宋代诗人许野雪在《茉莉》中颂曰："自是天上冰雪种，占尽人间富贵香。不烦鼻观偷馥郁，解使烦心俱清凉。"又一《茉莉花》诗则赞誉道："暮春郁绽茉莉花，玉骨冰肌影香纱。天赋仙姿柔枝翠，月夜清辉赏雪花。淡雅轻盈香韵远，君子世人品更专。"这两首诗歌都充分刻画了此花的风姿韵味和主要特质；而江苏民歌《茉莉花》对它作出了最动情感的赞扬："好一朵茉莉花，满园花开香也香不过它……"

②本树的根（茉莉根）、叶（茉莉叶）、花（茉莉花）均可供药用。不过，茉莉根含毒性生物碱，对中枢神经有麻醉作用，内服必须谨慎。至于茉莉花，除了药用外，还可入茶、入汤、入菜、入粥、泡酒、提制香料等。

③茉莉花的蒸馏液叫"茉莉花露"，具有健脾理气的功效，可改善脾胃不和、腹胀、食积等症状；但不宜久服，否则令人脑漏（《纲目拾遗》）。

④茉莉花的萃取液叫"茉莉精油"，在国际市场上是一种与黄金同价的美容圣品，可增加肌肤光泽、

活化肌肤弹性、保持肌肤水分,从而具有美容驻颜功能。同时,它还可以减轻孕妇产前阵痛,强化子宫收缩力度及减轻产后疼痛程度;亦可催化男士精子活力和数量、改善性冷感及早泄现象;还可应用茉莉精油按摩或沐浴技法,使男士充分恢复生殖能力。

⑤药理试验表明,茉莉花提取物具有抑乳、抗癌等作用。

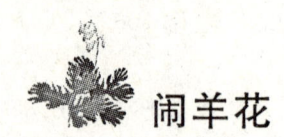

闹羊花

〔别名〕 惊羊花、羊踯躅、闷头花、羊不食草花、老虎花、老鸦花、雷公花、一杯倒花、石菊花、石棠花、水兰花、黄杜鹃花、黄喇叭花、黄蛇豹花等。

〔来源〕 闹羊花系杜鹃花科杜鹃花属落叶灌木羊踯躅树的花序。

〔药分〕 杜鹃花毒素、木藜芦毒素、闹羊花毒素、石楠素、羊踯躅素、日本杜鹃素、山月桂萜醇等。

〔药性〕 性温,味辛,有毒,入心、肝经。

〔功效〕 祛风除湿、杀虫镇痛。

〔应用〕 风湿痹痛、头风头痛、跌扑肿痛、龋齿疼痛、皮肤顽癣、疥疮等。

〔提示〕

①本品含有杜鹃花毒素、梫木毒素等,切忌多服(汤剂成人每次内服量应<0.6克)、久服,本花主要作药用,应用时均应在医生指导下进行,否则容易引起中毒。

②体质明显虚弱者、孕妇忌服(《本草经疏》:"气血虚人忌之")。

③《本经逢原》称:"此物有大毒。不可近眼,令人昏瞀。"

④茄科曼陀罗属植物白(或毛)曼陀罗草的花也可叫做"闹羊花",瑞香科瑞香属植物芫花树的花也可叫做"闷头花",均与本品同名,须注意。

〔食例〕

①闹羊花松梢汤:闹羊花0.3克,嫩松树梢15克,水煎服。治疟疾(《湖南药物志》)。

②麻沸散:闹羊花9克,茉莉花根3克,当归3克,菖蒲1克,水煎1碗服。可作手术麻醉剂(《华佗神医秘传》)。

③酒拌闹羊花散:闹羊花适量,用酒拌匀后蒸过,晒干研末,每取3克,用热牛奶约100毫升调匀服之。治风湿痹痛、关节疼痛、手足僵硬(《圣惠方》)。

④闹羊花天南星丸:鲜闹羊花、天南星各等量,捣饼,蒸四五遍,布袋收存,用时焙干为末,蒸饼为丸(梧桐子大小),温酒送服(腰腿骨痛,空腹服;手臂痛,饭后服),每次3丸。治风痰注痛(《续传信方》)。

⑤伏虎丹:闹羊花(炒)、生干地黄、蔓荆子(去白)、白僵蚕(炒、去丝)、天南星、白胶香、草乌头(炮)各30克,五灵脂15克,为末,酒煮半夏末为糊,制丸(龙眼大),每取1丸,分为4次,白酒吞下,每日2丸。治瘫痪(《和剂局方》)。

〔附注〕
①羊踯躅树的幼苗似鹿葱,若羊误食其叶,踯躅而死,故名"羊踯躅""闹羊花""惊羊花""羊不食花"等。
②羊踯躅树的根(羊踯躅根)、花(闹羊花)、果实(六轴子、八厘麻子)均可供药用。此外,闹羊花对昆虫有强烈毒性,属接触、食入毒,可作杀虫药。
③药理试验表明,闹羊花有明显的镇静止痛作用,还有降低血压、减慢心率的作用。
④临床报道,闹羊花有麻醉镇痛作用。在过去的1 800多年中,它常被用作外科手术时的麻醉剂;还用于治疗风寒暑湿致肢节疼痛麻木症。
⑤干燥闹羊花序多皱缩,通常6~12朵簇生于1枚总柄上,黄灰色至黄褐色。选购时,以身干、色黄灰、无杂质者为佳。

昙 花

〔别名〕 琼花、昙华、凤花、金钩莲花、月下美人、叶下莲花等。
〔来源〕 昙花系仙人掌科昙花属常绿灌木状附生肉质性植物昙花的花朵。
〔药分〕 胶质、糖类、酶类等。
〔药性〕 性平,味甘、淡,无毒,入肺、胃经。
〔功效〕 清肺止咳、凉血安神。
〔应用〕 肺热咳嗽、肺痨、咯血、崩漏、心悸、失眠等。
〔提示〕
①本品性偏寒凉,"胃寒者勿服鲜汁"(《图说养花与花疗》)。
②仙人掌科量天尺属植物量天尺草的花也可叫做"昙花",与本品同名;本品在某些地区又被叫做"昙华",而美人蕉科美人蕉属植物大花美人蕉草的花也可叫做"昙华",须注意。

〔食例〕
①昙花茶:鲜昙花1~3朵,洗净,扯瓣,沸水冲泡,代茶饮。适合肺热咳嗽、心慌患者。
②昙花冰糖饮:昙花9~18克,冰糖适量,水煎饮。可治肺结核。
③昙花肉丝汤:鲜昙花2~5朵,洗净,扯瓣,切丝;猪肉丝适量,加入到已经炒香的葱段、姜丝的热花生油锅内并翻炒,加酱油后略烧,倒入清汤并煮沸,加入昙花丝、作料,略煮食之。具有清热、润燥、安神等作用。
④昙花炖肉:昙花2~3朵,瘦猪肉200克,加水炖熟透,服之。可治子宫出血、崩漏、月经不止。
⑤昙花炖鸡腿:昙花3朵,洗净,鸡腿1只洗净、切块、氽汤,加水炖熟透,加盐调味,服之。具有清肺、止咳、化痰等功效。
⑥昙花炖猪肺:昙花2~3朵,猪肺200克,加水炖熟透,服之(若再加入人参须15克,效果更好)。可治胸闷气短、肩背酸痛。

〔附注〕

①昙花大多在夜间开放,且往往是在月亮升到中空时开放最盛,故常被叫做"月下美人"(现在,人们通过栽培选育,已能使昙花在白天开放了);同时昙花开放仅几个小时,故有"昙花一现"之说。

②昙花属植物有20来个品种。在长期栽培过程中,通过杂交选种,现已培育出了3 000多个从浅黄色到玫瑰红色、橙红色等变种,真算得上是个花卉大家族了。在我国,昙花是一类珍奇美丽的盆栽花卉。它的花色品种多,开放时香气四溢、光艳夺目,确实蔚为壮观。

③本品的变态茎(昙花茎)、花(昙花)均可供药用。此外,昙花还可入茶、入汤、制饮品等。

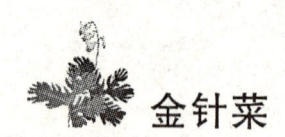

金针菜

〔别名〕 金针花、黄花、黄花菜、萱草花、宜男草花、忘忧草花、疗愁花、安神菜、野虎菜、鹿葱花、川草花等。

〔来源〕 金针菜系百合科萱草属多年生双子叶宿根草本植物黄花菜(草)的花蕾。

〔药分〕 生物碱(秋水仙碱、炉贝碱等)、萱草根素、多糖、氨基酸、维生素等。

〔药性〕 性凉,味甘,无毒(鲜金针菜有毒),入心、肝、脾经。

〔功效〕 利湿热、解郁、凉血。

〔应用〕 尿赤涩少、胸闷烦热、心慌失眠、黄疸、痔血、便血、牙痛、疮痈等。

〔提示〕

①新鲜金针菜含有一定量的秋水仙碱,进入人体后易被氧化成有毒的氧化二秋水仙碱,会引起恶心、呕吐、腹泻等中毒症状,故不能食用。但只要将它蒸煮熟透,把秋水仙碱全破坏掉后,便可放心食用。

②干金针菜往往经硫黄熏制过,会残留一定量的二氧化硫(SO_2),对人体是有害的。烹饪前最好用热水泡发1小时左右,以尽量去除干净。

③干金针菜内含多糖类物质,易受潮、霉蛀,应贮存于干燥容器内并置放于阴凉通风处。

④本品又叫做"黄花""黄花菜",而菊科菊属植物菊草的花也可叫"黄花",豆科苜蓿属植物南苜蓿草、毛茛科毛茛属植物石龙芮草及茴茴蒜、菊科旋覆花属植物土木香草及黄鹌菜草的全草或根均可叫做"黄花菜",须注意。

〔食例〕

①金针菜茶:金针菜3~5朵,沸水冲泡,代茶常饮。治夜盲。

②金针菜汤:金针菜60克,水煎服。治咯血、吐血。

③金针菜红糖汤:金针菜、红糖各适量,水煎服,每日6次,连服4日。治咽痛、尿路感染。

④金针菜藕节汤:金针菜、鲜藕节各50克,水煎服。治鼻血、呕血。

⑤金针菜玫瑰:金针菜30克,玫瑰花瓣3克,水煎服。治痢疾。

⑥金针菜茅根汤:金针菜、茅根各60克,水煎服。治尿痛。

⑦金针菜芹菜汤：金针菜15克，干芹菜30克，水煎服，经前4~5日起始，每日1剂，连服4~5日。适合血热、月经超前的女士。

⑧金针菜马苋汤：金针菜、马齿苋各30克，水煎服。治阴道炎。

⑨金针菜木耳冰糖汤：金针蕾100克，黑木耳50克，冰糖适量，水煎，频饮。治尿路感染。

⑩金针菜合欢汤：金针菜30克，合欢花10克，水煎半小时后加蜜适量，睡前饮用。治神经衰弱、失眠。

⑪金针菜红枣汤：金针菜10克，红枣50克，生甘草8克，五味子5克，水煎，频饮，每日1剂。治肝炎。

⑫四味金针菜汤：金针蕾60克，红花12克，桃仁、泽兰各9克，水煎，频饮。治闭经。

⑬金针菜四物汤：金针菜30克，合欢花10克水煎取汁，加莲子、红枣各10克，炖熟烂，加蜜适量后服用，每日1剂，15日为1个疗程。适合老年痴呆患者。

⑭金针菜冰糖饮：金针菜30~50克，水煎取汁，加冰糖适量，睡前服。治失眠。

⑮金针菜红糖饮：干金针菜30克泡洗，水煎取汁，加红糖适量，早饭前1小时饮用，3~5天为1个疗程。治内痔出血。

⑯金针菜猪蹄汤：金针菜24克，泡洗，猪蹄1只，去杂、洗净，剖成两半，加水炖熟烂后服用，每日1次，连服3~4日。治产后缺乳、乳腺炎。

⑰金针菜肝肚汤：金针菜15克泡发、洗净；鱼肚10克泡发、洗净、切片；鸡肝2副洗净、切片。用酱油、淀粉将上述三物拌匀。在沸水锅中放入葱、姜、椒、料酒等作料，再放入肚片、肝片、黄花菜，煮熟，调入盐、味精，服用。治失眠多梦。

⑱金针菜排骨汤：金针菜30克，在热水中焯过的排骨块250克，加水6碗熬汤，加盐调味，食之。可缓解烦躁不安的情绪。

⑲金针菜粉排汤：金针菜100克，洗净、泡软；粉丝50克洗净、泡软、切成10厘米左右长的段；在沸水锅内放入排骨200克，煮熟，再放入黄花菜煮5分钟，最后放入粉丝续煮2分钟，服用。治经期乳房胀痛。

⑳金针菜炖母鸡：金针菜适量，泡洗干净，母鸡1只洗净、去杂，加水炖熟透，服之。可补身、催乳、安神、解郁。

㉑金针菜牛肉煲：牛腩肉500克，泡洗干净，在高压锅内煮25分钟，捞出切块；将汤汁、牛肉块转入砂锅内，加番茄块300克，水发金针菜100克，用小火煲15分钟后加盐、味精、番茄沙司、葱段、姜片、香油，续煮5分钟，停火，撒上葱花、胡椒粉，食之。具有健脾、安神之功。

㉒金针菜煲牛心：干金针菜20克，洗净、切段，牛心150克，洗净、切片，一起煲汤，调味后食用。预防老年痴呆。

㉓金针菜烧粉丝：干金针菜、干粉丝各100克，分别用温水泡发约2小时，洗净、切段、沥干，倒入用葱、姜煸香的热油锅内，再加入鸡汤、盐、料酒、酱油，小火煮至汤汁快干时，放入青蒜苗段，淋上麻油，佐餐。具有安神、健胃、止血、利尿的功效。

㉔金针菜炒丝瓜：金针菜适量，泡发、洗净、沥干；丝瓜适量，去皮、洗净、切片、沥干；在热油锅内加入葱、姜煸香，倒入黄花、丝瓜及盐、味精、酱油等作料，炒熟，佐餐。治痔血。

㉕金针菜烧三丝：干金针菜50克，泡发、洗净、沥干；水发香菇、熟竹笋、胡萝卜各25

克,分别洗净、切丝;在热油锅内倒入上述四物料煸炒,加入鲜汤、料酒、盐、白糖、味精后小火焖熟,改用大火用湿淀粉勾芡,淋上麻油,佐餐。适合肺热咳嗽、湿热水肿、小便淋痛等患者。

㉖金针菜炒鸡蛋:干金针菜250克,温水泡发2小时,洗净、沥干,剖开;鸡蛋5个打入碗内,加入盐、味精、料酒并搅匀;在热油锅内炒熟鸡蛋液,暂装盘内;在余油锅内煸香葱、姜,加入黄花菜、鸡蛋块及料酒、盐、味精,翻炒均匀,佐餐。具清热解毒、止血消炎功效。

㉗金针菜炒百合:鲜金针菜250克,去蒂,泡洗净、沥干;鲜百合鳞茎1个,扯瓣,去外缘粗皮,洗净沥干。在热油锅内先炒黄花菜,再倒入百合瓣翻炒,加盐,待百合透明后停火,食之。可安神镇静。

㉘金针菜瘦肉粥:金针菜段、瘦猪肉末、糯米各100克,煮粥,分3次食,每日1剂,连食7~10日。治心烦失眠、女性乳闭。

〔附注〕

①干燥金针菜,外形似粗针,色泽金黄,又是很好的蔬菜,故名"金针菜"。相传东汉末年,名医华佗有6根金针。当时江苏一带瘟疫流行,他便赶去为百姓治病。但不幸,没来几天便被人带走给曹操疗疾。情急之下,他把金针留下:只见他手一扬,飞出6道金光,金针落地之处长出了一大片金黄色花朵,老百姓用它们煎汤,治好了瘟疫。后人为了纪念华佗,就把此花称作"金针菜"了。又传,秦末陈胜起义,在极困难时曾得到一黄家少女所煮萱草花充饥。后来陈胜称王,念念不忘黄家女子施饭之恩,便以"黄花菜"名之。常食萱草花,令人解郁安神、身轻体健。三国魏人嵇康在《养生论》中说:"萱草忘忧";而稍后,西晋张华在《博物志》中也称:"萱草,食之令人好欢乐,忘忧思,故曰忘忧草。"不言而喻,其花也就被叫做"疗愁花"。现在人们大多把康乃馨作为母爱的象征,其实,在我国古代早就有了一种象征慈母的花卉,那就是萱草花。萱草,古时候又叫谖草(即忘却草)。《诗经》称:"焉得谖草,言树之背。"朱熹注解道:"谖草,令人忘忧;背,北堂也。"古代,当游子要远行时,总会在北堂种些萱草,希望减轻母亲对儿子的思念。子女在外,慈母常常倚门远望,盼望子女早点回来,心里祝愿着子女平安。萱草翠叶萋萋,花儿风雅秀丽,令人感到格外亲切、和蔼、慈祥。正因为如此,古人便把萱草花(黄花菜)比喻为慈母的音容笑貌,是母爱的象征,并称母亲为"萱堂"。可见,萱草花早已是中国的母亲花了!由于喜爱和崇敬,受到了人们的普遍赞赏。如唐代季咸用就赋诗《萱草》颂道:"芳草比君子,诗人情有由。只应怜雅态,未必解忘忧。积雪莎庭小,微风藓砌幽。莫言开太晚,犹胜菊花秋。"

②金针菜植物有较多品种,常见的有黄花型、小金针花型等。其中大多为观赏型品种,不宜食用;而与本品同属的植物中,如萱草、折叶萱草、北黄花菜、小黄花菜等的花蕾,也同样可作"金针菜"应用。

③金针菜的营养价值较高,含有多种维生素及氨基酸,尤其是β-胡萝卜素含量并不比胡萝卜的少,对于补养身体是大有好处的。正因为如此,金针菜、木耳、香菇和玉兰花片被统称为干菜的"四大金刚"。近些年来,日本保健学家所列举的八种健脑食物中,位居榜首的就是金针菜。他们认为,"金针菜对预防老年人智力衰退,是一种良药"。

④金针菜是著名的"成碱性食物",对于维持、调节人体内体液的酸碱平衡大有好处。民间相传女士多食金针菜,怀孕后易生男孩,看来还是有一定道理的。所以,金针菜又名"宜男花"。

⑤金针菜的加工处理方法:鲜花蕾用沸水焯过,再用清水反复漂洗后沥干,可凉拌、炒食、煮、熘、烧、做汤等;干金针菜(蒸制后的烘干品)用温水泡发回软后,与鲜金针菜一样烹饪。

⑥市场上的金针菜良莠不齐,选购时要注意"一看、二捏、三嗅"。一看:色泽浅黄或金黄,新鲜无杂质,均匀粗壮为佳品,而色深黄略红,长短粗细不一,混有杂质者为劣品;二捏:捏时成团,柔软有弹性,松手后能很快舒展开来为佳品,而硬挺且易断,弹性差,含水量大者为劣品;三嗅:气清香爽快为佳品,而有

重的硫黄味、霉味、烟味者为劣品。

⑦萱草的根(萱草根)、嫩苗(萱草嫩苗)、花蕾(金针菜)均可供药用。

⑧药理试验表明,金针菜有很好的镇静作用。

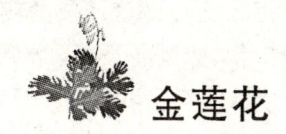

金莲花

〔别名〕 旱金莲花、旱地莲花、金梅草花、金芙蓉花、金疙瘩花等。

〔来源〕 金莲花系毛茛科金莲花属多年生草本植物金莲花草的花朵。

〔药分〕 红草苷、牡荆苷、藜芦酸、棕榈酸、藜芦酰胺、生物碱、类黄酮、甾萜类等。

〔药性〕 性寒,味苦,无毒,入肺、胃、肝经。

〔功效〕 清热解毒、灭菌消肿。

〔应用〕 上呼吸道感染、扁桃体炎、咽喉炎、牙龈肿痛、急性结膜(鼓膜、淋巴管)炎、口疮、疔疮肿痛等。

〔提示〕

①本品性味寒苦,"脾胃虚寒者忌服"[《中华药海(精华本)》]。

②本品还被叫做"旱金莲花",而旱金莲科旱金莲属植物旱金莲草的花也叫做"金莲花""旱金莲花",须注意。

〔食例〕

①金莲花茶:干金莲花3~6克(若为急性者,用量可稍增),沸水冲泡,频饮并漱口。可治口疮、扁桃体炎、牙龈红肿。

②金莲蒲公英茶:金莲花6克,蒲公英15克,沸水冲泡,代茶饮。可治扁桃体炎。

③金莲菊花茶:金莲花、贡菊各3克,沸水冲泡,代茶饮。具有清热解暑功效。

④金莲斛甘茶:金莲花9克,石斛12克(制粗末),生甘草6克,沸水冲泡,代茶饮。治尿路感染。

⑤金莲甘菊汤:金莲花、甘草各3克,菊花1.5克,水煎服。治眼结膜炎。

⑥金莲菊甘汤:金莲花、菊花各9克,生甘草3克,水煎服。治急性炎症(如急性结膜炎、急性化脓性中耳炎等)。

⑦金莲花汁饮:鲜金莲花30克,加凉开水少许,捣烂取汁,分3次饮用,每日1剂。治支气管炎、扁桃体炎等。

⑧金莲檬汁饮:金莲花3克,沸水冲泡,对入柠檬汁几滴,饮之。常饮可去口臭。

⑨金莲茶糖饮:金莲花、绿茶、冰糖各适量,沸水冲泡,频饮。具有润肤养颜功效。

⑩莲杞甘竹饮:金莲花、枸杞、甘草、玉竹、冰糖各适量,沸水冲泡,长期饮用可清咽润喉。

⑪金莲花散:金莲花适量,研末,温开水送服,每次6克,每日3次。治支气管炎。

⑫金莲花蜜膏:金莲花30克,研细末,与蜂蜜50克拌匀后含服,每次1食匙。治慢性

扁桃体炎。

⑬凉拌金莲花：金莲花250克，去杂、洗净、焯透，用冷开水透凉、沥干、切碎，加入蒜泥、盐、味精、麻油，拌匀，佐餐。具有清热解毒功效。

⑭金莲拌鸡片：金莲花1朵，洗净、扯瓣、焯过、沥干；净鸡脯肉片250克，用姜葱水、盐腌制片刻，再裹上由3个鸡蛋的蛋清、淀粉适量调成的糊，放入热油锅内滑透，捞出沥油，然后放入烧沸的鲜汤，加入盐、胡椒粉、味精各适量，略烧后捞出鸡片并装盘，锅内余汁用湿淀粉勾芡并浇在鸡片上，撒上花瓣，佐餐。治咽喉肿痛。

〔附注〕

①本品的花大，外形似莲花，鲜时色乳黄，干后色金黄，故名"金莲花""金芙蓉花"；因生长在高原地带，故又名"旱金莲花""旱地莲花"等；将本花泡水喝，能清咽润喉、滋阴降火，故有"塞外龙井"之誉。当花盛开时，随风摇曳，尤如群蝶飞舞，确是一种夏季观赏花卉。

②与本品同属的植物亚洲金莲花，在外观形态、药分、功效上都较相近（仅基生叶细裂、花瓣开展、瓣尖钝圆上略有不同），可同样当作"金莲花"入药。

③干燥金莲花的外形不规则，通常还带有绿色的花梗，花瓣已缩成线状，萼片与花瓣呈金黄色，雄蕊黄白色。选购时，以身干、色金黄、无杂质者为佳。

④药理试验表明，本品含生物碱、类黄酮等，具有广谱抗菌功能，其提取液对革兰阳性球菌及阴性杆菌都有抑制作用，而对绿脓杆菌的杀灭作用尤为明显。此外还有抗氧化作用。

⑤临床报道，金莲花制剂对上呼吸道感染、扁桃体炎、咽炎都有显著疗效，对急慢性气管炎、尿路感染及其他炎症也有相当疗效。

⑥金莲花与金银花，两者均能清热解毒，但是，前者兼能清肝、明目，而后者则兼能散风、解表。

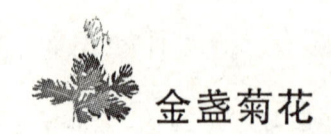

金盏菊花

〔别名〕 金盏花、金菊花、长生菊、长生花、长命花、黄金盏、水涨菊、山金菊、常春花、梗酒花、向阳花等。

〔来源〕 金盏菊花系菊科金盏菊属一年生或越年生草植物金盏菊草的花朵。

〔药分〕 类胡萝卜素（番茄烃、蝴蝶梅黄素、毛茛黄素、玉红黄质等）、挥发油、金盏菊醇、金盏菊酮、有机酸（苹果酸、十五酸等）、生物碱、黏液质、树脂及有机物酶等。

〔药性〕 性平，味淡，无毒，入心、肾经。

〔功效〕 凉血止血、消炎抗菌。

〔应用〕 肠风便血、炎症、溃疡等。

〔提示〕

①金盏菊花又叫"向阳花"，而菊科向日葵属植物向日葵草、茄科茄参属植物曼陀茄草的花均可叫做"向阳花"，须注意。

②本品在某些地区还可叫做"长生花""金盏花"，而苋科千日红属植物千日红草的花也可叫做"长生花"，菊科金盏花属植物小金盏花草、菊科旋覆花属植物旋覆花草、毛茛科

冰凉花属植物侧金盏花草及锦葵科黄花稔属植物白背黄花稔树等的花也都可叫做"金盏花",也须注意。

〔食例〕

①三味金菊花茶:金盏菊花、腊梅花及千日红花各少许,沸水冲泡,频饮。具有养肤、减肥作用。

②金盏菊冰糖饮:鲜金盏菊花10朵,冰糖适量,水煎服。可治肠风便血。

③金菊铁苋菜汤:金盏菊花10克,铁苋菜10克,水煎服。治肠风下血。

④金菊槐米汤:金盏菊花5克,槐米20克,水煎服。治内痔出血。

⑤金菊半枝莲汤:金盏菊花10克,半枝莲30克,水煎服。治直肠癌。

〔附注〕

①金盏菊花,因花色以鲜黄或橙色为主,怒放时金灿辉煌,而花朵外形似盏,故得美名;又因它花期长,生命力也强,能适应较恶劣的环境:无论是贫瘠的山岭还是严寒的冬天,都能看到它顽强地与自然抗争,故又名为"长命花""长生花""长生菊"等。

②金盏菊花的抗污染性极好,尤其是对二氧化硫(SO_2)、硫化氢(H_2S)及氰化物等有毒物质的抗御性特强,是优良的抗污花卉,特别适合化工、冶炼及矿山等场所植种。

③栽培的多重瓣种中,常见的有托挂型变种、矮生种等。

④金盏菊草的全草(金盏菊草)、根(金盏菊根)、花(金盏菊花)均可入药。金盏菊花还可提取芳香油。

⑤药理试验表明,金盏菊花有消炎抗菌作用,特别是对葡萄球菌、链球菌的效果更好;花提取物对中枢神经系统有镇静作用;静脉注射可降低血压;酊剂在试管中对某些病毒有杀灭作用。

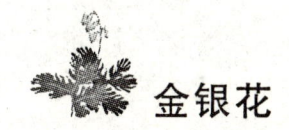

金银花

〔别名〕 忍冬花、金花、银花、双花、二花、双苞花、金藤花、二色花、二宝花、鹭鸶花、鸳鸯花、苏花等。

〔来源〕 金银花系忍冬科忍冬属多年生常绿或半常绿缠绕性木质藤本植物忍冬藤的花蕾。

〔药分〕 酚酸类(绿原酸、异绿原酸等)、甾醇类(谷甾醇、豆甾醇等)、黄酮类(木樨草苷、忍冬苷、金丝桃苷等)、挥发油、酚类(丁香油酚、香荆芥酚等)、鞣质等。

〔药性〕 性寒,味甘,无毒,入肺、胃经。

〔功效〕 清热解毒、凉血止痢。

〔应用〕 风热感冒、温病发热、热毒血痢、痈疮肿毒、咽喉肿痛、目赤肿痛、感染性疾病等。

〔提示〕

①《本草逢原》称金银花:"气虚脓清,食少便泻者勿用"。

②本品属芳香清热类药物,有升散性,不宜久煎煮;多味药煎煮时,宜后下。

③豆科胡枝子属植物铁扫帚草的花也可叫做"金银花",与本品同名,须注意。

〔食例〕

①金银花绿茶:金银花、绿茶各6克,沸水冲泡,频饮。治扁桃体炎。

②银楂桑菊茶:金银花、山楂、菊花各15克,桑叶10克,沸水冲泡,频饮。具有清热解毒、化瘀降脂功效。

③银花甘草汤:金银花120克,甘草60克,水煎服。治急性化脓性炎症。

④银花菊花汤:金银花、野菊花各15克,水煎服。治咽喉炎。

⑤银花苦瓜汤:金银花15克,苦瓜200克(去瓤、子),水煎服。治暑热烦渴、尿少目赤。

⑥银花龙胆草汤:金银花15克,龙胆草10克,水煎,频饮。治偏热型口腔炎。

⑦银花夏枯草汤:金银花12克,夏枯草9克,水煎,频饮。治口腔炎、舌炎。

⑧银花双地汤:金银花、地榆、生地各20克,水煎,频饮。治痢疾便血。

⑨银花蒲甘汤:金银花60克,蒲公英30克,甘草9克,水煎,早晚频饮,每日1剂。治单纯性阑尾炎。

⑩双金竹叶汤:金银花、金钱草各20克,竹叶10克,水煎服。治偏热型急性肾炎。

⑪银花菊麦汤:金银花、野菊花、麦冬各9克,水煎,早晚分服,每日1剂。治咽喉炎、扁桃体炎。

⑫银花青叶芦根汤:金银花、大青叶、芦根各9克,水煎,频饮。预防流行性脑炎。

⑬三味银花汤:金银花15克,黄连、白头翁各10克,水煎服。治急性痢疾。

⑭银花三物汤:金银花、延胡索、川楝子各15克,水煎服。治急性胆囊炎。

⑮银花绿豆汤:金银花15克,水煎取汁;绿豆30克水煮成糊,加金银花汁,略煮,再加冰糖适量,分次服用。具有清热解暑功效,治流行性感冒。

⑯银花菊糖饮:金银花、菊花各15克,红糖20克,沸水冲泡并闷15分钟,频饮。具有清热解毒、化瘀养血功能,适用于外感风热所致的产后发热。

⑰银花山楂饮:金银花30克,山楂20克,水煎煮15分钟后取汁;如此重煎煮一次。两次煎汁合并,加入蜂蜜500克,频饮。具有清热通便功效,适合便秘者。

⑱金银花露:金银花50克,水1 500毫升,煎煮30分钟后加入冰糖适量,放凉后入冰箱备用,随饮。治暑热烦渴、热毒疮肿、小儿疖痱。

⑲金银花蜜露:金银花30克,水煎煮,取汁,加白蜜30克,搅匀,分3~4次服完。治肺燥咳嗽。

⑳金银花豆浆:金银花8克,豆浆150毫升,清水适量,煮沸,每日1次,可连服。治白带增多。

㉑银花莲子羹:金银花25克,水煮取汁,加入去芯莲子50克,熬煮成羹,食前加白糖适量。治热毒引起的腹泻、痢疾。

㉒金杏豆米酪:金银花100克,沸水泡1小时后取汁;杏仁50克,沸水泡、去皮、粉碎成浆液;粳米、糯米各100克,清水泡1小时后粉碎成浆液;绿豆100克,清水泡1小时后加白矾少许,煮熟烂,去皮过筛,倒入锅中煮沸,边搅边倒入金银花汁、杏仁浆及米浆,再加入蜂蜜200克,搅匀后放凉,倒入平盘,入冰箱凉透,随时服用。具有清热利湿、祛风杀虫功效,

对小儿湿疹有很好的疗效。

㉓金银花散：金银花适量，研末，从患鼻中吸入，每次适量，2小时1次。治鼻咽癌。

㉔银花白糖散：金银花适量，研末，与等量白糖调匀，温开水送服，每次5克，每日早晚各1次，连服5～7日。治麻疹。

㉕银花拌肉丝：金银花30克洗净，熟肉丝50克，黄瓜丝及胡萝卜丝各适量，装盘，加上盐、味精、麻油及其他作料，拌匀，食之。治热毒。

㉖银花蒸鱼块：金银花50克，洗净、浸泡一会儿、沥干；糯米粉100克，加水发湿；草鱼750克去杂、洗净、剔肉、切块，与料酒、盐、味精、酱油、胡椒粉、香油各适量拌匀，再将腌制的鱼块各划一条缝并塞入金银花，抹上湿米粉，放入蒸碗中；将余下的金银花用湿米粉、腌鱼块的浆汁拌匀，撒在鱼块上，入笼蒸熟透，佐餐。具有健脾养胃的功效。

㉗金银花炖肉：金银花15克，金钱草30克，瘦猪肉块50克，分别洗净后放入砂锅内，加水及作料炖熟烂，吃肉饮汤。具有清热利湿、保肝利胆的功效。

㉘三金炖肉块：将金银花30克，金钱草30克，郁金10克，用纱布包好，与净瘦猪肉块250克放入砂锅，加水、葱段、姜片、黄酒各适量，炖熟烂，放盐少许调味，食肉饮汤。治慢性胆囊炎。

㉙金银花汁粥：金银花30克，水煮取浓汁，加入粳米30克及清水适量，熬粥，食之。治热毒疮疡、咽喉肿痛。

㉚银花汁糖粥：金银花15～30克（鲜品加倍），水煎取汁，冰糖适量，一起加入由粳米30～50克煮得将熟的粥里，续煮1～2沸，分2～3次食，每日1剂。治麻疹、小儿腮腺炎。

㉛银花绿豆粥：金银花10克，洗净；绿豆30克，大米100克洗净后放入锅内，加水煮粥，将熟时加入金银花、白糖30克，续煮5分钟，食之。治风热外侵型皮肤瘙痒症（疗效较好）。

㉜银花散汁粥：金银花50克，布包六一散30克，水煎取汁液，加粳米50克，熬粥，食之。连食数日。治尿路感染。

〔附注〕

①本植物藤叶青翠，能忍受严冬而不凋败，故名"忍冬"；花开黄白二色，故名"二花""双花""金银花"等；常绿耐寒，黄白相映，清香飘逸，象征着爱情的纯洁和忠贞，故又名"鸳鸯花"等。清代诗人蔡淳谱写《金银花》感叹道："金银赚尽世人忙，花发金银满架香。蜂蝶纷纷成队过，始知物态也炎凉"。

②世界忍冬科植物约有500种，我国有260余种。与本植物同属的华南忍冬、菰腺忍冬、黄褐毛忍冬、毛花柱忍冬均可同等供作药用。此外，水忍冬、大花忍冬、异毛忍冬、腺叶忍冬、细苞忍冬、淡红忍冬、山银花、肚子银花、光冠银花等在少数地区也被用作金银花药材。

③忍冬藤的茎枝（忍冬藤）、花蕾（金银花）、花蕾蒸馏液（金银花露）、果实（金银花子）均可供药用。金银花是我国古老的传统药材，享有"疡科圣药""药铺小神仙"之美誉，可治疗各种热性病，如身热、发疹、发斑、热毒痈疽、咽喉肿痛、热毒血痢等，效果显著。

④我国先民在宋代就已经发现，金银花有良好解毒作用。现代药理试验表明，金银花确有抗病原菌（如伤寒杆菌、金黄色葡萄球菌等）、抗毒、消炎、降血脂、抗生育等作用。

⑤临床应用中发现，因含有绿原酸，金银花对某些人有致敏作用，易引起变态反应，须注意。

⑥目前市场上有人用同科的盘叶忍冬、红腺忍冬、苦糖果等的花蕾冒充金银花，应注意识别真伪。选购时，以花蕾未开、干燥、色黄白、肥大、无梗、芳香者为佳。

金雀花

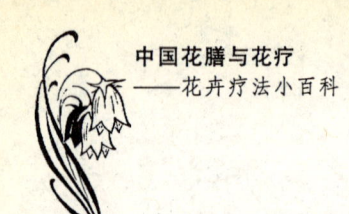

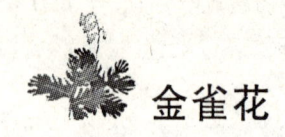

〔别名〕 锦鸡儿花、金鹊花、黄雀花、阳雀花、阳鹊花、猪蹄花、斧头花等。
〔来源〕 金雀花系豆科锦鸡儿属落叶多刺小灌木锦鸡儿树的花朵。
〔药分〕 黄酮类、生物碱、三萜皂苷等。
〔药性〕 性微温,味甘,无毒,入肝、脾经。
〔功效〕 健脾益肾、活血祛风。
〔应用〕 气血劳伤,虚劳咳嗽、头晕耳鸣、腰膝酸软、气虚白带、痛风、乳痈、小儿疳积、痘疹难透、跌打损伤等。
〔提示〕
①《陕西中草药》载:服用金雀花时,"忌生、冷及酸味饮食"。
②豆科锦鸡儿属植物金雀花草、木蓝属植物四川木蓝树、染料木属植物染料木树,茅膏菜科茅膏菜属植物匙叶茅膏菜的花均可叫做"金雀花",与本品同名,须注意。
〔食例〕
①金雀花汤:金雀花15克,水煎,分3次饮用。治小儿疳积。
②金雀昙花汤:金雀花、昙花各10克,水煎,频饮。具有提神醒脑、解忧舒心等功能。
③金雀天麻汤:金雀花30克,天麻2.4克,水煎,分2次频服,每日1剂。治肝火上炎或阴虚阳亢型头痛头晕。
④金雀鸡冠花汤:金雀花、鸡冠花各30克,水煎,频饮,每日1剂。治脾虚带下。
⑤金雀花黄酒:金雀花10克,黄酒100毫升,一起于杯中隔水炖沸,早晚分服,每日1剂。治跌打损伤、劳热咳嗽、带下等。
⑥金雀花散:干金雀花适量,研末,白酒调服,每次3克。可治跌打损伤。
⑦金雀花蜜膏:金雀花500克,水煎3次(每次约20分钟),取汁合并,小火熬浓,用蜂蜜500克收膏,温开水冲服,每次1汤匙,每日3次。治肺虚咳嗽。
⑧金雀花蒸蛋:金雀花适量,去壳鸡蛋1~2只,搅匀,蒸熟服用。可治头晕头痛、耳鸣。
⑨金雀花煮鸽蛋:金雀花100克,去壳熟鸽蛋20个,加水煮30分钟,食蛋喝汤,每次3~5个,每日2次。可治阳痿。
⑩金雀花炖肉:金雀花30克,瘦猪肉100克,加水炖熟透,加盐调味后分次服之。可治眩晕、头痛。
⑪金雀花汁粥:金雀花100克,水煮,每半小时取汁1次,共3次,合并煎汁,加粳米适量煮粥,早晚食之。可治白带过多。
⑫金雀金针菜粥:金雀花、金针菜各30克,于热油锅内微炒,加水,粳米50克,盐少量,煮粥,分次食之。可治乳痈。

〔附注〕

①金雀花的花冠呈蝶状、黄色(微带红晕),展开时像一只伶俐的雀鸟,故名;因远看又犹似一只锦鸡,故也叫做"锦鸡儿花"等。明代王越吟诗颂道:"侯门爱金雀,金雀颜色好。化作枝上花,凌春独开早"。

②与本品同属的植物较多,常见的栽培品种就有树锦鸡儿、二色锦鸡儿、扁刺锦鸡儿、短叶锦鸡儿、川西锦鸡儿、柠条锦鸡儿、狭叶锦鸡儿、金州锦鸡儿、变色锦鸡儿等多种。

③锦鸡儿树的根(锦鸡儿根)、花(金雀花)均可供作药用。此外,金雀花还可入汤、入菜、入粥等。

④药理试验表明,本品95%乙醇提取液具有明显抑制蛋白激酶C活性的功能,即有较好的抗肿瘤、抗病毒作用。

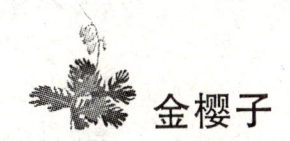

金樱子

〔别名〕 金罂子、金英子、刺栗子、刺梨子、刺榆子、山石榴、野石榴、金樱果、灯笼果、槟榔果、螳螂果、糖果子、糖罐子、糖莺子、金壶瓶等。

〔来源〕 金樱子系蔷薇科蔷薇属常绿攀缘有刺灌木金樱树的果实。

〔药分〕 酸类(枸橼酸、柠檬酸、苹果酸等)、β-谷甾醇、胡萝卜苷、山奈酚-香豆酰基吡喃葡萄糖苷、水解型鞣质(金樱子鞣质、蛇含鞣质、仙鹤草素等)、多糖、树脂等。

〔药性〕 性平,味酸、涩,无毒,入脾、肾、膀胱经。

〔功效〕 涩肠固精、缩尿止带。

〔应用〕 久泻久痢、尿频遗尿、遗精滑精、带下、崩漏、白浊、脱肛、虚汗等。

〔提示〕

①《中药大辞典》称金樱子:"有实火、邪热者忌服"。

②干燥金樱子肉内含金樱子多糖的量必须符合国家标准(即按葡萄糖计,不得少于25.0%)。

〔食例〕

①金樱子汤:金樱子(去内毛、核)30克,水煎服。治子宫脱垂。

②金樱子苡术汤:金樱子15克,薏苡仁20克,白术10克,水煎服。治慢性肾炎。

③金樱子麻芪汤:金樱子、升麻各30克,黄芪20克,水煎服。治白带过多,子宫脱垂、功能性子宫出血。

④金樱子三物汤:金樱子30克,石榴皮、鱼腥草各10克,水煎服。治慢性腹泻。

⑤三味金樱子汤:金樱子、益智仁、桑螵蛸各10克,水煎服。治小儿遗尿。

⑥金樱子膏:金樱子5千克,剖去核毛,在木臼内杵碎,加水2升,煎熬成膏,温开水调服,每次10克。治滑精、梦遗。

⑦金樱子冰糖膏:金樱子5千克,水煎,取汁浓缩,加冰糖收膏,早晚温开水送服,每次10毫升。治遗精。

⑧金樱子山楂膏:金樱子、山楂各等份,水煎,取汁浓缩,加冰糖收膏,早晚温开水送

服,每次 10 毫升。治高血压。

⑨金樱子芡实丸:金樱子膏、芡实粉各适量,制丸,饭前温酒(或盐水)送服,每次 10 克,每日 2 次。治男士遗精白浊、女士肾虚带下。

⑩金樱子蛋:金樱子(去刺、核)30 克,鸡蛋 1 只,加水煮熟透,服之。治久痢、脱肛。

⑪金樱子炖膀胱:金樱子(去刺、核)30 克,猪膀胱 1 只,加水炖熟透,服之。治男士淋浊、女士白带。

⑫金樱子炖猪肚:金樱子(去刺、内瓤)适量,猪小肚 1 只,加水炖熟透,服之。治尿频、尿失禁。

⑬金樱子鸡头肉丸:金樱子、鸡头肉各 30 克,白莲花蕊、煅龙骨各 15 克,共研为末并制丸(梧桐子大),空腹淡盐水送下,每次 70 丸。治滑精梦遗、小便滴沥。

〔附注〕

①本品形如金罂,故被叫做"金罂子";其外观形态类似于刺梨,故又被叫做"刺梨子"等。

②所谓"金樱子",实际上就是金樱树的成熟假果(由花托发育而成的倒卵形物体)或除去了种核的成熟花托,可以说,它就是花的一部分。干燥金樱子呈倒卵形,略似花瓶,外皮红黄色或红棕色,全身有许多突起的棕色小点,质地坚硬、无臭。选购时,应以个大、身干、色红黄、无毛刺者为佳。除药用外,金樱子还可食用(煮蛋、炖汤等)、制糖及酿酒等。

③与金樱树同属的某些植物如美蔷薇、大叶蔷薇树等的果实,在有些地区也同等入药。

④金樱树的根或根皮(金樱根)、叶(金樱叶)、花(金樱花)、果实(金樱子)均可供药用。

⑤药理试验表明,金樱子有助消化、止泻、降低胆固醇、降低脂肪在肝及心脏上沉着、抑制平滑肌痉挛收缩、抗氧化等作用;对金黄色葡萄球菌、大肠埃希菌有很强的抑制作用,而对绿脓杆菌、流感病毒也有较好的抑制作用。

⑥临床报道,金樱子煎剂对治疗子宫脱垂有一定效果(有效率可达 76%);而对脱垂程度较重、年龄较大者,只能作为一种辅助性治疗。

夜来香

〔别名〕 夜香花、夜兰香、夜丁香、夜香玉、千里香、洋丁香、洋素馨花等。
〔来源〕 夜来香系萝藦科夜来香属多年生缠绕藤状灌木夜来香树的花朵。
〔药分〕 挥发油、甾体苷、强心苷、生物碱、酚类等。
〔药性〕 性凉,味甘,微毒,入肝、心经。
〔功效〕 清肝明目、去翳、拔毒生肌。
〔应用〕 目赤肿痛、翳膜遮睛、痈疮溃烂等。
〔提示〕

①本品含有一定数量的毒性强心苷物质,不宜多服(汤剂成人每次内服量应 <6 克)久服;同时,它在夜里会停止光合作用,散发出浓郁的闷香和较多废气,有害人体健康,可致呼吸道过敏,引起头晕、恶心等症状,故晚上不宜在本品花丛中久留。

②茄科夜香树属植物夜香树、石蒜科晚香玉属植物晚香玉草及柳叶菜科月见草属植物月见草等的花朵均可叫做"夜来香",与本品同名;此外,本品在有些地区被叫做"千里香",而芸香科九里香属植物九里香树的花也可叫做"千里香",须注意。

〔食例〕

①五味液来香汤:夜来香、散血草、透骨消、大马蹄、巴岩姜各 15 克,加水后小火慢煨,服用。可治筋骨疼痛。

②夜来香铁筷子酒:夜来香 30 克,铁筷子 15 克,浸泡于白酒中,7 天后饮用,每次 15 毫升,每日 2 次。可治风湿。

③夜来香炒猪心:夜来香 30 朵,洗净、沥干;去筋膜猪心 250 克洗净、切片,加盐、味精、料酒及芡料并拌匀,倒入放有熟猪油的锅内,加热、炒透,捞出沥油;在热油锅内放入葱段、姜片、蒜片煸香,再加入猪心片、盐、味精、胡椒粉、芡料及少量鸡汤,翻炒;最后倒入夜来香、蒜苗段,炒匀后佐餐食之。可治失眠惊悸、血虚目赤(上述 3 例均来自《百花百草治百病》)。

④夜来香野菊汤:夜来香、野菊花各 10 克,水煎,代茶频饮,同时用此汤洗眼。治急性结膜炎、翳膜。

〔附注〕

①夜来香的香气浓郁,夜间尤甚,故名;而它的香气在很远的地方都能闻到,故又被叫做"千里香"等。

②夜来香的茎藤缠绕、枝条摇曳、叶片暗绿、花色淡雅、芳香浓郁,很适合庭院、公园的花架及棚架绿化观赏,是夏秋时节驱蚊纳凉的奇妙花木。清代吴秀淑赞美道:"花颜叶色两难分,一架初疑是绿云……"

③夜来香树的叶(夜来香叶)、花(夜来香)均可供药用。此外,夜来香还可泡酒、入汤、炒菜(尤其与肉类、蛋类等烹炒更加味美),还可提制芳香油等。

④除内服外,夜来香还常外用。如夜来香适量,煎汤洗眼,可治麻疹红眼等。

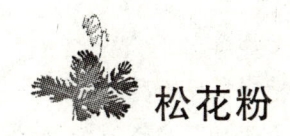

松花粉

〔别名〕 松花、松粉、松黄、松黄粉等。

〔来源〕 松花粉系松科松属常绿乔木马尾松或其同属植物等的花粉。

〔药分〕 挥发性成分(蒎烯、莰烯、单萜类、树脂酸等)、油脂、色素、黄酮类、核酸、酶类(苹果酸合成酶、酸性磷酸酶等)、蛋白质、微量元素等。

〔药性〕 性平,味甘,无毒,入肝、脾经。

〔功效〕 燥湿、益气、止血。

〔应用〕 久泻久痢、胃脘疼痛、湿疹湿疮、外伤出血等。

〔提示〕

①《本草衍义补遗》称松花粉:"多食发上焦热痛"。

②本品为轻浮粉体，不宜在户外或有风的场所操作处置。

③本品不宜在阳光下暴晒，否则会走油变白；即使在室内阴干，也要摊成薄层，否则会发热变色，降低药效。

〔食例〕

①松花散：松花粉3克，沸水冲服。可治胃肠溃疡、慢性便秘。

②松花红曲散：炒黑松花3克，炒红曲6克，共研末，白糖水调服。可治小儿久泻身热。

③四味松花散：松花30克（烘焙）、陈皮15克、川黄连15克、甘草6克（后三味均微炒），共研末并一起拌匀，白开水调服，早晚各6克。治酒毒发作、头痛目眩、咽喉不适。

④松花酒：松花适量，白酒浸泡，温服，每日2次。可治头昏脑涨。

⑤松花米汤浆：松花9克，米汤调匀，饭前服用。可治久痢不止。

⑥松花蜜浆：松花6克，薄荷叶适量，加水煎汤，加蜜1匙调服。可治疫毒下痢。

〔附注〕

①松花粉为鲜黄色或淡黄色细粉，故也被叫做"松黄"。它质轻、易飞扬，手捻之有滑润感，入水不沉，气微，味淡。选购时，以质轻、色淡黄、有油腻感、流动性强、无杂质者为佳。

②与马尾松同属的药用植物还有油松、赤松、黑松、云南松、金钱松、华山松、新疆五针松等，它们的花粉均可同等入药。

③马尾松树的幼根及根皮（松根）、树皮（松皮）、针叶（松叶）、枝干结节（松节）、嫩枝尖端（松笔头）、花粉（松花粉）、球果（松球）、油树脂（松油）、固体树脂（松香）及挥发油（松节油）等均可供药用。

④药理试验表明，松花粉具有提高体液免疫功能、增加锌的利用度、增加歧化酯、促进细胞生长、降低血脂等作用。

枇杷花

〔别名〕　卢橘花、金丸花、土冬花等。

〔来源〕　枇杷花系蔷薇科枇杷属常绿小乔木枇杷树的花蕾。

〔药分〕　三萜类（齐墩果酸、熊果酸等）、挥发油、低聚糖等。

〔药性〕　性平，味淡，无毒，入肺经。

〔功效〕　疏风止咳。

〔应用〕　伤风感冒、头风疼痛、鼻塞流涕、虚劳久嗽、咳嗽痰血等。

〔提示〕

①干燥枇杷花清香扑鼻，贮存时应密封并置于阴凉通风干燥处，以防受潮和失香。

②枇杷树在栽培管理过程中易出现灰斑病、黄毛虫幼虫危害等，需及时防治。

〔食例〕

①枇杷花茶：金背枇杷花6~9克，沸水冲泡，频饮，每日1剂。治肺脓肿。

②枇杷花双叶茶：枇杷花、大青叶各9克，紫苏叶6克，沸水冲泡，频饮。治伤风感冒。

③枇杷花百及汤：枇杷花、款冬花、百合各9克，白及15克，水煎服。可治咳嗽咯血。

④枇杷花白蜡花饮:枇杷花9克,白蜡花6克,冰糖、米汤各适量,煮沸10分钟后饮用。治哮喘咳嗽。

⑤枇杷花蜜浆:枇杷花、辛夷各等份,共研末,每取6克与蜂蜜拌匀,蒸服。可治伤风感冒。

⑥枇杷花辛夷散:枇杷花、辛夷各等份,共研末,温酒送服,每次6克,每日2次。可治流清涕、头痛。

⑦枇杷花炖肉:枇杷花6克,鲜地棕根120克,珍珠、石竹根、淫羊藿各60克,猪肉适量,加水炖熟透,食肉喝汤。可治肺痨咳嗽。

〔附注〕

①枇杷树的品种很多,我国有100余种,大致可分为三个系列:草种枇杷、红种枇杷及白沙枇杷。

②枇杷树是一类很好的经济果木,不仅花美、芳香,果实味好、营养价值高,而且其根(枇杷根)、树皮(枇杷木白皮)、叶(枇杷叶)及其蒸馏液(枇杷叶露)、花(枇杷花)、果实(枇杷)、种子(枇杷核)均可供药用。同时,枇杷树的木枝,因其质地坚韧、色彩红棕艳丽,可用于雕刻工艺品、木梳、手杖、木榔头、木棒等制品。

③枇杷花,除了药用,还可食用(入茶、饮料、入汤、炖肉等);此外,它还是良好的蜜源,而枇杷花蜜既是食品,也是良药。

④枇杷核是一种好的中药材,具有止咳化痰、疏肝理气的功效,可以治疗咳嗽、疝气、水肿、淋巴结核等。但是,它含有苦杏仁苷及游离氢氰酸等毒性物质,不可滥服,应按医嘱炮制并限量服用。

⑤枇杷叶性味凉苦,见长于清热化痰,主治肺热痰嗽、咳血衄血、胃热呕哕等。

刺玫花

〔别名〕 山刺玫花、野刺玫花、刺玫蔷薇花、刺玫果花、刺莓果花、刺木果花等。

〔来源〕 刺玫花系蔷薇科蔷薇属落叶灌木刺玫树的花蕾。

〔药分〕 皂苷、多元酚、黄酮类、有机酸、β-谷甾醇、鞣质等。

〔药性〕 性温,味微苦、酸,无毒,入肝、脾经。

〔功效〕 行气、活血、调经、止血。

〔应用〕 气滞胃痛、肋间神经痛、月经不调、痛经、崩漏、吐血、肠炎等。

〔提示〕

①本品性温,阴虚内热者不宜多服。

②与本品同属的植物玫瑰树、黄刺玫树的花也都可以叫做"刺玫花",须注意。

〔食例〕

①刺玫花汤:刺玫花3~6朵,水煎服。治气虚型月经过多。

②刺玫香附汤:刺玫花10克,香附15克,水煎服,每次1剂,每日2次。治肝胃气痛。

③刺玫花糖浆:去心蒂刺玫花100朵,加水2碗煎至半碗,取汁,加白糖250克,分6次饭前服用,每日2次。治吐血。

④刺玫花汁粥：刺玫花 4 克,黄芪花 10 克,甘草及红茶各 6 克,水煎,取汁,加入粳米 100 克,熬粥,加白糖调味,每日早晚趁热食之。治肠炎、下痢、泄泻。

〔附注〕

①山刺玫树枝叶茂盛、花色艳丽,常栽培作垣篱,也可做嫁接各种蔷薇的砧木。

②与本品同属植物很多,常见的就有玫瑰、黄刺瑰、木香花、金樱树、黄蔷薇、多花蔷薇、缫丝花、荼䕷花等。其中,玫瑰花、荼䕷花、金樱花均可食可药。

③山刺玫树的根(刺玫根)、花(刺玫花)、果实(刺玫果)均可供药用。刺玫花除作药材外,还可入粥、做糕点馅及着色剂、入凉拌菜、用糖蜜腌制成酱等,亦可提制香精;而刺玫果也可用来提取柠檬酸。

④干燥刺玫花蕾近似于球形,偶有苞片 2 枚;花托与花萼合生;花瓣倒卵形,深玫红色至棕褐色;柱头球形,密被绒毛。气微、味涩、微苦。

郁金香

〔别名〕 郁香花、红蓝花、洋荷花、旱荷花、郁草花、紫述香花等。

〔来源〕 郁金香系百合科郁金香属多年生草本植物郁金香草的花蕾。

〔药分〕 高碳烷类(正二十七烷、异二十七烷等)、黄酮类(异牡荆素、山柰酚 – 3 – 葡萄糖苷等)、矢车菊双苷、郁金香苷类、水杨酸、多糖、生物碱类等。

〔药性〕 性平,味苦、辛,有小毒,入肺经。

〔功效〕 解毒抗菌、化湿辟秽。

〔应用〕 胸脘满闷、脘腹胀痛、汗臭秽气、狐臭等。

〔提示〕

①郁金香含有少量毒性生物碱(如秋水仙碱等),故不宜多服久服,或遵医嘱。

②据资料称,在鲜郁金香丛中待上 2 小时便会出现头昏脑涨、胸闷气紧等中毒现象,时间越长中毒越深,严重者还会出现毛发脱落的现象。这应引起我们的重视。

③姜科姜黄属植物毛姜黄草的花可叫做"郁金花",易与本品名称混同,须注意。

〔食例〕

①郁金香藿香汤：郁金香、檀香、丁香各 1.5 克,藿香 9 克,木香、蔻仁各 5 克,甘草、砂仁各 3 克,水煎服。治心腹恶气、呕逆、腹痛。

②十味郁金香散：郁金香 1.5 克,丁香 2 克,木香、白蔻仁各 5 克,藿香、当归、赤石脂各 9 克,甘草 3 克,附子、诃子皮各 10 克,共研末,用生姜(3 片)、大枣(5 枚)煎的汤冲服,每日 1 次。治脾胃虚弱、腹痛腹泻。

③郁金香鸭肝汤：郁金香 5 朵,鲜鸭肝 400 克,鸡蛋 1 只,清汤 1 升及调料适量,熬汤,服之,每日 1 次。治肝虚目暗、小儿疳积。

④郁金香炒肉片：郁金香 5 朵,扯瓣,瘦猪肉片 400 克,鸡蛋 1 只及调料适量,一起炒熟后食之,每日 1 次。适合糖尿病、热病伤津患者。

⑤郁金香汁粥：郁金香 5 朵（干品 10 克）洗净后浸泡 10 分钟，煎煮片刻，取汁，加入大米 100 克煮粥，待熟时调入白糖少许，续煮一两沸后食之。治全身瘙痒（上述五例选自《图说养花与花疗》）。

〔附注〕

①郁金香外形恰似 1 只高脚酒杯，鲜艳夺目、异彩纷呈、花容端庄、色香俱备，细赏之下有如春风扑面，令人心旷神怡，不愧为当今风行全球的一代名花。

②当前世界上郁金香已有 8 100 余种。由于花朵（尤其花瓣）近似荷花，又原产于地中海沿岸一带，故名"洋荷花""旱荷花"。

③在国外，郁金香象征着少女的芳心贞洁。通常，红色郁金香代表爱意的告白，黄色的代表天赐的恋情，紫色的代表爱的永恒等。因此，恋人间常用不同颜色的郁金香来传达爱的信息。

④郁金香草的根（郁金香根）、花（郁金香）均可供药用。郁金香还可入汤、入菜、入粥。

⑤药理试验表明，通过离子交换树脂后的郁金香汁水，对金黄色葡萄球菌有较强的杀灭作用，对微血管有保护作用。

青菜花

〔别名〕 青花菜、绿菜花、西蓝花等。
〔来源〕 青菜花系十字花科芸薹属一年生或两年生草本植物青花菜的花序。
〔药分〕 糖类、脂肪油、矿物质、维生素、类黄酮等。
〔药性〕 性平，味甘，无毒，入心、肝、脾、胃经。
〔功效〕 清热凉血、健脾胃、益肾补虚。
〔应用〕 暑热喉燥、肺热咳嗽、营养不良、免疫力差、骨质疏松、视物不清、厌食等。

〔提示〕

①青菜花表面沟壑满布、凹凸不平，易残留污物、农药、虫卵等，洗涤时应先用清水浸泡一些时间，最好再用淡盐水泡一会儿，以便尽量除去有害物。

②本品富含维生素 C，不宜与富含维生素 C 分解酶的黄瓜、胡萝卜等同炒同食，否则维生素 C 会遭到较多的破坏；同时，也不宜与富含五价砷化合物的虾类等同食，否则会被还原成有剧毒的三价砷化合物，从而引起中毒。

③烹饪青菜花时，不宜煮得过熟烂，否则口感变差，且所含维生素等也会遭到较多破坏。

〔食例〕

①焖青菜花：青菜花 400 克，掰成小朵，洗净，倒入煮沸的淡盐水锅内焯熟，捞出沥干；在热油锅内煸炒辣椒丝，加入清汤、味精、香醋、白糖、咖喱粉各适量，烧沸，倒入青菜花，煮入味，勾芡，翻炒均匀，食之。具有提高食欲、增进营养的作用。

②桂花酱拌青菜花：青菜花适量，掰成小朵，洗净，汆汤，捞起，迅速加盐适量后和匀，待凉后入冰箱中冰镇，食前蘸上桂花酱拌匀。具有润肠通便功效。

③炝拌青菜花：青菜花 300 克洗净，掰成小朵，沸水中焯熟，沥干，装盘，撒上盐、葱花、姜末，淋上热椒油，食之。常吃可补肝、防癌。

④拌青白菜花：青菜花、白菜花各 250 克，掰成小块，洗净，倒入加有油、盐、水各适量的锅内煮沸约 2 分钟，捞起装盘，撒上胡椒粉并拌匀，佐餐食之。可提高免疫力。

⑤青菜花拌蔷薇：青菜花适量，掰成小朵，洗净，氽汤，迅速捞起，加盐、胡椒粉等调味品，再拌入经淡盐水洗净、沥干后的蔷薇花数朵，食之。可改善腹泻、肠胃不和现象。

⑥青菜花炒香菇：青菜花 500 克，掰成小朵，泡洗干净，沥干；香菇 10 朵去蒂、洗净、切粗丝；在热油锅内炒菜花，加盐，倒入香菇丝，续炒，待菇松软后装盘，食之。具有补气血、增体力、助食欲的作用。

〔附注〕

①与白菜花相比，青菜花的营养价值更高（如它的胡萝卜素、锌含量均较高），口感也好些，是近十多年来迅速发展起来的菜品，但价格肯定会高一些。

②青菜花中的类黄酮成分，是很好的血管清理剂，还能减少血小板的凝结，阻止胆固醇的氧化；加之，它还含有丰富的维生素 K，所以常食青菜花可减少心脏病和中风的危险。

③据美国癌症协会研究指出，在众多的蔬菜中，菜花的抗癌效果名列前茅。青菜花对杀灭导致胃癌的幽门螺杆菌具有神奇的功效。

④青菜花最适合与香菇配搭食用，这样可达到增强功效、助食欲、解疲乏、强体力等目的。

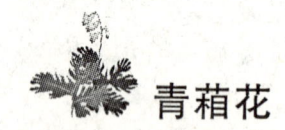

青葙花

〔别名〕 野鸡冠花、土鸡冠花、狗尾巴花、牛尾巴花、狐狸尾花、犬尾鸡冠花、昆仑草花、草蒿花、笔头花等。

〔来源〕 青葙花系苋科青葙属一年生草本植物青葙草的花序。

〔药分〕 花色素、甜菜黄素等。

〔药性〕 性微寒，味苦，无毒，入肝经。

〔功效〕 清肝凉血、明目利湿。

〔应用〕 吐血、衄血、崩漏、赤痢、血淋、热淋、血带、目赤肿痛、翳障等。

〔提示〕

①本品性味寒苦，脾胃虚寒者慎服。

②本品在有些地区被叫做"狗尾巴花""牛尾巴花"，而蓼科蓼属植物红蓼草的花也可叫做"狗尾巴花"，八角枫科八角枫属植物八角枫树的花也可叫做"牛尾巴花"，须注意。

〔食例〕

①青葙花菊茶：青葙花、菊花各 15 克，分 3～5 次沸水冲泡并闷片刻，代茶饮。治头痛。

②干青葙花汤：干青葙花 15～30 克，水煎服。治头风痛、肝热泪眼。

③鲜青葙花汤：鲜青葙花 100 克，水煎服。治血淋。

④葙花卷柏汤：青葙花 60 克，卷柏 30 克，红糖少量，水煎服。治衄血。

⑤青葙花液：青葙花 30 克，水煮，滤取汁液，频饮。治尿血。

⑥青葙花散：青葙花适量，研末，温开水送服，每次 10 克，每日 3 次。治头痛。

⑦葙花茅花散：青葙苗花、白茅花各 20 克，研末，糯米汤送服，每次 10 克，每日 3 次。治吐血。

⑧葙花炒牛蛙：鲜青葙花 60 克，洗净、切碎；火腿、冬笋各 100 克，洗净、切条；牛蛙腿肉 600 克，沸水焯透，再裹上一层玉米粉，并与火腿条、冬笋条一起，在热油锅内滑透，加入油菜薹 200 克，料酒、盐、味精翻炒，倒入青葙花及由鸡汤、湿淀粉、调料对成的芡料，炒熟，淋上热猪油，佐餐。治乳痈。

⑨葙花炖豆腐：干青葙花、干土牛膝草各 30 克，豆腐适量，加水炖煮，食之。可治月经不调。

⑩葙花炖猪肝：青葙花 100 克，猪肝 1 具（漂洗干净），加水炖熟透，猪肝切片，分顿服用。治月经过多。

⑪白葙花炖肉：白青葙花 60 克，猪瘦肉 100 克，加水炖熟透，肉切片，食肉喝汤。可治月经过多、白带。

⑫红葙花炖肉：红青葙花 15 克，猪瘦肉适量，加水炖熟透，肉切片，食肉喝汤。可治吐血、血崩、赤痢。

⑬葙花芝芪肉：青葙花 15 克，洗净、切段，黄芪 15 克切片，一起用纱布包好；灵芝 15 克研末，瘦猪肉 200 克洗净切小块。将肉、布包放入砂锅，加水、葱、姜、盐、料酒、白糖，煮沸，去浮沫，炖至肉烂；捞去布包，撒入灵芝粉、味精，佐餐。治目赤肿痛、失眠。

⑭葙花白蜡炖猪蹄：青葙花（布包）、白蜡各 6 克，猪蹄适量，加水炖熟透，食之。可治月经不调。

⑮葙花汁炖猪蹄：青葙花 15 克，铁扫帚根 30 克，水煎煮，取汁，加猪蹄 1 只，炖热透，服之。可治失眠症。

⑯青葙花汁粥：青葙花 30 克，水煎煮，取汁，加入粳米 50 克煮粥，食之。可治痢疾。

〔附注〕

①本品与同属植物鸡冠花草的花（鸡冠花）在外形上有些相似，故又名"野鸡冠花""土鸡冠花"；而青葙草的嫩草似苋菜，故还被叫做"鸡冠苋"。

②青葙草的茎叶及根（青葙）、花序（青葙花）、种子（青葙子）均可供药用。

③青葙花的颜色不同，其功效是有差别的。比如，上述食例⑪和⑫就是佐证。

④青葙子在中草药界又被叫做"草决明"，是中医药中的眼科要药，具有祛风热、清肝火、明目通翳等功效。

⑤青葙的主要功效是燥湿清热、杀虫、止血，主要用于风疹身痒、疮疖、痔疮及金疮出血等的治疗。

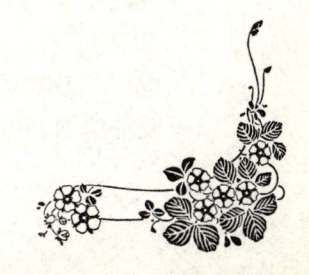

玫瑰花

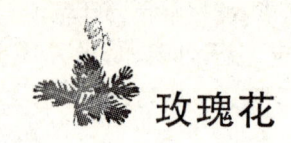

〔别名〕 梅桂花、刺玫花、刺玫菊、红玫花、笔头花、灵笑花、徘徊花、赤蔷薇花等。

〔来源〕 玫瑰花系蔷薇科蔷薇属落叶或常绿丛生灌木玫瑰树的初开花蕾。

〔药分〕 挥发性成分〔醇类（香茅醇、芳樟醇等）、酯类（甲酸芳樟醇酯、乙酸香茅醇酯等）、罗勒烯、十五烷、十三烷酮、没食子酸、酚类（丁香油酚、甲基丁香油酚等）〕、黄酮类（槲皮素、矢车菊双苷等）、有机酸、脂肪油、鞣质、玫瑰醚、α-白苏烯、苦味质等。

〔药性〕 性温，味甘、微苦，无毒，入肝、脾、胃经。

〔功效〕 理气解郁、和血调经。

〔应用〕 肝气郁结、胸膈满闷、脘胁胀痛、食少呕恶、乳房胀痛、月经不调、赤白带下、泻痢、风痹、痈肿、跌打损伤等。

〔提示〕

①《中药大辞典》称玫瑰花："阴虚有火者勿用"。

②本花又被叫"刺玫花""笔头花"，而同属植物山刺玫树、黄刺玫树的花也叫"刺玫花"，苋科青葙属植物青葙草的花也可叫做"笔头花"，须注意。

〔食例〕

①玫瑰花茶：鲜玫瑰花5朵，沸水冲泡，随时含漱并咽下。治口腔溃烂。

②玫瑰月季茶：玫瑰花、月季花各9克，红茶3克，于保温杯内沸水冲泡并闷15分钟，代茶饮，每日1剂，从经前3天开始。治痛经、闭经（尤其适合气滞血瘀型闭经，而经多者慎用）。

③玫瑰蚕豆花茶：玫瑰花4~5朵，蚕豆花9~12克，沸水冲泡，频饮。治肝风头痛。

④玫瑰花奶茶：干玫瑰花2克，沸水冲泡并闷4分钟，加入玫瑰蜜15克，奶精粉3匙，冰糖10克并搅匀，代茶饮。具有消除疲劳、洁肤美容的功效。

⑤玫瑰花汤：玫瑰花3~6朵，水煎服，每日1剂。治气虚之痛经、月经不调。

⑥玫瑰合欢汤：玫瑰花12克，合欢花10克，清水浸泡10分钟后煮沸，晚饭前趁热饮。治失眠。

⑦玫瑰延胡汤：玫瑰花10克，延胡索15克，水煎服。治痛经。

⑧玫瑰加味汤：玫瑰花10克，党参、金樱根各15克，水煎，频饮，每日1剂。治月经不调。

⑨四味玫瑰汤：玫瑰花、半夏、苏梗、红枣各10克，水煎，频饮，每日1剂。治慢性咽炎。

⑩玫瑰四物汤：玫瑰花20克，延胡索、枳壳、木香各10克，水煎服。治慢性胃炎。

⑪玫红枳归汤：玫瑰花、红花各15克，枳壳、当归各10克，水煎服。治月经不调。

⑫玫瑰白糖饮：玫瑰花200朵，去芯蒂，加水800毫升煎煮至400毫升后去渣，加白糖250克并搅匀，分6份，饭前服，每次1份。治呕血。

⑬玫瑰红糖饮：玫瑰花 12 克，红糖 15 克，沸水浸泡后顿饮。治功能性子宫出血。

⑭玫瑰糖酒饮：玫瑰花 6～9 克，水煎取汁，冲红糖、黄酒各适量后饮用。治月经不调。

⑮玫瑰归红饮：玫瑰花 9 克，当归、红花各 6 克，水煎取汁，热黄酒冲服。治风湿疼痛、外伤肿痛。

⑯玫茄黄瓜饮：鲜玫瑰花、番茄（去皮、子）、黄瓜各适量，绞碎取汁，加柠檬汁、蜂蜜各少许，随饮。可促进肌肤白嫩。

⑰玫汁冰糖饮：鲜玫瑰花适量，洗净、捣汁，加冰糖适量，顿饮。治肺结核咯血。

⑱玫归红花酒：玫瑰花 15 克，当归、红花各 10 克，于白酒 250 毫升中浸泡 7 天，随饮。治风湿痛。

⑲玫瑰丁香酒：玫瑰花 7 朵，母丁香 7 粒，酒适量，煎服。治乳房痛。

⑳玫瑰花黄酒：玫瑰花 30 朵，去芯蒂、阴干，浸于黄酒中，小火炖沸，饭后热饮。治初起肿毒（对初起乳痈尤为有效）。

㉑玫瑰桂花露：干玫瑰花瓣 500 克，洗净，分一半倒入砂锅，加水 500 毫升，小火熬 10 分钟左右，捞去已成浅黄色的花瓣，加入另一半已洗净的干花瓣，续煮至沸后加入冰糖适量，再用小火煮约 5 分钟，捞去花瓣，加入糖桂花 5 克并搅匀，服用。具有活血化瘀、止痛功效。

㉒玫瑰耳枣羹：鲜玫瑰花 3 朵，扯瓣、洗净；黑木耳 30 克，红枣 20 枚，洗净，加水煮 20 多分钟后加入花瓣，加盖焖约 10 分钟，每日早晚餐后各饮 1 次。具有润肤祛斑功效。

㉓玫瑰花膏：玫瑰花 300 朵，去芯蒂，加水熬取浓汁，用糖 500 克收膏，瓷瓶密存，早晚沸水冲服，每次适量。治肝郁吐血（用冰糖收膏）、月经不调（用红砂糖收膏）。

㉔玫瑰花散：玫瑰花适量，研末，温开水冲服，每次 15 克，每日 2～3 次。治肝胃气痛。

㉕玫瑰花瓣散：玫瑰花适量，扯瓣，焙干研末，黄酒冲服，每次 3 克。治肿毒初起。

㉖玫瑰四物散：玫瑰花、茉莉花、玳玳花、川芎、荷叶各适量，共研粗末，沸水冲服，每次适量，每日 3 次。治肥胖症。

㉗玫瑰花黑枣：玫瑰花装入去核黑枣内，于碗内隔水蒸烂，每服 15 枚，每日 3 次。治胃、十二指肠溃疡。

㉘玫瑰冰糖梨：玫瑰花 3 朵，洗净，冰糖 100 克，净鸭梨 4 个切块，一起入锅，加水 2 000 克，大火烧沸后转小火焖煮约 30 分钟，食用。具有润肺止咳功效。

㉙玫瑰花糖：鲜玫瑰花适量，洗净、扯瓣，白糖适量，分层放于瓷器内密存，待糖水完全浸透花瓣后食用或做甜点馅料。具有滋润喉舌的功效。

㉚玫瑰花糕：干玫瑰花 25 克，泡发、洗净、扯瓣，与粳米粉、糯米粉各 250 克混合，再与由白糖 100 克，水适量对成的糖水和匀，蒸熟成糕，食之。治气胀腹痛。

㉛玫瑰红糖糕：玫瑰花 45 克研末，与红糖 120 克拌匀，温开水送服，每次 9 克，每日 3 次。治跌打损伤、呕血。

㉜玫瑰酱糖糕：玫瑰酱、白砂糖各 100 克，与水适量调成浆液，再在搅拌下缓慢地倒入由大米粉、糯米粉各 250 克的混合粉中，使呈半透明状，捏成团，塞入糕模内，用旺火蒸熟透，食之。治肝气郁滞、胸中郁闷。

㉝玫瑰沙拉：鲜玫瑰 2 朵，入清水反复漂洗、沥干；莴苣叶 3 片，洗净、撕片；胡萝卜 1

段,去皮、切条;小黄瓜1只,洗净、切片;芦笋2只,去粗头部,入热水煮3分钟,捞出切段;将上述食材和匀后装盘;再将橙汁、白醋、糖、橄榄油各适量调匀后淋上,食之。具清暑促食、美容养颜的作用。

㉞玫瑰花鸡蛋:玫瑰花15克(去芯蒂),鸡蛋2只(煮熟去壳),水煮沸10分钟,去花,加红糖,服之。治痛经。

㉟玫瑰熩大虾:玫瑰花50克,洗净、扯瓣,将其一半摆放在盘内作底菜;鲜大虾500克,洗净、去杂,放入热油锅内炸熟捞出,煸香葱丝、姜丝,加入糖、盐、绍酒、胡椒粉、炸虾及清水少许,小火熩约10分钟,勾芡,淋香油少许,倒入盘内花瓣上;将另外的花瓣投入锅内汤汁内,略搅动后一起倒在盘中的虾上,佐餐。具有活血调经、补肾驻颜的功效。

㊱玫瑰卤猪舌:玫瑰花3朵,洗净、扯瓣;酸枣仁6克,在锅里炒香;猪舌1只,在沸水里煮5分钟,去舌苔。在锅内放入酸枣仁、花瓣及绍酒、盐、味精、葱段、姜片、丁香、八角、花椒、白糖、酱油各适量,水1 500毫升,煎煮,待香味逸出时放入猪舌,卤熟透,佐餐。治失眠。

㊲玫瑰卤鸡肝:玫瑰花3朵,扯瓣,何首乌10克洗净切片,与绍酒、盐、鸡精、葱段、姜片、酱油、八角、花椒、肉桂、苹果块、白糖各适量一起入锅,加水1 000毫升,待飘香时放入鸡肝250克,卤熟,切片,佐餐。具有理气解郁、乌发美容的功效。

㊳玫菇烧鹑片:玫瑰花5朵,洗净、扯瓣;仔蘑菇、金华火腿各15克,洗净、切片,与鹌鹑5只(去头骨、褪毛、去杂、洗净、切片并经盐、绍酒、鸡蛋清、湿淀粉拌匀上浆)一起倒入热油锅内熘熟,沥油;将由鸡蛋清、胡椒粉、鸡精、蚝油、白糖、绍酒、淀粉调成的芡汁倒入锅内,然后放鹌鹑片、玫瑰花瓣等,拌匀,待汁沸,淋明油,装盘,佐餐。具有理气活血功效。

㊴玫枣蒸猪心:玫瑰花10克,枣仁20克(略炒),共研末,塞入已去脂膜、洗净的猪心1只中,隔水蒸熟透;去掉药末,切片,拌作料,食之。治心血不足之失眠健忘症。

㊵玫瑰汁烤羊心:鲜玫瑰花50克(干品15克)于盐水锅内煮约10分钟;羊心50克,洗净、切小块,穿于烤签上,于烤箱上边烤边蘸玫瑰花盐水,直至烤熟,趁热食之。可治心血亏虚、心悸失眠症。

㊶玫菇烧豆腐:玫瑰花2朵,洗净、扯瓣、切丝;蘑菇100克,洗净、切片;豆腐300克,焯水、切块,放入热油锅内煎至两面金黄,再加入啤酒、酱油、盐、高汤,烧沸,最后放入菇片、花丝,加盖焖烧至汤汁浓稠,加味精后出锅,佐餐。具有调经活血功效。

㊷玫瑰包子:玫瑰花50克,洗净,猪板油75克,洗净、切丁,熟面粉50克拌入白糖300克,上述三者混合,揉匀,放入密封且不透明容器内;1周后就成了香味浓郁的馅;在面粉500克内加入老酵50克,水适量,进行发酵,待发好后加入碱水适量,揉匀,揪成25只小面团,压成圆片;包入馅料,入笼蒸熟,食之。具有活血消积、润肤的功效。

㊸玫瑰豆沙粽:玫瑰花瓣、糯米各适量一起在清水中浸泡6小时后沥干,与用蜂蜜炒过的鲜玫瑰花瓣末混合,再包入豆沙馅适量,用粽叶包好,煮(蒸)熟食用。具有利尿、消肿、抗皱功效。

㊹玫瑰花汁粥:鲜玫瑰花50克(干品30克),洗净、扯瓣,加水煮沸3~5分钟,捞去花瓣,放入粳米60克,熬粥,可加糖少许,热服。治脾虚肝郁型胃及十二指肠溃疡以及口苦、多梦。

㊺玫瑰樱花粥：在沸水锅内加入西米 50 克（先泡发半小时），净樱花 50 克，白糖 100 克煮粥，待熟时加净玫瑰花 5 克，略煮，热服。每日 1 剂。适合体质虚弱、风湿痹痛者。

㊻玫银甘茶粥：玫瑰花 4 克，金银花 10 克，甘草及红茶各 6 克，一起煎汁，加粳米 100 克煮粥，待熟后加白糖少许，早晚餐热服。适于肠炎、下痢、泄泻患者。

〔附注〕

①全世界共有 7 000 多个玫瑰花品种，是中国传统名花之一，也是全球性广为分布的花卉。号称"百花女王"的玫瑰，自古以来就是人们心目中美丽、尊贵与爱情的象征，受到多少诗人骚客及歌者的赞美。在春末夏初、微风拂衣的时候，阳台上、庭院内那绽放的五颜六色、艳丽多姿的玫瑰花，香气芬芳且袅袅不绝，总像在向人们传达着万种风情，着实令人留恋、徘徊，故又被人们叫做"徘徊花"。据传，西方世界的爱神阿英洛狄忒一天得知她心上人在打猎中受伤，急赶途中穿越白玫瑰丛时腿脚被刺，鲜血把白色花瓣染成红色。后来，人们便把红玫瑰当成了忠贞爱情的代表。宋代诗人杨万里谱写《红玫瑰》讴歌道："非关月季姓名同，不与蔷薇谱牒通。接叶连枝千万绿，一花两色浅深红。"

②在干制玫瑰花时，以小火迅速烘干为好，而晒干者的色泽、香气均较差。选购时，应以朵大、瓣厚、色紫、鲜艳、不露蕊、香气浓郁者为佳。

③玫瑰树的根（玫瑰根）、花（玫瑰花）、花的蒸馏液（玫瑰露）、花的提炼油（玫瑰油）、果实（玫瑰果）均可供药用。玫瑰花还可入菜、熏茶、酿酒、制酱、制糖点等。

④玫瑰露是一种高级润肤品，也是一种行气散郁的良药（孕妇禁用，否则会影响胎儿发育）；玫瑰油则是一种非常名贵的高级香料，可用于制造高级香水及化妆品。此外，玫瑰油还能促进人体胆汁分泌，调节女性机能，活化男性激素及精子数量。

⑤药理试验表明，玫瑰花提取液能提高血液流动性、促进平滑肌扩张，还具有抗病毒、抗氧化作用；玫瑰花水煎剂还能解除口服锑剂的毒性。

败酱花

〔别名〕 服脂麻花、野黄花、苦苣花、苦菜花、野苦菜花、苦猪菜花、苦斋公花、鹿酱花、鹿肠花、女郎花、萌菜花等。

〔来源〕 败酱花系败酱科败酱属多年生草本植物白（或黄）花败酱草的花朵。

〔药分〕 败酱苷、挥发油、倍半萜类、黄酮类、生物碱等。

〔药性〕 性平，味苦，无毒，入肝、胃、大肠经。

〔功效〕 清热解毒、排脓祛瘀。

〔应用〕 肝炎、结膜炎、目赤肿痛、扁桃体炎、肠炎、痢疾、痈疽肿毒、产后瘀痛等。

〔提示〕

①本品在某些地区被叫做"苦菜花"，而菊科苦苣菜属植物苦苣菜的花也叫做"苦菜花"，须注意。

②菊科苦苣菜属植物苣荬菜全草，在有的地区被叫做"北败酱（草）"，而其花甚至也被当作"败酱花"使用，亦值得注意。

〔食例〕

①四味败酱花汤：败酱花50克，蒲公英、紫花地丁、冬瓜仁各20克，水煎服。可治阑尾炎。

②败酱花佛手汤：败酱花50克，佛手、虎杖15克，水煎服。可治肝胆湿热。

③败酱花红糖饮：败酱花、山楂各30克，水煎煮，加红糖，饮之。治产后瘀滞腹痛。

④败酱苡仁散：败酱花1.5克，薏苡仁3克，附子0.6克，共研末，每次取1匙，加水2升煎至1升，1次饮用（因附子有毒，不可多服，最好遵医嘱）。可治肠炎。

〔附注〕

①败酱草，因含有一种叫"异戊酸"的成分，能散发出陈败的豆酱气味，故名。

②黄花败酱草、白花败酱草及其近缘植物都是败酱草的来源。据相关资料记载，中药败酱草确是上述败酱科植物，为四川、江西、安徽、福建等地采用。但是，目前习惯上，北方大多使用菊科植物苣荬菜，而南方大多使用十字花科植物菥蓂草作"败酱草"。

③《吴普本草》："败酱，似桔梗，其臭如败豆酱"；《本草纲目》："败酱，南人采嫩者，暴蒸作菜食，味微苦而有陈酱气，故又名苦菜，与苦荬、龙葵同名；亦名苦蘵，与酸浆同名，苗形则不同也。"

④本植物的花（败酱花）、花枝（黄屈花）、全草（败酱草）均可供药用。

九　画

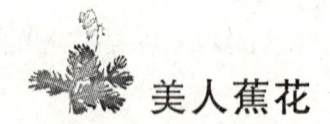

美人蕉花

〔别名〕　昙华、莲蕉花、红蕉花、兰蕉花、凤尾花、观音姜花、小芭蕉头花、壮元红花等。

〔来源〕　美人蕉花系美人蕉科美人蕉属多年生草本植物美人蕉草的花朵。

〔药分〕　糖类、黏液质、有机酸等。

〔药性〕　性凉，味甘、淡，无毒，入心、脾经。

〔功效〕　凉血、止血。

〔应用〕　吐血、衄血、血崩、月经不调、外伤出血、高血压等。

〔提示〕

①美人蕉草性喜高温炎热，怕寒冷及强风，一经霜打，其茎叶易枯萎；地下块茎忌长时间潮湿，否则易霉烂。

②本品又叫"昙华""壮元红花"，而仙人掌科昙花属植物昙花树的花也可叫"昙华"；马鞭草科赪桐属植物赪桐树、大戟科大戟属植物一品红树及百合科万年青属植物万年青草等的花也都可以叫做"壮元红花"，须注意。

〔食例〕

①美人蕉花茶：美人蕉花5克，沸水冲泡，频饮。治失眠。

②美人蕉花汤：美人蕉花10～15克，水煎服。治外伤出血。

③美人蕉白茅根汤：美人蕉花6克，白茅根30克，水煎服。治吐血、衄血。

④美蕉茵陈汤:美人蕉花5克,茵陈30克,水煎服,每日1剂。治黄疸型肝炎。

⑤美蕉山楂汤:美人蕉花5克,山楂20克,水煎服。治高血压致头痛眩晕。

⑥美人蕉蜜膏:美人蕉花、棉花子、山楂根、西瓜秧各12克,研末,用蜂蜜拌匀,冲服。治月经不调。

⑦美人蕉花散:美人蕉花适量,烘干研末,月经前2~3天始,黄酒调服,每次9克,每日1~2次。治月经不调。

⑧美人蕉炒肉丝:美人蕉花10朵,洗净、扯瓣、切丝;香菇60克,水发、洗净、切丝;在热油锅内倒入肉丝20克及菇丝爆炒,快熟时加入花丝及盐、味精、米醋、湿芡粉各适量,翻炒一会儿,佐餐食之。治高血压、烦躁不安。

〔附注〕

①美人蕉草的花红艳娇美,婀娜多姿,亭亭玉立,恰似"美人春睡起",而其叶又仿如芭蕉叶,故名"美人蕉花";那簇生茎顶、尚未开放时的花蕾,又宛如凤尾一样翘立,故又名"凤尾花"。本品系我国古典名卉之一。清代汪大中有着惟妙惟肖、入骨三分的描绘:"照眼花明小院幽,最适红上美人头。无情有态缘何事,也依新妆弄晚秋。"

②美人蕉草及其同属的大花美人蕉草,它们的根茎(美人蕉根)、花(美人蕉花)均可供药用。此外,美人蕉花还可入菜。同时,早上的美人蕉花蕊中贮存的汁液,被民间有些人士视为"甘露",甜如蜜,甘如饴,营养丰富,清凉止渴,真是难觅的天然营养口服液。

③近些年来,我国从南美洲引种一类叫"金叶美人蕉"的植物,株形苗条,叶色异常青翠(犹似闪烁金光的绿绸),从夏至秋不断开放出橙红色花朵,颇受人们青睐。

栀子花

〔别名〕 黄栀子花、山栀花、枝子花、黄枝花、白蟾花、野桂花、越桃花、雀舌花、玉荷花、林兰花、禅客花等。

〔来源〕 栀子花系茜草科栀子属常绿灌木或小乔木山栀树的花朵。

〔药分〕 挥发油、三萜成分(栀子花酸、栀子酸等)、单萜类(芳樟醇、龙脑二糖苷等)等。

〔药性〕 性寒,味苦、甘,无毒,入心、肝、肺、胃经。

〔功效〕 清肺止咳、凉血止血。

〔应用〕 肺热咳嗽、目赤、吐血、咯血、衄血、胃热、热毒疮疡、五脏邪气等。

〔提示〕

①栀子花性味寒苦,脾胃虚寒、大便溏泻者慎服。

②本品在某些地区被叫做"林兰花",而兰科石斛属植物金钗石斛草及其多种同属植物、木兰科木兰属植物(望春或武当)玉兰树等的花也都可以叫做"林兰花",须注意。

〔食例〕

①栀子花茶:栀子花5~7朵,洗净、沥干,沸水冲泡,代茶饮。治声音喑哑。

②栀子花蜜茶：栀子花3朵，蜂蜜1匙，沸水冲泡并闷片刻，饮用。具泻肺热、止咳嗽功效。

③栀花茅根茶：栀子花5朵，白茅根30克，沸水冲泡，代茶饮。治衄血、牙龈肿痛出血。

④栀子花末汤：栀子花末10克，水煎，频饮。治衄血。

⑤栀花炭姜汤：栀子花9朵，炒炭，水煎，加姜汁数滴后饮用。治胃痛。

⑥栀花槐花汤：栀子花、槐花各10克，水煎服。治皮肤热疮、风癣。

⑦栀花凌霄汤：栀子花、凌霄花各6克，水煎煮，频饮。治酒糟鼻（若同时再以凌霄花末、密陀僧末，茶水调涂患处，其效果更好）。

⑧五味栀花汤：栀子花10克，菊花、牡丹皮各20克，桑叶、生地各30克，水煎，频饮，每日1~2剂。治紫癜。

⑨九味栀花汤：栀子花、金银花、野菊花各9克，牡丹皮12克，赤芍15克，大青叶、七叶一枝花各20克，蒲公英、生地各30克，水煎，频饮，每日2剂。治急性白血病。

⑩栀花蜜浆：栀子花4朵，水煎取汁，加蜂蜜适量，调匀后饮用。治肺热咳嗽。

⑪栀花慈姑花蜜膏：栀子花20克，山慈姑花30克，共研细末，与蜂蜜250克制膏，温开水冲服，每次50克，每日3次。治尿路感染。

⑫栀花炖猪肺：栀子花5朵，扯瓣、漂洗，猪肺片120克洗净、汆汤，姜丝适量，一起炖熟透，加盐调味，服之。治肺热咳嗽。

⑬栀花肉片汤：栀子花150克，洗净、稍焯，瘦猪肉片100克洗净，榨菜丝30克，加入盛有沸水的锅中，煮至肉片漂起时去浮沫，加葱花、姜丝及其他作料，略煮，食之。治咳嗽带痰、牙龈肿痛。

⑭栀花炒竹笋：栀子花200克，洗净、焯过，小竹笋片150克，腊肉丁100克，一起倒入热油锅内，翻炒几遍，加入葱花、姜丝各适量，炒熟后再加入盐、味精各少许，佐餐。治腹胀、便秘。

⑮栀子花炒蛋：栀子花200克，洗净、稍焯、切碎，鸡蛋3个磕破、打匀，再将两者搅和均匀，倒入热油锅内炒熟，撒上葱花、姜各适量，再加入盐、味精，翻炒均匀，佐餐。治胃热口臭、牙痛、便秘。

⑯凉拌栀子花：栀子花500克，洗净、焯过、沥干、过凉、抓松，加上葱花、姜丝、老醋、食盐及麻油各适量，拌匀，佐餐。治肺热咳嗽、痈肿、便血。

⑰栀花白糖粥：鲜栀子花3朵（洗净），白糖适量，加入由粳米50克煮成的粥中，续煮片刻，食用。具有除烦热、养心神等功效。

〔附注〕

①我国先民把酒器叫做"卮"。山栀树的果实像酒器，故被称作"卮子"，而卮、栀同音，后逐渐变成"栀子"；据传，栀子花的种子来自古印度，与佛教禅宗有关，故又被叫做"禅客花"等。

②山栀树枝繁叶茂、翠绿不凋、苞期久长、花色洁白、香气浓郁，它象征着爱情永恒、一生操守不变，确是一类美化环境的优良花卉。南朝梁代肖纲的诗句颂道："素华偏可喜，的的半临池。疑为霜裹叶，复类雪封枝。"明代沈周在《栀子花诗》中则歌曰："雪魄冰花凉气清，曲栏深处艳精神。一钩新月风牵影，暗送娇香入画庭。"这些诗句都高度赞赏了本花玉洁纯美、素雅芬芳的品格。

③茜草科栀子属植物我国有4种，主要药用植物是山栀树和水栀树，其药性成分、功效都相似，几乎通用。

④常见的栽培观赏栀子花变种有大栀子花、卵叶栀子花、狭叶栀子花、斑叶栀子花等；而与本花近似的植物是雀舌栀子花，它的茎匍匐、叶倒披针形、花冠重瓣。重瓣栀子花的外观形态、药性、功效与本花都

较接近,两者可同样入药。

⑤山栀树的根(栀子根)、叶(栀子叶)、花(栀子花)、果实(栀子)均可供药用。此外,栀子花还可入茶、入汤、入菜等;由于它富含芳香油,亦可熏茶、提制香料。果实还可作染料等。

柚 花

〔别名〕 柚子花、文旦花、抛花、香栾花、栾花、臭橙花、橘花等。

〔来源〕 柚花系芸香科柑橘属常绿小乔木柚树的花朵。

〔药分〕 挥发油、黄酮类、香豆素等。

〔药性〕 性平,味辛、苦,无毒,入脾、胃经。

〔功效〕 行气、化痰、止痛。

〔应用〕 痰湿痞闷、胃脘胸膈间痛、寒性腹痛、胃肠气胀、胃肠溃疡、慢性支气管炎、慢性咳嗽、痰多气喘、宿酒头痛、食欲下降等。

〔提示〕

干柚花质脆易碎,香气芬芳,搬动时应小心轻放,贮存时应密封并放置于阴凉通风干燥处,以减少破碎、受潮霉变及香气散失。

〔食例〕

①柚花荷花茶:鲜柚花、荷花各6克,沸水冲泡,频饮。具开心悦脾作用。

②柚花白及汤:柚花、白及各6克,水煎煮,酌饮。具有美容养颜作用。

③柚花冰糖饮:柚花3克,水煮取汁,加冰糖1勺并搅溶,趁热饮用。治胃寒疼痛。

④柚花汁豆花:柚花5克,水煮取汁,加姜汁半匙,果糖1匙,搅匀后倒入1碗豆花中,趁热食之。具有化痰、止喘、通便作用。

⑤柚花炒猪肚:鲜柚花15克,扯瓣、洗净、切丝;金针菇100克,洗净;青蒜苗30克,洗净、剖半、切段;熟猪肉丝60克;猪肚500克洗净后在其背部开一小口,放入开水内并加入花椒、葱段、碎姜各适量,煮八成熟,捞出,自开口处切开并切粗丝,再放入开水锅内煮熟透,捞出沥干;在热猪油锅内放入葱段、碎姜并煸香,加入金针菇、猪肚丝,翻炒一会儿,加盐、黄酒、胡椒粉、猪肉丝、柚花丝、鸡汤、味精,稍炒,勾芡,撒入青蒜苗段并炒匀,淋上麻油少许后起锅,佐餐食之。治寒性胃疼、胃肠溃疡病。

⑥柚花炖猪肚:柚花3克,猪肚250克(洗净、切块),加水炖熟烂,入盐调味后服用,每日1剂。治虚寒胃痛、食欲下降等。

〔附注〕

①柚树是一种四季常绿、花朵洁白芳香、果肉香甜可口的江南园林、庭院式的观果树种,也是一类重要的经济水果树木。

②柚树的变种较多,常见的有文旦柚、沙田柚、坪山柚、四季抛、大红抛等。它们的根(柚根)、叶(柚叶)、花(柚花)、柚(成熟果实)、果皮(柚皮)、外层果皮(柚皮橘红)、种子(柚核)均可供药用。

③柚花,除药用外,还可入茶、入汤、入菜,亦可提制芳香油。

④柚叶、柚皮也可用来提制芳香油。柚皮,削掉最外表皮,还可用以酿制"柚皮糖",具有止咳化痰作用。

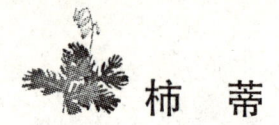

柿 蒂

〔别名〕 柿萼、柿钱、柿子把、柿丁等。

〔来源〕 柿蒂系柿科柿属落叶乔木柿树的宿存花萼。

〔药分〕 羟基三萜酸(齐墩果酸、白桦脂酸等)、花白苷、糖类、氨基酸、中性脂肪油、鞣质等。

〔药性〕 性平,味苦、涩,无毒,入肺、胃经。

〔功效〕 降逆止呃、止咳下气。

〔应用〕 呃逆、噫气、呕哕、反胃、咳嗽、血淋等。

〔提示〕

①《中华药海(精华本)》载柿蒂:"中气下陷及下元不固者慎用"。

②本品有一定抗生育作用,孕妇忌服。

③本品质厚,含较多糖类物质及脂肪油,易受潮霉蛀,故贮存时应密封并置于阴凉干燥通风处。

〔食例〕

①柿蒂梅仁汤:柿蒂12克(阴干),乌梅核白仁10枚(切细),白糖9克,加水2杯煎至1杯,1日内数次分服。连服数日。治百日咳。

②柿蒂丁香汤:柿蒂、丁香各30克,切细;每次12克,姜片5片,加水1.5盏煎至7成,去渣热服,不拘时。治胸满咳逆不止。

③柿蒂梅末汤:干柿蒂7枚,白梅3枚,共捣粗末,加水1盏煎至半盏,去渣温服,不拘时。治伤寒呕哕不止。

④柿蒂丁香参末汤:柿蒂、丁香、人参各等份,共研末,水煎煮,饭后服。治气虚型呃逆。

⑤柿蒂散:干柿蒂烧存性,研末,每次6克,空腹时米汤调服。治血淋。

⑥柿蒂姜糖糊:柿蒂(烧存性)适量,研末,与姜汁、糖各等份拌匀,煨热徐服。治呃逆不止。

〔附注〕

①柿树大多作为经济作物——水果树栽培。它几乎全身是宝:根及根皮(柿根)、树皮(柿木皮)、叶(柿叶)、花(柿花)、果实(柿子)、果实制成品(柿饼)、柿饼外表所附白霜(柿霜)、外果皮(柿皮)、未成熟果实汁液的制成品(柿漆)及柿子把(柿蒂)均可供药用。柿子及柿饼亦可食用。木材质硬、纹理精细,可做家具、工艺品等。

②柿蒂是柿树的宿存花萼。柿蒂的采收是在冬季,当柿子成熟后摘取果实时便收集果蒂,去柄,晒干后贮存。选购时,当以质厚、色棕红、味涩、表面带柿霜者为佳。

③药理试验表明:柿蒂提取物有抗心律失常、镇静、抗生育作用。
④临床报道,柿蒂在治疗呃逆、婴幼儿腹泻、新生儿脐炎方面均有很好疗效。

牵牛花

〔别名〕 喇叭花、碗公花、朝颜花、白丑花、黑丑花、打碗花等。
〔来源〕 牵牛花系旋花科牵牛属一年生缠绕性草质藤本植物牵牛草的花朵。
〔药分〕 茛菪烷类生物碱、香豆素、黄酮类、牵牛子苷、牵牛子酸甲、糖类等。
〔药性〕 性寒,味苦、辛,有微毒,入脾、胃、肺经。
〔功效〕 泻下利水、化食驱虫。
〔应用〕 肾炎水肿、肢体浮肿、肝腹水、脚气、食积胀满、便秘、虫积等。
〔提示〕
①本品有微毒,不宜单味多服(成人汤剂每次内服量应<3克)、久服,或遵医嘱。
②本品有较强泻下作用,孕妇忌服。
③本品性味寒苦,脾胃虚寒、大便溏泻者慎服。
④本品又被叫做"喇叭花""打碗花",而锦葵科木槿属木槿树的花也可叫做"喇叭花"或"打碗花",旋花科打碗花属植物打碗花草等的花也叫做"打碗花",须注意。
〔食例〕
①牵牛山楂汤:牵牛花、山楂片各6克,水煎服。治消化不良、肉积腹胀。
②三味牵牛花汤:牵牛花、桂花、款冬花各6克,水煎煮酌饮。治胸闷腹痛、气短咳嗽、月经不调。
③牵牛花蜜浆:牵牛花、款冬花各6克,水煎煮,取汁,加蜂蜜适量,调匀后饮用。治慢性支气管炎(以上3例选自《百花茶餐》)。
④牵牛花冰糖饮:牵牛花5朵,漂洗干净,扯片;槟榔片10克,洗净,加水煎煮,取汁,加冰糖1小匙、牵牛花片,续开后停火,饮用。治因肠胃不畅而致的便秘腹痛(《百花百草治百病》)。
⑤牵牛卤猪排:牵牛花10朵,漂洗、扯片;白菜半棵,洗净、切大段,枳实6克,冲洗干净,与洗净、热水余汤过的猪排250克一起加水、盐卤后熬煮,待肉烂、菜软后再加入牵牛花片,续卤2分钟后熄火,食之。治食积而致的腹痛便秘(《百花百草治百病》)。
〔附注〕
①牵牛草早晨开花,形态奇特,花色善变,风姿绰约,长蔓柔条,绕篱紫架,极富情韵。它多用于庭院的花架、棚架、栅栏、篱垣等的垂直绿化,也适合林阴道旁的点缀栽植。
②在古代的牛郎织女恋情故事的传说中,牛郎正是借助牵牛草那千缠百绕的漫长藤蔓才实现了与织女在天宫的幽会,故此花名为"牵牛花";而牵牛花的形态宛如一只喇叭,故又名叫"喇叭花";因牵牛花早上开放时为蓝色,经阳光照射后渐渐变为红色,故日本人称它为"朝颜花"。
③本品植物的叶片常2裂(偶有5裂的),所以又被称为"裂叶牵牛草"。药用牵牛属植物主要是裂

叶牵牛草和圆叶牵牛草。牵牛草的全草(牵牛草)、花(牵牛花)、种子(牵牛子)均可入药。牵牛花,除了药用,还可入汤、入菜(但要限量);牵牛草的毒性较大,而牵牛子的毒性更大,内服时一定要遵医嘱。

④在中药材中,牵牛子为土黄色的叫"白丑",黑色的叫"黑丑",两者的混合物叫"二丑",所以牵牛花也可叫做"白丑花""黑丑花"等。

南瓜花

〔别名〕 番瓜花、倭瓜花、窝瓜花、饭瓜花、麦瓜花、金瓜花、北瓜花、伏瓜花等。

〔来源〕 南瓜花系葫芦科南瓜属一年生草质蔓性藤本植物南瓜草的花朵。

〔药分〕 果胶质、叶绿素、叶黄素、叶红素、南瓜子碱等。

〔药性〕 性凉,味甘,无毒,入肺、大肠经。

〔功效〕 清热利湿、消肿解毒。

〔应用〕 咽喉肿痛、咳嗽、黄疸、痢疾、痈疽肿毒、小便不利等。

〔提示〕

①本品外表上有许多硬毛,入菜入汤时应加入一些动物性油脂来软化它们(民间俗称"倒毛"),以免食用时刺激咽喉及有口感不适的状况。

②本品在某些地区又被叫做"番瓜花""金瓜花"或"北瓜花"等,而番木瓜科番木瓜属植物番木瓜树、葫芦科南瓜属植物桃南瓜草及北瓜草的花朵也分别可叫做"番瓜花""金瓜花"及"北瓜花",须注意。

〔食例〕

①南瓜花汤:南瓜花20克,水煎服。治黄疸、痢疾。

②南瓜花银花汤:南瓜花6克,金银花3克,加水煎煮,代茶饮。治疗、疮、痘、疹。

③南瓜花扁豆汤:南瓜花6克,扁豆花适量,水煎服。治咽喉肿痛、便频躁急。

④南瓜花白菊汤:南瓜花4.5克,山白菊6克,苹果花、金银花、洛神花、菊花各4.5克,水煎煮,少量频饮。治五心烦热、口舌多疮、肿毒较重。

⑤南瓜花冰糖饮:南瓜花5朵,洗净,沸水冲泡,加冰糖1小匙,搅溶后饮用。可治热咳有痰、咳嗽痰喘。

⑥南瓜花肉丸汤:南瓜花5朵,洗净;葱头2根,洗净、切碎,与肉末200克,调料适量拌匀并制丸,入沸水煮,待快要熟时加入南瓜花,续煮2沸后加盐少许调味,食之。治皮肤红肿。

⑦南瓜花煮猪肝:南瓜花50克,猪肝200克,同煮,加盐、葱、姜、味精,服用。每日1次,连服半月为1个疗程。治夜盲。

〔附注〕

①南瓜大致可分为中国南瓜、印度南瓜及美洲南瓜三种。南瓜草全身是宝。它的根(南瓜根)、藤(南瓜藤)、卷须(南瓜须)、叶(南瓜叶)、花(南瓜花)、果实(南瓜)、瓜蒂(南瓜蒂)、果瓤(南瓜瓤)、种子

（南瓜子）、成熟果实内种子所生幼苗（盘肠草）均可供药用。南瓜还可当粮入菜，如炒食、入汤、入馅、做糕饼、面条、粥、馒头、饭等；南瓜子还是坚果，可做零食，而且还是驱虫良药。

②南瓜花不仅花大色艳，而且除作药外，还可入菜、汤。它营养丰富，具有清热利湿、解毒消肿的功效，若与营养丰富，具有清热解毒、润肺润燥功效的鸡蛋配合，如南瓜花炒鸡蛋等，则更具有清肺、和胃、祛热的作用，尤其适合阴虚咳嗽、虚劳吐血、目赤咽痛、痈疽肿毒患者。

③南瓜花几乎不含脂肪，也特别适合高血脂、肥胖、减肥人士等食用。

厚朴花

〔别名〕 调羹花、赤朴花、紫朴花、烈朴花、油朴花、川朴花等。

〔来源〕 厚朴花系木兰科木兰属落叶乔木厚朴树的花蕾。

〔药分〕 挥发性成分（桉油醇、荜澄茄醇等）、木脂素（厚朴酚、和厚朴酚等）、樟脑、马兜铃酸等。

〔药性〕 性温，味辛、微苦，无毒，入脾、胃、肺经。

〔功效〕 宽中理气、化湿开郁。

〔应用〕 胸腹胀满、肝胃气滞、食欲下降、感冒咳嗽、痢疾泄泻等。

〔提示〕

①《饮片新参》称厚朴花："阴虚液燥者忌用"。

②本品含马兜铃酸，不宜过量服用，否则可能损害肾脏。

③本花芳香浮散，在炮制、煎煮时不宜过久，以免有效药分散失而降低药效。

〔食例〕

①朴花三物茶：厚朴花5克，马蔺花6克，姜丝10克，混匀后分2次沸水冲泡，频饮，每日1剂。治胃肠炎。

②厚朴花汤：厚朴花15～30克，水煎服。治慢性咽炎。

③三味朴花汤：厚朴花、槟榔各6克，乌梅2个，水煎服。治虫积。

④四味朴花汤：厚朴花6克，大黄、枳实、贝母各9克，水煎，频饮，每日2剂。治胸闷气短、便秘。

⑤五味朴花汤：厚朴花、麻黄、甘草各6克，杏仁、法半夏各9克，水煎，频饮，每日2剂。治胸满咳嗽、气喘痰鸣。

⑥朴花五物汤：厚朴花、生姜各6克，法半夏、苏叶各9克，茯苓15克，水煎，频饮，每日2剂。治慢性咽炎。

⑦六味朴花汤：厚朴花、砂仁各6克，藿香、木瓜、法半夏、麦芽各9克，水煎，频饮，每日1～2剂。治湿伤脾胃，胸膈痞满。

⑧朴花六物汤：厚朴花、陈皮、木香各6克，草蔻仁、佛手、川楝子各9克，水煎，频饮，每日1～2剂。治寒湿中阻、腹胀疼痛。

⑨七味朴花汤：厚朴花、甘草各6克，薏苡仁、茵陈各30克，白蔻仁20克，茯苓15克，杏仁9克，水煎，频饮，每日1～2剂。治湿温初起型胸闷呕恶、头痛厌食。

⑩朴花十物汤：厚朴花、桂花各6克，羌活、威灵仙各9克，当归、赤芍、桑寄生各15克，黄芪、党参各30克，鸡血藤50克，水煎，频饮。治慢性肩周炎。

⑪十全朴花汤：厚朴花、柚花、紫苏、白芷各6克，藿香、白术、法半夏、大腹皮各9克，茯苓10克，甘草3克，水煎，分2次服，每日2剂。治寒湿型急性胃肠炎。

⑫朴花姜蜜丸：厚朴花、干姜各等份，共研末，加蜜为丸（梧桐子大），温开水送服，每次30粒。治中寒泻泄（尤其小儿）。

⑬厚朴花糖：厚朴花150克，白糖适量，拌匀后腌制3天，每取50克沸水冲泡，频饮。治慢性咽炎。

⑭厚朴花末粥：厚朴花适量，研末，每取3克调入由粳米50克煮成的粥中，食用，每日3剂。治肝胃气痛。

〔附注〕

①本植物的树皮较厚、木质；而花虽小，但瓣厚气香，故称"厚朴花"。

②本树的皮（厚朴）、花（厚朴花）、果实（厚朴果）均可供药用。其花还可入糖、入粥等；而种子、树皮还可榨油。

③与本树同科同属的凹叶厚朴树（庐山厚朴树），因外形及功效等都类似，故同样供药用；而木兰科木莲属植物四川木莲树的花，在四川地区也有充作"厚朴花"用的。

④干燥厚朴花形似毛笔头，棕（红）褐色，有柄，花头完整；当花瓣展开后，有较大花蕊外露，棕黄色长柱形；花瓣肉质、匙形、易脆、芳香。选购时，以含苞未开、身干、完整、柄短、色棕红、香浓者为佳。

⑤药理试验表明，厚朴花提取液有较好的降血压作用。

⑥临床报道，厚朴花煎液对阿米巴痢疾有较好的疗效。

莞 花

〔别名〕 山皮条花、铁扇子花、半边梅花、矮陀陀花等。

〔来源〕 莞花系瑞香科莞花属落叶灌木莞花树的花蕾。

〔药分〕 莞花素、刺激性油状物、苯甲酸等。

〔药性〕 性寒，味辛、苦，有毒，入肠、胃、肺、肾经。

〔功效〕 泻水逐饮、消坚破积。

〔应用〕 痰饮、咳逆上气、水肿、喉中肿满、癥瘕疙癖等。

〔提示〕

①本花有毒，不宜多服（汤剂成人每次内服量应<4.5克），且应在医生指导下服用。

②本花有消坚破积的作用，"体虚无积及孕妇忌服"（《中药大辞典》）。

〔食例〕

①八味莞花汤：莞花、芫花各15克，甘草、甘遂、大戟、大黄、黄芩各30克，大枣10枚，

均切细,加水5升熬成1.6升,饭前分4次顿服。可治水肿、支饮病(《千金方》)。

②七味芫花丸:芫花(熬香)、芫花(熬香)、巴豆(去皮,熬变色)、杏仁(去皮,熬变色)、甘遂、桂心、桔梗各一份,分别捣烂,合并,加白蜜适量后捣成小豆样丸,温开水送服,每次1丸,每日3次,服之(服用期间忌猪肉、芦笋、生葱)。治腹中寒气,多食易饥(《范汪方》)。

〔附注〕

①芫花树的花朵茂密繁饶。饶、芫同音且意近,故名"芫花"。

②瑞香科芫花属植物的品种较多,我国约有40种,用作药材的,除芫花外,主要还有南岭芫花(了哥王)、细轴芫花(黄芫花)等。它们大多含有强生理活性或毒性成分。

③瑞香科芫花属植物芫花与本花在外形、药性及功效上有点相近,混用的情况也曾发生。关于这一点,历来就有歧义。如《本草纲目》:"芫花,盖亦芫花之类,气味主治大略相近。"《本草备要》:"芫花,辛散结,苦泄热,行水捷药。主治略同芫花";而《唐本草》:"芫花,苗似胡荽,茎无刺,花细,黄色,四、五月收,与芫花全不相似也。"《本草求真》:"芫花虽与芫花形式相同,而究绝不相似,盖芫花叶尖如柳,花紫似荆,芫花苗茎无刺,花细色黄。至其性味,芫花辛苦而温,此则辛苦而寒。若论主治,则芫花辛温,多有达表之力;此则气寒,多有入里走泄之效。"

④芫花树的根(芫花根)、(芫花)均可供药用。本品几为野生,主要生于山地石壁缝隙或山坡沟边较潮湿处。在5~6月份采摘花朵,阴干。剔尽杂质,筛去泥土,贮存备用。

⑤药理试验表明,河朔芫花浸膏片对肝炎病有一定疗效。

⑥有药物资料称,芫花中所含芫花醇具有抗淋巴细胞性白血病的作用。

荭草花

〔别名〕 水荭花、红蓼花、天蓼花、家蓼花、辣蓼花、东方蓼花、大毛蓼花、水蓬稞花、追风草花、狗尾巴花、何草花等。

〔来源〕 荭草花系蓼科蓼属一年生草本植物红蓼草的花序。

〔药分〕 黄酮类、蒽醌类、鞣质等。

〔药性〕 性温,味辛,无毒,入心、胃经。

〔功效〕 行气、活血、消积、止痛。

〔应用〕 头痛、心胃气痛、腹中痞积、痢疾、小儿疳积、横痃等。

〔提示〕

①本花性味温辛,助热散血,疮疡、目疾患者慎服。

②本花在某些地区又被叫做"狗尾巴花",而苋科青葙属植物青葙草、禾本科狗尾草属植物大狗尾草的花也均可叫做"狗尾巴花",须注意。

〔食例〕

①荭草花汤:荭草花一大撮,加水2碗煎至1碗后服用。治胃脘血气作痛。

②荭草花车前草汤:荭草花、车前草各30克,水煎服。治菌痢。

③荭草花散:荭草花适量,烘干研末,温酒送服,每次6克,每日1次。治心气腹痛。

④荭草花叶散：荭草花、荭草叶各适量，炒干研末，每次9克，赤痢者用蜂蜜水送服，白痢者用白糖水送服。治痢疾初起。

⑤荭草花膏：荭草花1碗，水3碗，用桑柴文武火煎熬成膏，白酒调对服用（忌荤腥油腻之物）。治腹中痞积。

〔附注〕

①红蓼草虽是草本植物，但却比较高大，且花多繁红，故名"荭草"；其花，也就被叫做"荭草花"了。它的株形美艳、枝叶壮鸿、疏散洒脱、花期又长，炎夏时节红色果穗随风摇曳，确有清凉消暑之感，令人惬意非常。

②蓼属植物，我国已有120种，其中药用的就有80来种，主要有红蓼、蓼蓝、拳参、萹蓄等；而原本属于蓼属的何首乌、虎杖，现已被《中国植物志》单列为首乌属、虎杖属了。

③红蓼草的茎叶（荭草）、花（荭草花）、果实（水红花子）均可供药用。其中，荭草有毒，服用量不宜过大，孕妇忌服。

④本品作药材时，大多用的是干燥花序：花多数，攒簇成穗；花被5瓣，淡红色或带白色；初开花朵扁卵形。选购时，以花完整、身干、色淡红或带白色、无粗梗及杂质者为佳。

荠菜花

〔别名〕 荠花、荠荠菜花、护生草花、鸡心菜花、鸡脚菜花、清明草花、净肠草花、菱角菜花、地米花、地米菜花、地地菜花、香田荠花、枕头草花、榄鼓菜花等。

〔来源〕 荠菜花系十字花科荠属一年生或两年生草本植物荠菜（草）的花序。

〔药分〕 硫苷、生物碱、黄酮类等。

〔药性〕 性凉，味甘、淡，无毒，入肝、脾经。

〔功效〕 凉血止血、清热利湿。

〔应用〕 咯血、吐血、衄血、尿血、崩漏、痢疾、赤白带下、肾炎、乳糜尿、小儿乳积等。

〔提示〕

①本花性凉，脾胃虚寒者不宜多服。

②本花在某些地区又可叫做"清明草花"或"净肠草花"，而菊科鼠曲草属植物鼠曲草的花也可叫做"清明草花"，蓼科荞麦属植物荞麦草的花也可叫做"净肠草花"，须注意。

〔食例〕

①荠花车前子茶：荠菜花、车前子各20克，混匀，分2次沸水冲泡，频饮。治乳糜尿。

②荠花当归茶：荠菜花20克，当归10克，捣烂，于保温杯中沸水冲泡并焖15分钟，代茶，1日饮尽。治更年期功能性子宫出血。

③荠菜花汤：荠菜花30克，水煎煮，代茶饮，2～3日1剂，连服2～3周。可预防流脑。

④荠花白及汤：荠菜花、白及各15克，水煎，频饮，每日1剂。治湿热型痢疾。

⑤荠花内金汤：荠菜花10克，鸡内金6克，水煎取汁，每服1～2汤匙，每日3次。治小儿疳积。

⑥荠花马齿苋汤:荠菜花、马齿苋各60克,分2次水煎,频饮,每日1剂。治湿热风蕴型崩漏。

⑦荠花旱莲草汤:荠菜花15克,旱莲草12克,加水煎煮20分钟,代茶饮。治高血压。

⑧荠花益母草汤:荠菜花30克,益母草、墓回头各20克,水煎服。治功能性子宫出血。

⑨荠花归参汤:鲜荠菜花30克,当归12克,丹参6克,水煎服。治崩漏。

⑩荠菜花散:荠菜花适量,阴干,研末,每次6克,枣汤送服。治久痢。

⑪荠蛋花汤:鲜荠菜花50克,洗净、沥干,放入热油锅内微炒,加水煮沸,打入鸡蛋2个,快速搅拌,做成蛋花汤服用。治肾炎。

⑫荠花糯米粥:鲜荠菜花100克,加入由糯米60克煮得将熟的粥内,续煮片刻,加盐调味后服用。治乳糜尿。

⑬荠花冠花粥:荠菜花30克,鸡冠花15克,水煎取汁,加粳米100克,煮粥,加白糖调味,分2次服。治尿路感染。

⑭荠花槐花粥:荠菜花30克,槐花15克,水煎取汁,加粳米60克,煮粥、加盐调味后食用。治咯血、尿血、便血。

⑮荠花蚕花粥:荠菜花30克,蚕豆花50克,加入由糯米60克煮得将熟的粥内,稍煮,分2次服。治气虚血热型月经过多。

⑯荠花马齿苋粥:洗净的鲜荠菜花50克,洗净的马齿苋30克,放入热油锅内微炒,加水适量,粳米50克,盐少许,煮粥,分顿食之。治痢疾。

〔附注〕

①荠菜(草),饿时可以果腹充饥,伤时可以止血活命,功效巨大,作用齐全,确系一种救济世人的植物。济、荠同音近义,故名。其花,也就叫做"荠菜花"了。

②荠菜草的全草(荠菜)、花(荠菜花)、种子(荠菜子)均可供药用。荠菜的嫩苗可以入菜(炒菜、凉拌菜)、入粥、入馅等;荠菜花也可入菜、入粥等。

③荠菜花的总花序较细,鲜品绿色,干品黄绿色;小花梗纤细易折,花小,花瓣4片,白色或淡黄棕色;气微清香,味淡。

④荠菜花炮制时,先要快速洗净,切断,然后加热干制。

扁豆花

〔别名〕 峨眉豆花、眉豆花、南扁豆花、白扁豆花、小刀豆花、藤豆花、茶豆花、膨皮豆花、羊眼豆花、鹊豆花、南豆花等。

〔来源〕 扁豆花系豆科扁豆属一年生缠绕性草质藤本植物扁豆草的初开花朵。

〔药分〕 原花青苷、花青素、香豆素、黄酮类(木樨草素、大波斯菊苷等)、α-甘露醇等。

〔药性〕 性平,味甘、淡,无毒,入脾、胃、大肠经。

〔功效〕 消暑化湿、健脾和胃。

〔应用〕 夏伤暑湿、发热、泄泻、痢疾、赤白带下、跌打伤肿等。

〔提示〕

①干扁豆花的表面微黄色,易霉蛀,贮存时应密封并放于阴凉通风干燥处。

②本品又叫做"南豆花",而豆科巢菜属植物蚕豆草的花也可叫"南豆花",须注意。

〔食例〕

①扁花参花茶:扁豆花20克,人参花10克,混匀后分3次,沸水冲泡,频饮,每日1剂。治食积、暑湿泄泻。

②扁豆花浓液:白扁豆花100克,水煎取浓液,饮用,每次0.5~1毫升/千克体重,每日4次,7天为1个疗程。治菌痢,疗效显著。

③焦扁豆花汤:扁豆花60克,炒焦,水煎服,第1天2次,第2天1次。治痢疾初起。

④扁豆花末汤:白扁豆花(紫者勿用)末6克,米汤适量,熬煮,加盐少许后搅匀,空腹喝下。治血崩不止。

⑤扁豆花藿香汤:扁豆花、鲜藿香各15克,水煎服。治腹痛吐泻。

⑥扁豆花椿皮汤:扁豆花9克,椿白皮12克,用纱布包好,水煎服。治急性霉菌性阴道炎。

⑦扁豆花牡丹汤:扁豆花、牡丹花各6克,水煮,代茶饮。治经前腹部闷痛。

⑧扁豆花丁香汤:扁豆花3~5朵,丁香2~3粒,水煎服。治小儿吐泻。

⑨扁豆花银菊汤:白扁豆花、白菊花各15克,金银花20克,于搪瓷锅内水煎,频饮。治暑湿感冒。

⑩六味扁豆花汤:扁豆花、丝瓜花各6克,金银花10克,加入由香薷6克,滑石10克,薏苡仁15克于砂锅内水煮40分钟后的汤中,续煮5分钟,取汁饮用,每日1剂。治暑湿感冒。

⑪八味扁豆花汤:扁豆花、川朴各9克,苍术、茯苓各10克,茵陈、薏苡仁各20克,火炭母草30克,甘草6克,水煎,代茶饮,每日1~2剂。治暑热腹泻。

⑫扁豆花银藿饮:扁豆花20克,藿香12克,金银花10克,水煎取汁,加白糖适量,服用。治暑湿感冒。

⑬扁豆花散:扁豆花适量,烘干研末,米汤送服,每次5克,每日3次。治急性胃肠炎。

⑭扁豆花蜜膏:白扁豆花末100克,蜂蜜500克,调匀,温开水冲服,每次10克,每日3次。治白带过多。

⑮扁豆花丝瓜汤:扁豆花10克,洗净;瘦猪肉150克,洗净、切片,丝瓜250克,去皮、洗净、切块,一起入锅煮汤,待肉熟后,再加入扁豆花、盐、味精等,续煮10分钟,服用,每日1剂,连吃7~10天。治痤疮。

⑯扁豆花蛋花汤:扁豆花20克,水煎,沸后打入鸡蛋1个,搅匀并煮沸,饮用。治痢疾。

⑰扁豆花煎鸡蛋:鸡蛋2个,打散,倒入热油锅内煎成小块,加入扁豆花30克,盐等作料,翻炒至熟,佐餐,每日1剂。治腹泻。

⑱扁豆花馄饨:鲜扁豆花适量(择净勿洗、沸水煮过),小猪里脊肉1条,葱1根,胡椒7粒,酱汁拌匀后剁细,以煮扁豆花的水和面,包馄饨,烤熟食之。治各种泄痢。

⑲扁豆花粥:干扁豆花10克,加入由粳米100克煮成的粥中,续煮沸后食之。具助消

化、增食欲作用。

⑳白扁豆花粥：白扁豆花 10～15 克（鲜品 25 克），洗净后加入由粳米 50 克煮得将熟的粥中，续煮 1～2 沸，每日早晚温服。治赤白带下。

㉑扁花桂花末粥：扁豆花 50 克，桂花 10 克，研末，每取 1 匙，调入 1 小碗粥中，加糖食用，每日 1～2 次。治消化不良。

㉒扁花玫瑰末粥：扁豆花、玫瑰花各 30 克，研末，每取 1 匙，调入 1 小碗粥内，加糖食用，每日 2 次。治消化不良、暑湿厌食。

㉓扁豆花豆粥：扁豆花 30 克，扁豆 20 克，粳米 50 克，加水煮粥，分顿食用。治急性胃肠炎。

㉔扁豆花末炒米粥：白扁豆花适量，焙干研细末，每取 10 克，调入由炒米 30 克煮成的粥中，食之，每日 3 次。治白带过多。

㉕扁豆花马齿苋粥：扁豆花 30 克，马齿苋 50 克，于锅内微炒，加水适量，粳米 50 克，盐少许，煮粥，分次食之。治痢疾。

〔附注〕

①扁豆草的根（扁豆根）、藤（扁豆藤）、叶（扁豆叶）、花（扁豆花）、种子（扁豆）、种皮（扁豆衣）均可供药用。扁豆花还可入茶、入汤、入粥、入面点等。

②干燥扁豆花呈扁平不规则三角形，下部有绿褐色钟状花萼，外面被白色短毛；花瓣 5，皱缩，黄白色或黄棕色。质软，体轻，气微香，味淡。选购时，以朵大、身干、色白、无杂质者为佳。

③《本草钩沉》载："鲜扁豆花或叶，捣汁，多量灌服，解食物中毒。"

④临床报道，扁豆花煎剂对治疗细菌性痢疾有一次疗效（有效率达 76.9% 以上）。

洋金花

〔别名〕 曼陀罗花、白曼陀罗花、毛曼陀罗花、大喇叭花、虎茄花、胡茄花、山茄花、风茄花、风麻花、南洋金花、醉心花、酒醉花、醉仙桃花、羊惊花、马兰花等。

〔来源〕 洋金花系茄科曼陀罗属一年生草本植物白（或毛）曼陀罗草的花朵。

〔药分〕 生物碱（天仙子碱、天仙子胺等）、阿托品、酪胺、阿朴天仙子碱等。

〔药性〕 性温，味辛，有毒，入肺、肝经。

〔功效〕 定喘止咳、镇痛解痉。

〔应用〕 哮喘咳嗽、脘腹冷痛、风湿痹痛、肌痛麻木、小儿惊风、癫痫等及外科麻醉等。

〔提示〕

①本花含毒性生物碱（天仙子胺等），忌多服（汤剂成人每次内服量必须严格限在 0.45 克以内）；本花主要作为药用，应严遵医嘱，以免中毒。

②《中华药海（精华本）》称洋金花："表证未解，热咳痰稠，均忌服。体弱者禁用"。

〔食例〕

①三味洋金花茶:洋金花0.2克,桔梗4克,甘草3克,沸水冲泡半小时,饮汁,每日2~3次。治哮喘咳嗽(《图说养花与花疗》)。

②洋金花汤:洋金花0.4克,水煎服。治肿瘤疼痛(应严遵医嘱)。

③洋金花丁香汤:洋金花0.4克,丁香4克,水煎服。治胃炎性疼痛(应严遵医嘱)。

④洋金花白菊汤:洋金花0.4克,白菊(炒)21克,甘草粉、贝母及白及各9克,陈皮12克,煅瓦楞15克,水煎浓缩至100毫升,饮用,每次50毫升,每天2次。30~40天为1个疗程。治溃疡(应严遵医嘱)。

⑤洋金花酒:洋金花30克,浸泡于白酒500毫升内,半月后开始饮用,每次约5毫升,每日2次。治风湿性关节炎(应严遵医嘱)。

⑥洋金花散:洋金花0.4克,研末,沸水冲服。治哮喘型气管炎(应严遵医嘱)。

⑦洋金花朱砂散:洋金花7.5克,朱砂(水飞)15克,研末,温酒调服,每次0.6克(若醉便卧,勿令惊扰)。主治阳厥气逆多怒狂症(《证治准绳》)。

⑧洋金花全蝎散:洋金花7朵,炒全蝎10只,天麻、炮南星、朱砂、乳香各7.6克,研末,用薄荷汤调服,每次1.5克。治小儿慢惊风(《御药院方》)。

⑨洋金花蜜丸:洋金花0.1克,金银花、远志、甘草各0.5克(以上为每丸含量)共研末,加蜜为丸,温开水送服,每次1丸,每日2次。连服30天。治慢性支气管炎(应严遵医嘱)。

〔附注〕

①"曼陀罗"是由梵语音译而来,意为"悦意花";而据传,道家北斗曼陀罗星使者手执本花,故名"曼陀罗花"。它皎白素秀,玉洁高雅;但朝开午谢,"红颜"易逝,观后令人扼腕。对此,南宋陈与义作诗叹息道:"我圃殊不俗,翠蕤敷玉房。秋风不散吹,谓是佛上香。烟速金钱梦,露醉木槿妆。同时不同谢,浇月照低昂。"白曼陀罗花主产于我国南方,故又名"南洋金花";与此花近似的毛曼陀罗花主产于我国北方,故名"北洋金花"。与它们同属的欧曼陀罗、紫花曼陀罗、无刺曼陀罗、重瓣曼陀罗等的花也同等入药。

②曼陀罗草的根(曼陀罗根)、叶(曼陀罗叶)、花(洋金花)、种子(曼陀罗子)均可供药用。选购洋金花药材时,以朵大、完整、干燥、无杂质者为佳。

③药理试验表明,一般剂量的洋金花煎液有催眠入睡、解除有机磷农药中毒、抗休克,止痛等作用。

④临床报道,洋金花对慢性支气管炎、强直性脊椎炎、跟骨骨质增生、急性软组织损伤均有很好疗效。

⑤过量服用洋金花制剂后,通常在0.5~1小时(短者约10分钟,长者可达3小时)后出现面色潮红、躁动不安、口干晕眩、步子不稳、幻视幻听,直至高烧、昏迷、大小便失禁、抽搐等中毒现象。在中毒早期,可用生甘草120克或生甘草及生绿豆各30~60克水煎服来进行急救,然后急送医院诊治。

洛神花

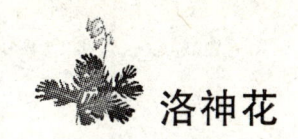

〔别名〕 玫瑰茄花、山茄花、洛神葵花、酸模花、罗塞耳花等。
〔来源〕 洛神花系锦葵科木槿属一年生草本植物玫瑰茄草的花朵。
〔药分〕 黄酮苷类、生物碱类、酚类等。
〔药性〕 性凉、味酸、甘、涩,无毒,入肝、胃经。
〔功效〕 清热祛暑、凉血解毒。
〔应用〕 心烦气躁、暑热疹痒、口舌生疮、带下、月经不调、痛经等。
〔提示〕
①洛神花性味凉酸涩,不宜多服久服,否则耗损津液;体虚气弱之人尤应慎之。
②本品又被叫做"山茄花",而茄科曼陀罗属植物曼陀罗草的花也可叫做"山茄花",须注意。
〔食例〕
①洛神冰糖茶:洛神花5朵,沸水冲泡并闷3分钟,加冰糖1匙,频饮。具养血益气、润肤美唇功效。
②洛神石榴花汤:洛神花、石榴花各6克,水煎,酌饮。适合遗传性高血压。
③洛神凌霄花汤:洛神花、凌霄花各6克,水煎,酌饮。治胃脘胀热、口渴易饥。
④洛神杜鹃花汤:洛神花、杜鹃花各6克,水煎,酌饮。治带下、痛经、月经不调。
⑤洛神三物汤:洛神花1.5克,葛花3克(后下),乌梅5粒、冰糖适量,水煎服。具醒酒、助食功效。
⑥五味洛神花汤:洛神花、菊花、山白菊、金银花、苹果花各4.5克,水煎,频饮。治五心烦热、口舌生疮。
⑦洛神五物汤:洛神花、乌梅各9克,山楂、陈皮、甘草各3克,冰糖15克,水煎,频饮。具消暑除湿、宁心安神功效(忌多服常服,体虚气弱者尤慎之)。
⑧洛神冰糖饮:洛神花9克,冰糖6克,水煎,频饮。适合更年期潮热、不安、失眠的女士。
⑨洛神花冰棍:洛神花10朵,快洗,水煮去渣,加冰糖2大匙,搅匀,凉后倒入冰棍模槽,入冰冻室冻成冰棍,食之。适合心浮气躁、心神不安者。
〔附注〕
①洛神花的花萼及花冠美艳别致,其红色让人亢奋,是一种别具风格的观赏花卉,在当今国内国际市场上都具有较高的地位。
②洛神花草,不仅根、种子可以入药,茎皮可制作绳索和纸张,嫩叶、幼果腌渍后可食,而且花萼、小苞片可制果酱,花萼还可提制含有红色素的果胶,是果汁、果酱等食品的天然染色剂。可见它有着很大的经济价值。

③在酸梅汤中,将洛神花与乌梅搭配,更能解消心气郁愁;若与石榴花、凌霄花或杜鹃花搭配,可加强养肝的功效。

④药理试验表明,洛神花提取物具有调节血压、改善睡眠的作用。

玳玳花

〔别名〕 代代花、酸橙花、枳壳花、臭橙花、回春橙花、回青橙花等。

〔来源〕 玳玳花系芸香科柑橘属常绿灌木或小乔木玳玳花树的花蕾。

〔药分〕 挥发性成分(柠檬烯、芳樟醇、香茅醇、缬草酸、茴香醛、柚皮苷、新橙皮苷等)、黄酮类等。

〔药性〕 性平,味辛、甘、微苦,无毒,入胃、肝经。

〔功效〕 理气舒胸、和胃止呕。

〔应用〕 胸中痞闷、脘腹胀痛、厌食、恶心呕吐、肝胃气痛、慢性胃痛、胃下垂、胃肠溃疡等。

〔提示〕

①《中华药海(精华本)》称玳玳花:"肝胆郁热及脾胃阴虚者慎用"。

②本花富含挥发油,芳香,属理气药,煎煮时间不能过长,干制时切忌烘焦,否则会降低药效。

〔食例〕

①玳玳花茶:玳玳花 2 克,沸水冲泡,频饮。治心胃气痛。

②玳玳花绿茶:玳玳花 10 克,绿茶 20 克,混匀,分 3~5 次沸水冲泡,频饮。治肝气胃痛。

③玳玳橘皮甘草茶:玳玳花、橘皮各 6 克,甘草 3 克,混匀,分 3 次开水冲泡并闷 10 分钟,频饮。治肝胃气痛。

④四味玳花汤:玳玳花、木香各 10 克,蒲公英 20 克,麦芽 5 克,水煎服。治浅表型胃炎。

⑤玳玳素馨花汤:玳玳花 5 克,素馨花 6 克,木香 5 克(后下),水煎服。治肝郁胁痛。

⑥玳玳山楂汤:玳玳花、山楂各 10 克,水煎,频饮。治高血压。

⑦玳玳黄芪汤:玳玳花 6 克,黄芪、党参、千斤拔各 30 克,甘草 6 克,加水煎煮,分 3 次服,每日 1 剂。治慢性胃痛、胃下垂。

⑧玳玳白芍汤:玳玳花 6 克,乌药及甘草各 6 克,枳壳 9 克,白芍 30 克,木香 6 克(后下),水煎煮,分 3 次服完。治胃肠溃疡。

⑨玳玳花粥:玳玳花 5 克,粳米 50 克,煮粥,食前加白糖少许调味。治慢性咽炎。

⑩玳玳扁豆花粥:玳玳花 10 克,扁豆花 20 克,粳米 100 克,煮粥,分次服用。治厌食症。

〔附注〕

①玳者,洁白珍贵之意也。本花洁白如琼,瓣质深厚如玉,香浓扑鼻长久不消,故名"玳玳花";本花落后结出的橙黄色扁球形柑果可在植株上存留2~3年,既不脱落又不腐烂,而且去年已成熟的橙黄色果实,到了今年夏天又会变回为青绿色,犹似新结出的,故又名为"代代";因本植物柑果味酸,故又得名"酸橙";其幼果称"枳实",未成熟而又切为两半的果实被称为"枳壳"。本植物树冠浓绿、枝叶婆娑、花香扑鼻、金果叠布,实为我国传统观花观果树木。

②用玳玳花熏制的茶叶叫玳玳花茶,与茉莉花茶齐名。其干制品并不因干制而香气消减且久贮不散,用于泡茶、入药都颇受欢迎。

③本花在干制时,先是急火烘至八成干,待显黄色时再用小火烘至全干。选购时,以身干、色黄白、香气浓、无破碎者为佳。

④药理试验表明,玳玳花对肠胃有温和的刺激作用,可促进消化腺分泌;同时,它还有一定消炎作用及收缩血管的作用。

春砂花

〔别名〕 砂仁花、阳春砂花、缩砂花、缩砂仁花、缩砂蜜花等。
〔来源〕 春砂花系姜科豆蔻属多年生草本植物阳春砂草的花朵及花序梗。
〔药分〕 挥发油(莪术醇、姜烯、姜醇等)、黄酮类(山姜素、高良姜素)、色素(姜黄素等)。
〔药性〕 性微温,味辛,无毒,入肺、脾、胃经。
〔功效〕 利肺快膈、行气和胃、化痰止咳。
〔应用〕 痰咳、喘咳、慢性支气管炎、慢性咽炎、肝胃气痛、神经官能症、痛经、厌食等。
〔提示〕

①本花性味偏温辛,阴虚内热、目疾患者慎服。

②本花含挥发油,气香,贮藏时应密封并置阴凉干燥处,以减少失香和变质。

〔食例〕

①春砂花茶:春砂花3克,沸水冲泡,频饮。治经前乳胀、痛经。

②春砂扁豆花茶:春砂花5克,扁豆花20克,混匀,分3次沸水冲泡,代茶。治厌食。

③春砂桂花茶:春砂花、桂花各3克,分2次沸水冲泡,频饮,每日1剂。治肝气胃痛。

④春砂旋覆花茶:春砂花3克,旋覆花10克,用布包好,沸水冲泡、频饮,每日1剂。治胃炎呕吐。

⑤春砂佛手花茶:春砂花、佛手花各4克,沸水冲泡,频饮,每日2剂。治肝气犯胃之呕吐。

⑥双花甘草茶:春砂花、甘草各3克,玳玳花5克,沸水冲泡,频饮,每日1剂。治腹胀厌食。

⑦春砂陈皮汤:春砂花5克,陈皮12克,水煎服。适合慢性支气管炎患者。

⑧春砂姜茵汁鱼:春砂花5克,洗净,鲫鱼500克,剖腹、去杂、洗净,加入由茵陈30克

水煎 5 分钟后取得的汁水中,再加生姜 3 片,盐、味精、料酒等,炖熟烂,服用。具有健脾化湿、安胎功能;治黄疸性肝炎,对胆囊炎也有较好疗效。

⑨春砂花末粥:春砂花末 3 克,调入由粳米 50 克煮成的粥中,趁热食之。治肝气胃痛。

〔附注〕

①在我国,阳春砂草早期主要产于广东阳春市,故名"阳春砂花""春砂花"等;传说此花只在远离人间之地方才能生长,大有"超凡脱俗""仙风道骨"之态,故被誉为"花中仙子"。

②与春砂草同科同属的植物,我国就约有 30 种,其中主要的药用植物还有缩砂草、白豆蔻、草果等几种。

③与春砂花同属的植物缩砂花(又叫西砂花),其形态、药分、功效均相近,所以中药界把两者几乎同等使用。它们的差别在于:春砂花内氧化合物含量更高,总体质量要好一些。

④阳春砂草的花及花序梗(春砂花)、种仁(砂仁)及果壳(砂仁壳)均可供药用。干燥春砂花整体呈淡紫色;花朵细软而小,花序梗长有节;稍有香气。

秋海棠

〔别名〕 秋海棠花、八月春、断肠花、断肠草、相思草、海红花等。

〔来源〕 秋海棠系秋海棠科秋海棠属多年生常绿草本植物秋海棠草的花朵。

〔药分〕 草酸、甾醇、香树素、葡萄糖苷类等。

〔药性〕 性寒,味苦、辛,无毒,入心、肝经。

〔功效〕 活血化瘀、清热消肿、调经止带、疗癣杀虫。

〔应用〕 外伤瘀血、咽喉肿痛、咯血吐血、月经不调、崩漏带下、痈疔肿毒、癣疥、寄生虫等。

〔提示〕

①本花性味寒苦,脾胃虚寒、大便溏泻者慎服。

②秋海棠与海棠花,虽说在外观形态、名称上都有某些相似之处,但两者却有本质上的不同:前者是草本,系秋海棠科秋海棠属植物,秋季开花;后者是木本,系蔷薇科苹果属植物,春末开花,须注意。

〔食例〕

①秋海棠茶:秋海棠花 10 克,沸水冲泡,频饮。治月经夹块、腹痛。

②秋海棠花饮:秋海棠花 9 克,白糖及红糖各 3 克,水煎煮,代茶饮。治赤白痢疾。

③秋海棠石泽兰汤:秋海棠花、石泽兰各 3 克,水煎服。治崩漏、白带。

④秋海棠当归汤:秋海棠花 9 克,当归 6 克,水煎,代茶饮。治月经不调、崩漏带下。

⑤秋海棠菜汁:秋海棠花 10 朵,扯瓣,淡盐水洗净;胡萝卜 1 小根去皮,切小段;堇菜 1 棵,洗净、去头须、切小段。在打汁机中放入上述三物及水 300 毫升,打汁,加果糖 1 匙,搅匀后即饮。治烦热、体臭。

⑥秋海棠猪肺汤:秋海棠花 9 克,桔梗 6 克,猪肺 60 克,水煮,去渣,喝汤。治胸闷气

短、吐血。

⑦秋海棠蒸鳕鱼：鲜秋海棠花 10 朵，扯瓣，淡盐水中洗净；鳕鱼片适量洗净、装盘，撒上盐、姜丝、料酒各适量及秋海棠花瓣，置蒸锅中，大火烧开后转中火蒸约 10 分钟熄火，趁热食之。治外伤瘀血。

⑧秋海棠栗粥：栗子仁 100 克去皮切碎，粳米 160 克，加水煮至熟烂，再加入冰糖碎粒 30 克，秋海棠 50 克（去梗、柄），续煮片刻，服用。治跌打损伤。

〔附注〕

①因本花在外观形态上与海棠花有某些相似，加上又是在秋天盛开，故被称作"秋海棠"；同时，相传古代一美女日夜思念心上人，经常"洒泪""喷血""想断肠"。天长日久，便在思念、哭泣、滴血处长出了草并开出了花朵及颜色酷似该女子颜面的鲜花来。因此，人们又把这种花叫做"相思草花""断肠花"了。

②本花不仅花形多姿、花色艳丽，而且叶片也娇嫩柔媚、色彩丰富：淡绿、深绿、淡棕、深褐、粉红、紫红等，因此，它是我国一种著名的观赏花卉，历来在骚人墨客的笔下都有绝佳的描述，如有人就曾用"春色光阴到海棠，独留此种占秋芳。稀疏点缀猩红小，堪佐黄花荐客觞"的诗句来赞颂过秋海棠的美艳娇姿，真是妙笔。

③与本品同科同属的植物很多，能供作药用的主要有银星秋海棠、珊瑚秋海棠、粗喙秋海棠、圆叶秋海棠、紫背秋海棠、香秋海棠、裂叶秋海棠、中华秋海棠、心叶秋海棠等多种。

④秋海棠草的根（秋海棠根）、茎叶（秋海棠茎叶）、花（秋海棠）、果实（秋海棠果）均可供药用。

韭菜花

〔别名〕 起阳草花、壮阳草花、草钟乳花、长生韭花、扁菜花、韭花等。

〔来源〕 韭菜花系百合科大葱属多年生草本植物韭菜的花序。

〔药分〕 生物碱、强心苷、甾体皂苷、蒽醌类、含硫化合物、多糖等。

〔药性〕 性温，味甘、微辛，无毒，入肺、脾、肾经。

〔功效〕 和中行气、散血解毒。

〔应用〕 胸冷痹痛、噎嗝反胃、腹中冷痛、糖尿病、小便不利、跌打损伤等。

〔提示〕

①本花性味偏温辛，行气助热，阴虚内热、疮疡目疾患者慎食。

②本花上易残留污物、农药，烹饪前一定要漂洗干净，确保安全卫生。

〔食例〕

①韭菜花汤：干韭菜花 9 克，水煎煮，频饮。具温胃、润肺、化痰、去滞作用。

②韭花牛肉：瘦牛肉 500 克，煮熟，趁热扯丝，装盘；韭菜花 10 克洗净，与酱油、蒜泥、胡椒粉、辣椒油、盐拌匀，腌渍片刻，放在牛肉丝上；在热油锅内煸香葱丝，加清水烧沸，鸡蛋 50 克打散倒入，搅匀，放味精，然后浇在韭花上，撒上熟芝麻，佐餐。具有温阳散寒功效，适合畏寒怕冷者。

③韭花胡桃仁酒：韭菜花、韭菜叶各 60 克，胡桃仁 30 克，泡于黄酒 800 毫升中，20 天

后,早晚各饮20毫升。治性功能衰退。

④加味五花酒:将韭菜花、玫瑰花、蔷薇花、桃花、梅花、沉香各15克,核桃仁120克用布包好,浸泡于米酒、白酒各1 250毫升中密封30天(其间每天摇动1次),随饮(以不醉为度)。常饮有效。治肾阳虚阳痿、不孕不育。

⑤韭花炒核桃:韭菜花250克,洗净、去粗头、切段,倒入热油锅内煸炒,加盐、水各少许,快炒,待软时倒入已在热油锅中小火炒香的核桃仁2大匙,略翻炒几下,装盘,食之。具有固精壮阳、补肾强腰作用,主治肾阳虚阳痿、性欲减退。

⑥韭花炒花枝参:韭菜花120克,洗净、切段;花枝参1尾剥皮、去内脏、洗净、切十字花形状;在热油锅内倒入姜丝1大匙炒香,续入花枝参、韭菜花段及盐少许,翻炒,待花枝参卷起时装盘,食之。具有温肾、益肝、健胃功能。

⑦韭花炒肉丝:韭菜花240克,洗净、去粗头、切段;肉丝120克,加酱油、芡粉各少许,拌匀;在热油锅内倒入姜丝1匙爆香,续入肉丝快炒,待肉丝快熟时倒入韭菜花段、盐、水适量,大火快炒,当韭菜花软后装盘,食之。具有温腹补虚、增强体力作用。

⑧韭花拌豆干:韭菜花100克,洗净、切段,沸水焯熟、沥干;豆腐干200克,洗净、切丝,入沸水浸泡半小时,沥干;红柿子椒50克,洗净、切丝,加盐少许腌入味。将上三物放入盆内,加酱油、盐、味精、香油各适量,拌匀后装盘,佐餐食之。具有益气开胃功能。

〔附注〕

①韭菜(草),具有补肾助阳功能,故叫"起阳草""助阳草";因叶片扁平而又是一种蔬菜,故广西一带又把它叫做"扁菜"。

②韭菜(草)的根及鳞茎(韭根)、叶(韭菜)、花序(韭菜花)、种子(韭子)均可供药用。韭菜还可入汤、入菜、作馅等。

③菜市场上出售的韭黄,其实就是通过高高的培土,在不见阳光的环境中长出来的韭菜鳞茎及叶,因其色淡黄,故名。由于色泽鲜丽、吃起来细嫩、口感柔和,所以颇受人们的青睐。然而,就其营养价值来说,还不如一般的深绿色韭菜。

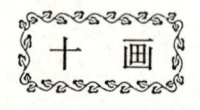

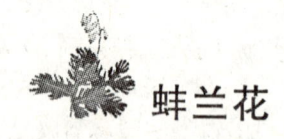

十 画

蚌兰花

〔别名〕 蚌花、红蚌兰花、菱角花、紫兰花、荷苞兰花、血见愁花、紫万年青花、紫背万年青花等。

〔来源〕 蚌兰花系鸭跖草科紫万年青属多年生常绿草本植物紫万年青草的带苞片花序。

〔药分〕 多糖类、果胶、黄酮苷、有机酸等。

〔药性〕 性凉,味甘、淡,无毒,入肺、脾经。

〔功效〕 清肺化痰、凉血止血、解毒止痢。

〔应用〕 肺热咳嗽、百日咳、咯血、吐血、衄血、便血、血痢、颈淋巴结核等。
〔提示〕

①干燥蚌兰花富含多糖,质地略柔韧,气微香,贮存时应密封并放于阴凉通风干燥处,以防受潮霉变、虫蛀及失香。

②本花在某些地区又叫做"紫兰花"或"菱角花",而兰科白及属植物白及草的花也可叫"紫兰花",菱科菱属植物菱草的花也可叫"菱角花",须注意。

〔食例〕

①蚌兰花汤:蚌兰花 9~15 克,水煎服。治痨伤吐血、血痢。

②干蚌兰花汤:干蚌兰花 20~30 朵,水煎服。治感冒咳嗽、痰血、衄血、百日咳、菌痢。

③三味蚌兰花汤:蚌兰花、马齿苋各 30 克,车前草 15 克,水煎服。治湿热泻痢。

④蚌兰花冰糖饮:蚌兰花 9 克,冰糖适量,水煎服。治急性支气管炎。

⑤蚌兰花炖直肠:蚌兰花 15 克,猪直肠适量,水炖煮,饭前服用。治便血。

⑥蚌兰花炖猪肉:蚌兰花 15 克,猪肉适量,炖煮,饭前服用。治便血、咳血。

〔附注〕

①本花序包藏于苞片内;苞片为 2 枚,犹似蚌壳;而花瓣又恰如兰花,故名"蚌花""蚌兰花";同时,此草四季常青,而叶片背面呈艳丽紫色,且苞片也是淡紫色,故又被叫做"紫背万年青"或"紫万年青"。

②本植物的株形美观,叶色亮丽,通常被栽培于草地边缘、路边、山石边、墙垣边等处以供观赏。

③紫万年青草的叶(蚌兰叶)、花序(蚌兰花)均可供药用。此外,蚌兰花还可入饮料、入汤和入菜。

④干燥的蚌兰花序,整体似舟状或折扇状,残存的花序柄细长,苞片似蚌壳,棕褐色,纸质,先端喙尖,有自基部放射状排列的脉纹;苞片内丛生多数花朵,通常为卵形的花蕾。选购时,以完整、身干、花朵尚未开放、无杂质者为佳。

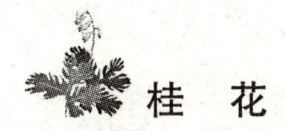

桂 花

〔别名〕 木樨花、岩桂花、月桂花、金桂花、银桂花、丹桂花、九里香花等。

〔来源〕 桂花系木樨科木樨属常绿灌木或小乔木木樨树的花朵。

〔药分〕 挥发油[烯类(罗勒烯、蒎烯、侧柏烯等)、紫罗兰酮、醇类(芳樟醇、金合欢醇等)、芳樟醇氧化物、丁香油酚、甲基呋喃等]、蜡质(烃类、有机酸)等。

〔药性〕 性温,味辛,无毒,入肺、脾、肾经。

〔功效〕 温肺化饮、散寒止痛。

〔应用〕 痰饮喘咳、脘腹冷痛、肠风血痢、寒疝腹痛、痛经闭经、牙痛口臭等。

〔提示〕

①本花性味温辛、芳香,阴虚内热、疮疡及目疾患者慎服。

②本品又被叫做"九里香(花)",而芸香科九里香属植物九里香树的花也叫做"九里香花",须注意。

〔食例〕

①桂花茶：桂花4克，沸水冲泡，频饮。治牙痛、咳喘痰多、经闭腹痛。

②桂花茶叶茶：桂花1克，茶叶2克，沸水冲泡并闷5分钟，代茶饮。治声音沙哑、皮肤干裂。

③桂花绿茶：桂花3克，绿茶2克，沸水冲泡，代茶饮。治牙痛、咽燥，防口臭。

④桂花冰糖饮：桂花数朵（淡盐水反复清洗、沥干），沸水冲泡，加冰糖1小匙，加盖闷3分钟，频饮。治喘咳。

⑤桂花茶糖饮：桂花、绿茶各3克，沸水冲泡，加冰糖少许，频饮。治口干咽燥。

⑥桂花红茶汁：桂花3克加水煮沸，加红茶1克续煮沸，取汁少量频饮。治口臭、牙痛。

⑦桂花汤：桂花9克，水煎服，每日2剂，连服数日。治荨麻疹。

⑧桂花茱萸汤：桂花10克，吴茱萸5克，水煎，代茶饮。治痛经。

⑨桂花红枣汤：桂花20朵洗净；红枣50克，泡发，加水煮至熟烂，再加红糖适量并略煮，最后加桂花，趁热服用。治痰饮喘咳、牙痛、口臭。

⑩桂花山药汤：桂花15克，洗净，山药500克，去皮、洗净、切片，加水煮熟，加熟猪油适量、桂花、白糖150克，略煮，服用。具有补肾益气，健脾开胃功效。

⑪桂花橘桔汤：桂花3克，橘皮、桔梗各6克，水煎煮，频饮。治咳嗽痰多。

⑫桂花荔肉汤：桂花30克，荔枝肉10克，水煎，加红糖、黄酒各适量，服用。治经闭腹痛。

⑬四味桂花汤：桂花、半夏、陈皮、杏仁各10克，水煎服。治多痰型慢性支气管炎。

⑭桂花五物汤：桂花、薄荷各10克，川芎、白芷各20克，甘草5克，水煎服。治牙痛。

⑮桂花白酒：桂花50克，洗净、沥干，于白酒500毫升内密封浸泡15天（每2天摇动1次），不时饮用。治痰饮喘咳、肠风血痢、牙痛、口臭。

⑯桂花米酒：桂花60克，放入米酒500毫升中，密封浸泡15天饮用，每次30毫升，每日2次。治肝胃气痛。

⑰桂花酒酿：桂花30克，糯米500克，混匀，加水浸泡，煮成干饭，待凉后加酒曲适量发酵成酒酿，于月经来潮前3天，佐餐温饮。连服5天。治子宫内膜异位性痛经。

⑱桂花圆肉酒：桂花100克，桂圆肉300克，冰糖50克，放于白酒1 500毫升中密封浸泡30余天，饮用，每次20毫升，每日2次。具有养心安神、祛病延年功效。

⑲桂花红枣羹：桂花3克，洗净；红枣250克，洗净，沸水浸泡2小时，捞出沥干，加入到烧开的白糖（18克）水中，直到煨成枣泥，加入桂花拌匀，食用，每日适量。治脾胃气虚、食纳欠佳。

⑳桂花白糖藕粉：桂花、白糖、藕粉各适量，沸水冲调，服用。治消化不良。

㉑糖桂花栗米糊：栗子仁200克，煮酥并碾泥，与白糖少许一起加入由糯米50克煮成的粥中，续煮沸，撒上糖桂花适量并拌匀，食之。治肾亏尿频、尿急。

㉒三味桂花饼：桂花、百药煎、孩儿茶各适量，做成膏饼噙嚼。治风虫牙痛。

㉓桂花糯米藕：桂花适量，洗净；藕两节，两端各切下一小段作帽盖，向藕孔中塞满糯米（约需200克），用牙签封牢帽盖，蒸熟透；取出，刮皮、去盖、切厚片，放碗中，撒上桂花，用玻璃纸封住碗口，入笼小火蒸1.5小时，取出食用。具有开胃健脾功效。

㉔桂花糖荸糕：桂花糖2匙，白糖适量，加水煮沸，倒入荸荠粉适量，搅匀成糊，再倒入刷油的模内，入笼蒸约30分钟，取出，当点心食之。具健脾开胃、宽胸化痰功效。

㉕桂花枣粉糕：桂花25克，洗净、沥干；红枣50克，洗净、去核、切碎；糯米粉400克，粳米粉100克，加水揉成面团，在笼内纱布上摊平，撒上桂花及枣屑，蒸熟，切方块，当点心食之。适合肝郁脾虚者。

㉖糖桂汁核桃仁：糖桂花10克，加清水适量，挤汁；核桃仁100克，沸水略泡，去外衣，倒入热油锅内炸至金黄，捞出沥油。锅内放水、白糖，小火熬至水干，放入桂花汁及核桃仁，稍翻动，装盘食用。治咳喘、尿频、阳痿、遗精。

㉗桂花麻莲子：桂花50克，洗净，干莲子100克去皮、去芯，裹上湿糯米粉，在热油锅内炸至金黄，捞出沥油；在余油锅内加入白糖50克，清水适量，搅动，至熬成黏性起丝的黄色糖浆时放入莲子，轻轻推动，撒上芝麻、桂花，装入刷油盘中，佐餐。具健脾止泻、养心安神功效。

㉘桂花糖山药：桂花50克，洗净，白糖适量，拌匀；山药750克，去皮、洗净、切段，竖码在盆内，入笼蒸30分钟，取出，去汤汁，撒上糖挂花，食之。适合痰饮喘咳、慢性支气管炎、泄泻者。

㉙桂花粳米粥：桂花3克，洗净，加入由粳米50克煮成的粥中，续煮10分钟，热服。治胃痛嗳气。

㉚桂花玉米粥：阴干桂花3克洗净，加入由玉米粒50克（浸泡1小时）煮得将熟的粥中，续煮至香气散出，食之。治口臭。

㉛桂花薏米粥：薏苡仁30克，煮粥，加入桂花、白糖、淀粉各适量，稍煮，食之。治湿热水肿、尿少或肠痈、肺痈。

㉜桂花白薯粥：白薯50克，隔水蒸熟透、去皮压泥，加入到由粳米25克煮成的粥中，再加入白糖少许并煮沸，撒入糖桂花数朵搅匀，食之。治小儿营养不良。

〔附注〕

①桂花树的木质纹理如犀，故名"木樨"；因其自然分布于丛生岩岭间，故名"岩桂"；又因其花香浓郁远溢，故又有了"九里香"的美誉；我国汉晋以后人们又编出了"月宫吴刚伐桂"的动人故事，故桂花又被称作"月桂"了。在古代，桂花还是一种吉祥物，甚至直到现代也仍然是一种荣誉的象征：1615年开始英国王室就把选拔出来的优秀诗人称为"桂冠诗人"，考生金榜题名被称为"折桂"，竞技场上获得了优胜就被说成是摘得了"桂冠"等等。

②桂花树的品种及变种较多，常见的有四季桂（除酷暑严冬外均能开花，乳黄色）、银桂（白色或黄白色）、金桂（黄色）及丹桂（橙红色）等；按花期，有秋桂、春桂、四季桂、逐月桂等。

③桂花是我国十大名花之一，而且可食、可药，还可提取香料。食用时，它可入茶、酿酒、入菜、制糖、作蜜饯及糕点、入糊、入粥；作为药材，除桂花外，其根或根皮（桂树根）、枝叶（桂花枝）、果实（桂花子）均可；由桂花经蒸馏得到的芳香液体叫做桂花露，既是很好的香料，又是很好的"疏肝理气、醒脾开胃"药物。另外，大多数人都认为"国色天香"是形容牡丹的；然而唐代诗人宋之问的诗则说"桂子月中落，天香云外飘"。所以有不少人亦认为"国色"指牡丹，而"天香"应指桂花了。可见，能与牡丹相提并论，桂花就是不一般的。南宋女词人李清照专赞道："暗淡轻黄体性弱，情疏迹远只留香。何须浅碧深红色，自是花中第一流。梅定妒，菊应羞，画栏开处冠中秋。"而吕声之的《桂花》则更显得简洁生动："独占三秋压众芳，何夸橘绿与橙黄。自从分下月中种，果若飘来天际香。"

桃 花

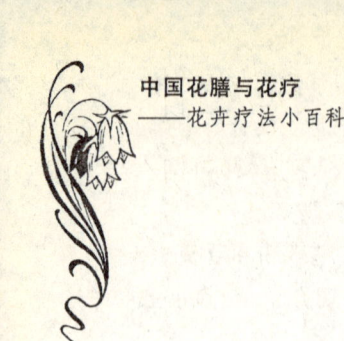

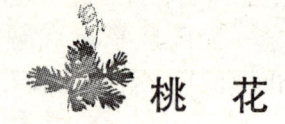

〔别名〕 毛桃花、山桃花、碧桃花、白桃花、红桃花、花桃花等。

〔来源〕 桃花系蔷薇科桃属落叶小乔木桃树或山桃树的花蕾及花朵。

〔药分〕 黄酮类（槲皮苷、香橙素、山柰酚等）、香豆素、有机酸、维生素等。

〔药性〕 性平，味苦，无毒，入心、肝、大肠经。

〔功效〕 利水通便、活血祛瘀。

〔应用〕 水肿、腹水、脚气、痰饮、积滞、二便不利、尿路结石、闭经、腹内痞块、癫狂、疮疹、脸上色斑等。

〔提示〕

①《本草纲目》载："桃花，性走泄下降，利大肠甚快……若久服即耗人阴血，损元气。"

②桃花能活血化瘀，月经过多者忌服；《中药大辞典》称本品："孕妇禁服。"

〔食例〕

①桃花茶：桃花1克，洗净，沸水冲泡服用。治大便难。

②盐漂桃花茶：鲜桃花数朵洗净，淡盐水中漂洗并清洗、沥干，沸水冲泡，服用。治水肿、腹水。

③桃花末茶：桃花适量，晒干研末，每取1.2克（小儿0.5克），开水冲泡，服用。治心腹痛。

④桃花仁皮茶：桃花5克，冬瓜仁5克（去壳），白杨皮2.5克，沸水冲泡并闷5分钟，频饮。治面部黑斑；常饮可使面白如玉。

⑤桃花汤：桃花30克，水煎服，每日1剂。治水肿。

⑥桃花酒：桃花25克，白酒250毫升，密封浸泡1周，每取10毫升，加适量温开水后饮用。治闭经。

⑦桃花白芷酒：桃花蕾200克，白芷30克，白酒1 000克，浸泡约30天，每次15毫升，每日服2次。具益颜、润肤功效。

⑧桃花蜜饮：桃花20克，沸水冲泡并闷5分钟，加蜂蜜适量后调匀，频饮。活血祛瘀、养颜除斑。

⑨桃花散：桃花适量，晒干研末，对酒服，每次1克。治疟疾。

⑩白桃花散：白桃花适量，烤干研末，蜜水冲服，每次1~3克，每晚1次。治足癣。

⑪桃花杏花散：桃花、杏花各适量，阴干为末，每取1克，调水服。治女性不孕。

⑫桃花二物散：干桃花60克，冬瓜仁75克，橘皮45克，共研末，温酒酿送服，每次1克，每日2~3次。去斑增白、润肤悦色。

⑬桃葵槟石散：桃花、冬葵、槟榔、滑石各30克，共研为末，空腹以葱白汤送下，每次6克。治二便不利。

⑭桃花蜂蜜丸:春晨初开桃花适量,烘干研末,炼蜜为丸,每日早晚温开水送服,每次6克。治痛经。

⑮桃花拌豆芽:鲜桃花8朵,洗净、去蕊、剁细,浇上热香油并拌匀;另用鲜桃花8朵于沸水中焯熟,拌上盐、香油、味精;黄豆芽170克去根、焯熟、过凉,然后与桃花碎屑、盐、味精混匀,装盘,再撒上熟桃花,食之。具有活血、生津、润肠的功效。

⑯桃花双豆菜:鲜桃花20朵,去蕊、扯瓣,与绿豆芽50克一起焯一下,再放在已焯过的豌豆苗50克上,加盐、砂糖、白醋、麻油各适量,佐餐食之。活血润肠、美容减肥。

⑰桃菇母鸡汤:鲜桃花20克,去蕊、扯瓣,香菇适量去蒂、泡软,母鸡半只洗净、去皮,加水煮半小时,加盐调味,佐餐。具有润肠通便功效(孕妇禁服)。

⑱桃花炖鸡腿:桃花6克,槟榔3克,鸡腿1只(切块),加水炖烂,去渣,食之。治产后二便不下。

⑲桃花馄饨:桃花适量,洗净,与面粉适量做成馄饨,煮熟食之。专治干粪塞肠、胀痛不通(此物服用半天左右即可令其腹中如雷鸣、泄恶物。但此方只宜体壮者,且便通即停,忌多服)。

⑳桃花面饼:鲜白桃花30克,洗净,与面粉100克拌匀做饼,食之。治小便不利。

㉑桃花末饼:鲜桃花适量,阴干,研末,调入面粉中,烙饼吃。治积食不消、上吐下泻。

㉒桃花粥:鲜桃花4克(干品2克),粳米100克,煮粥食之,隔日1次。治肠胃燥热便秘(便通即停,忌久服)。

㉓桃花末粥:鲜桃花1 500克,阴干,研末,每取5克调入粳米粥食之,每日3次,常食有效。具有养颜润肤功效,尤其适宜面色苍白者。

㉔桃花红糖粥:桃花2克(鲜品4克),红糖30克,粳米100克,小火煨粥,早餐热服,每5剂1个疗程;间隔5日后再服。具有养血、通便功效,常食可驻颜减肥。

㉕桃花猪蹄粥:桃花末1克,猪蹄1只,粳米100克。将猪蹄加水炖至熟烂,去骨,加入桃花末及粳米后续煮,待粥熟后加盐、味精、葱花、姜末、麻油各适量,拌匀,分数次食之,隔日1剂。具益气通乳、丰肌美容功效。

〔附注〕

①桃花原产于我国,在汉武帝时期沿着丝绸之路传入波斯(今伊朗)和印度,后传入希腊,再经罗马及欧美传遍世界。它的品种多达3 000余个,我国就约有1 000种,大致可分为食用型和观赏型两大类。食用型桃树主要有油桃、蟠桃、黏核桃、离核桃、黄肉桃、冬桃等;观赏型桃树主要有碧桃、绛桃、寸桃、千瓣红桃、千瓣白桃、单瓣白桃、紫叶桃等。

②在果品资源中,桃子以其果形美观、色泽亮丽、肉质甜美而被称为"天下第一果"。千百年来,人们总是把桃子作为福寿吉祥的象征,有"仙桃""寿桃"等等美誉,其实质是它的营养价值颇高,能起到滋补养颜的作用使然。

③桃花芳菲烂漫、妩媚可人,在人们心目中是美好娇艳的代名词。如人们通常形容一个美好的地方为"世外桃源",形容美女的脸为"面若桃花",形容在爱情上交了好运为"走桃花运"等等。历代许多名士都非常赞赏桃花。唐代著名诗人白居易是这样颂扬桃花的:"人间四月芳菲尽,山寺桃花始盛开。长恨春归无觅处,不知转入此中来。"

④桃花含有丰富的山柰酚、香豆素、维生素等物质,能疏通脉络、改善血流、增加皮肤营养和氧供给,使人面色红润白嫩。相传,炎帝(神农氏)为解世人病痛,跋山涉水,遍尝百草。有一天。他来到桃花洞神

龙谷一带(湖南安仁,今炎帝陵附近),惊见当地村女个个美若天仙。仔细打听之下,得知当地女子喜用鲜桃花等炮制药液饮用、洁面及沐浴等。于是,炎帝研制出了桃花养颜妙方,女子使用后果见奇效。

⑤桃树的根及根皮(桃根)、去掉栓皮的树皮(桃茎白皮)、树皮中分泌出来的树脂(桃胶)、嫩枝(桃枝)、叶(桃叶)、花(桃花)、幼果(碧桃干)、成熟果实(桃子)、果实上的毛(桃毛)、种子(桃仁)均可供药用。

⑥与本品同科同属的山桃树,因外形、药分、药性、功效等类似,故可同等入药。

莲 花

〔别名〕 荷花、藕花、水花、水华、水芝花、芙蓉、水芙蓉、芙蕖花等。
〔来源〕 莲花系睡莲科莲属多年生宿根水生草本植物莲草的花蕾。
〔药分〕 黄酮类(槲皮素、木樨草素、山奈酚等)、生物碱(荷叶碱、鹅掌楸碱等)。
〔药性〕 性平,味苦、甘,无毒,入心、肝、胃经。
〔功效〕 散瘀止血、祛湿消风。
〔应用〕 跌伤呕血、血淋、崩漏下血、天疱湿疮、疮疥瘙痒等。
〔提示〕
①《日华子本草》称:莲花,"忌地黄、葱、蒜"。
②本品又叫做"水芙蓉",而豆科合欢属合欢树,天南星科水芙蓉属植物水芙蓉草,锦葵科蜀葵属植物蜀葵草及木槿属植物木芙蓉树的花均(可)叫做"水芙蓉",须注意。
〔食例〕
①莲花末茶:莲花适量,研细末,沸水冲泡,代茶饮。治面部色斑。
②莲花月季茶:莲花10克,月季花5克,绿茶15克,沸水冲泡,代茶饮。治面部色斑。
③莲花露:莲花露50毫升,温开水冲服,每日2~3次。治外伤呕血。
④白莲花冰糖饮:白莲花50克,水煮15分钟后取汁,加冰糖适量,饮用。治感冒暑热、痰血。
⑤莲花白糖饮:鲜莲花50克,水煮取汁,加白糖少许,饮用。治暑热烦闷等。
⑥莲花荔枝饮:莲花1朵,洗净切碎,荔枝100克去壳及核,加水500毫升,煮3分钟取汁,加白糖适量。代茶饮。具有止烦渴、美容颜功效。
⑦莲花鸭梨饮:莲花1朵,洗净切碎,鸭梨1个去皮及核、切块,加水500毫升,煮沸3分钟,取汁,加白糖适量,代茶饮。具有清肝涤热、生津止咳功效。
⑧莲花葡萄饮:莲花1朵,洗净切碎,加水500毫升,煮沸3分钟,取汁,加入由葡萄100克去核后绞出的汁及白糖少许,代茶饮。具有补气血、利尿的功效。
⑨莲花汤:鲜莲花50克,洗净,水煎,频饮。治暑热胸闷、汗出不畅。
⑩莲花糖梨汤:莲花15克,红糖10克,梨1个(去核、切块),水煮,服用,每日1次。治迎风流泪。

⑪莲花银花汤:鲜莲花30克,金银花50克,水煮3~5沸,频饮。预防中暑。

⑫莲花散:干莲花适量,研末,白酒送服,每次1克。治创伤积血、跌伤呕血及心胃呕血不止。

⑬莲花藕子散:莲花7克,藕8克,莲子9克,阴干,研末,装瓶贮存,早晚饭前温开水送服,每次1克,每日2次。具减肥、驻颜功效。

⑭莲花根子丸:莲花210克,莲根240克,莲子70克,阴半干后用砂锅蒸熟晒干,共研末,加蜜制丸,温开水送服,每次10克。具有润肤消皱功效。

⑮莲花鸭子汤:鲜莲花1朵,莲房1只,鲜嫩荷叶1张,鲜莲子60克,北京鸭1只,调料适量,加水炖熟透,趁热吃鸭肉饮汤。治高血压。

⑯莲花大肠汤:干莲花5朵,洗净,猪大肠250克(反复洗净、余汤、切段),盐1小匙,加水炖约40分钟至大肠熟烂,服用。治痔血。

⑰莲花鱼头汤:鲜莲花50克,洗净、扯条;鲢鱼头300克洗净,剖为4瓣,在生油锅内煎至微黄;在煲里加姜片、水,烧沸,加入鱼头,枸杞40克,卤肉20克,猪腿肉适量(洗净),续煲约2小时,最后加入莲花条、盐,稍沸,服用。治失眠(风火热盛、眼痛、风热感冒者忌服)。

⑱莲花山药蛋:莲花2朵,洗净、切丝;山药粉20克,鸡蛋5只打散搅匀,加入莲花丝、味精、盐、葱花各适量,拌匀,倒入热油锅内煎至金黄,佐餐。具活血止血、去湿解暑功效。

⑲莲花荔枝鸭:莲花50克,洗净、扯瓣、焯水;荔枝25克,去壳、核;鸭子1 500克去杂、洗净,猪肉50克,洗净、切块,火腿肠50克,洗净、切片,放钵内,加料酒、姜片、葱段、盐及清水,隔水蒸熟,去姜葱,除浮沫,再加入莲花、荔枝肉,续蒸15分钟,加味精少许,佐餐。治厌食。

⑳莲花肉饼:鲜莲花瓣碎片适量,肉末250克,调料少许,搅匀,制小饼,在热油锅内煎熟,食之。具补心益肾、活血祛湿作用。

㉑莲花末粥:干莲花瓣末10克,调入粳米100克煮成的粥中,食之。具消暑散瘀、减肥健美功能。

㉒莲花汁粥:鲜莲花10克,水煎取汁,加入由粳米50克煮熟的粥中,搅匀,食之。治烦热不安。

㉓莲花冰糖粥:鲜莲花5朵,洗净、扯瓣,冰糖适量,调入由糯米100克煮成的粥中,略煮,趁热食用。具有减肥养颜功效。

㉔莲花绿豆粥:干莲花瓣9克,洗净,枇杷叶9克刷背毛、洗净,生石膏15克,用布袋包好,加水3碗煮至2碗,去布包,加绿豆30克,熬煮成粥,加白糖适量,温服。具有泄热润肤功效。

㉕莲花凌花末粥:莲花、凌霄花各适量,共研末,每取1食匙调入由糯米50克煮成的粥中,食之。治崩漏。

〔附注〕

①本品是我国十大名花之一,栽培历史已有2 500多年。据载,战国吴王夫差就已在太湖之滨为宠妃西施专门修建了欣赏荷花的玩花池;隋唐时期,在今西安慈恩寺附近就有了芙蓉苑;宋代,盆栽荷花技术已经成熟;清代,荷花专著《巩荷谱》即已问世;现代,杂交品种、引进品种不断出现,还有不少荷花进入

了宾馆和千家万户。

②目前,莲花品种已200有余。有史可考的名称就多达数十个,形成了"千呼万唤是一花"的情景。按其主要用途,可分为食用型和观赏型两大类;按花瓣叠置情况,可分单瓣型、重瓣型及半重瓣型;按花色,可分为白、粉、红、紫及杂色等。

③莲花的观赏价值极高。它花大、丰满、清香、艳丽、多彩、高雅、玉洁,赢得了"熏风第一花"的美誉,而观赏时又似有身逢"翠盖佳人临水立"的感受。这使得历代骚人墨客都为之动容倾倒,赞颂的诗篇真是不胜枚举(据粗略估计,不下数千)。如唐代诗人温庭筠在《莲花》中写道:"绿塘摇滟接星津,轧轧兰桡入白苹。应为洛神波上袜,至今莲蕊有香尘。"宋代诗人杨万里在《小池》一诗中栩栩如生地刻画道:"泉眼无声惜细流,树阴照水爱晴柔。小荷才露尖尖角,早有蜻蜓立上头。"而苏东坡则早有"莲花生淤泥,净色比天女"等赞莲名句问世,等等。同时,因其"出淤泥而不染,濯清涟而不妖"的品格,又被人们封为了"花中君子"。

④莲花与佛教历来就有着千丝万缕的联系:佛经中处处可见"莲"字;佛教中的大乘佛教皆用莲花作佛像的圣座。佛教认为,莲花是芳香圣洁的象征,表喻着佛、菩萨在生死烦恼中出生而又从生死烦恼中超脱,故有了"莲花藏世界"之说;此外,莲花又是"报生佛所居之'净土'"。由此可见,莲花在佛教界有着多么重要的意义了。

⑤在我国民间,莲花也一直备受人们青睐,甚至可以说是处于一种神圣的地位,早先父母给女儿取名时总爱用一个"莲"字,足见其对莲的推崇。

⑥莲草全身都是宝:细瘦根茎(藕蔤)、肥厚根茎(藕)、根茎节部(藕节)、叶(荷叶)、叶的基部(荷叶蒂)、叶柄或花梗(荷梗)、花蕾(莲花)、花蕾蒸馏液(白荷花露)、花托(莲房)、雄蕊(莲须)、成熟种子(莲子)、种皮(莲衣)及胚芽(莲子芯)等均可供药用。同时,它们中许多还是大众食品、蔬菜等。

莲 房

〔别名〕 莲蓬、莲壳、莲蓬壳、莲花托、花房、佛座等。
〔来源〕 莲房系睡莲科莲属多年生宿根水生草本植物莲草的去果实成熟花托。
〔药分〕 黄酮类(金丝桃苷、槲皮素等)、糖类、蛋白质、粗纤维、脂肪、莲子碱、维生素、胡萝卜素、灰分等。
〔药性〕 性平,味苦、涩,无毒,入肝经。
〔功效〕 散瘀止血、收敛涩肠。
〔应用〕 瘀血腹痛、崩漏、月经过多、便血尿血、痔漏等。
〔提示〕

①干燥莲房含有较多的糖类、蛋白质及脂肪,易受潮霉变,贮存时应密封并置于阴凉通风干燥处。

②作为药材,多数时候莲房需要炮制后应用。炮制时加热一定要十分小心,掌握好火候,不足或过头都不能充分发挥其药效。

〔食例〕

①莲房三物汤:莲房20克,大蓟10克,白茅根30克,水煎服。治膀胱炎。

②炒莲房汤：莲房(炒黄)、藕节、白术、党参各10克,桑寄生20克,甘草5克,水煎服。治月经过多、先兆性流产。

③莲房散：陈莲房(烧存性)适量,研末,热酒送服,每次6克。治经血不止。

④莲房麝香散：莲房(烧存性)适量,研末,加入麝香少许,米汤调服,每次8克,每日2次。治小便血淋。

⑤莲房黄芩散：莲房、头发、棕榈、柏叶(各烧灰存性)、黄芩各等份,研末,每次6克,每日1次,米汤送服。治月经病。

⑥莲房荆芥散：莲房(烧存性)、荆芥各等份,研细末,饭前米汤调服,每次9克。治室女血崩。

⑦莲房棕榈散：陈莲房、败棕榈、头发(均烧灰存性)各等份,共研末,煎南木香汤调服,每次6克。治诸窍出血。

⑧莲房香附散：莲房(烧存性)、棕皮(烧灰)各15克,香附(炒)90克,共为末,饭前米汤调服,每次9～12克。治血崩。

⑨莲房甜酒饮：莲房1枚,甜酒适量,煎服。治胎衣不下。

⑩莲房面糊丸：莲房(烧)适量,研末,与面糊为丸(梧桐子大),汤(或酒)送服,每次100粒,每日2次。治胎漏下血(先兆性流产出血)。

〔附注〕

①干燥莲房略呈倒圆锥形,多破裂；顶面近圆形而平,上有许多圆形孔洞,呈蜂窝状；基部有花梗残余；表面紫红色或灰褐色,有纵纹及纵皱；质地松软似海绵,无嗅,味涩。选购时,以个大、身干、无花梗、紫红色者为佳。

②作为中药材,莲房多数时候要炮制成莲房炭,其方法是：将干净莲房放于锅内,再盖上一口径略小的锅,上贴1张白纸,两锅交口处用黄泥封严,加热,煅至白纸呈焦黄色时熄火,待凉后取出即可。

③药材莲房,除了内服外,还常外用来治痔疮、乳头开裂、黄水疮、天疱湿疮等。如《岭南采药录》：莲房炒研为末,外敷。治乳裂；徐州《单方验方新医疗法选编》：莲房烧成炭,研细末,香油调匀,敷患处,每日2次。治黄水疮；《海上方》称：莲蓬壳,烧存性,研末,井泥调涂。治天泡湿疮等。

④此外,莲房还有下列用途,如《本草拾遗》称："食野菌毒,水煮服之"；《分类草药性》称："消毒,祛风,治背花。"(背花：生于背部、有脓栓堆积的阳性疮疡——编者)

莲　须

〔别名〕　莲花须、莲花蕊、荷花蕊、莲蕊、莲蕊须、佛座须等。

〔来源〕　莲须系睡莲科莲属多年生宿根水生草本植物莲草的雄蕊。

〔药分〕　黄酮类(槲皮素、木樨草素、异槲皮苷、山柰酚等)、生物碱等。

〔药性〕　性平,味甘、涩,无毒,入心、肾、肝经。

〔功效〕　清心益肾、涩精止血。

〔应用〕　遗精、尿频、遗尿、带下、吐血、衄血、崩漏等。

〔提示〕

①《本草再新》称莲须："小便不利者勿服"。

②《日华子本草》称莲须："忌地黄、葱、蒜"。

〔食例〕

①莲须饮：白莲须、粉干葛、白茯苓、大生地各3克，真雅连、天花粉、官拣参、北五味、净知母、炙甘草、淡竹叶各1.5克，灯芯10茎，水煎热服。治上消口渴、饮水不休。

②莲须牵牛散：莲须、黑牵牛（头末）各45克，当归15克，研末，饭前酒送服，每次6克（忌热物）。治痔瘘。

③莲须当归散：莲须、当归、白绵子、红花、茅花各30克，锉如豆大，白纸包定，泥固，炭火烧存性，研为细末，加入麝香为引，好温酒调服。治血崩不止。

④莲须金樱子丸：莲须、石莲子（去内青、取粉）、芡实（粉）各300克；金樱子（取霜后半黄者）1 500克，木臼中转杵，除刺去子，水淘净捣烂，入砂锅内水煎不绝火，约半耗，过滤重煎如稀饧，加入前三药，为丸（梧桐子大），饭前盐水送服，每次50粒。治梦遗滑脱、不孕。

⑤莲须熟地丸：莲须30克，熟地240克，山茱萸60克，山药及茯苓各90克，牡丹皮及龙骨（生研、水飞）各9克，芡实60克，线胶（同牡蛎炒熟，去牡蛎）120克，研为末，加蜜成丸（梧桐子大），饭前淡盐水送服，每次12克。治遗精梦泄。

⑥金锁固精丸：莲须、芡实（蒸）、沙苑蒺藜（炒）各60克，龙骨（酥炙）、牡蛎（盐水煮24小时，煅粉）各30克，共研末，加莲子粉糊为丸，淡盐水送服。治精滑不禁。

⑦莲须鸡肉团子：莲须末、鸡头肉末、龙骨（另研）、乌梅肉末各30克，煎山药糊为团（鸡头大），每次1颗，饭前温酒（或盐水）送服。治梦遗漏精。

〔附注〕

①干燥莲须呈线状，多数扭转呈螺旋状，黄色或浅棕色，2室，纵裂，内有多数黄色花粉；花丝呈丝状而略扁，稍弯曲，棕黄色或棕褐色，质轻，气微香，味微涩。选购时，以干燥、完整、色淡黄、质软者为佳。

②莲须具有益肾、涩精功效。《本经逢原》称："莲须……为秘涩精气之要药……然惟欲勤精薄者为宜，亢阳不制者勿用，恐其兜涩为患也。"这是值得重视的。

③《调疾饮食辨》载："《纲目》以为（莲须）与莲子同功，大误。莲子温而涩，此寒而涩也。"然而，《本草求真》说："莲须，甘温而涩，功与莲子略同。但涩性居多，不似龙骨寒涩，有收阴、定魂安魄之妙。"可见，随着研究的不断深入，对莲须的认识还会进一步深化。

④临床报道，莲须治疗婴幼儿脾虚泄泻的总有效率可达81.9%。

荷苞花

〔别名〕 赪桐花、朱桐花、百日红花、洋海棠花、壮元红花、香斗花、香袋花、龙船花、珍珠花、荷包花、合包花等。

〔来源〕 荷苞花系马鞭草科赪桐属落叶灌木赪桐树的花朵。

〔药分〕 苯丙素苷类（马蒂罗苷、贞桐苷等）、甾体类（豆甾醇、去氢豆甾醇等）、熊果酸、丁二酸酐、小麦黄素等。

〔药性〕 性温,味甘,无毒,入脾经。

〔功效〕 安神、止血。

〔应用〕 失眠、心悸、疝气、痔疮、带下等。

〔提示〕

①玄参科蒲苞花属植物蒲苞花草的花也可叫做"荷苞花",与本花同名,须注意。

②本花在某些地区又被叫做"百日红花"或"龙船花",而苋科千日红属植物千日红草、千屈菜科紫薇属植物紫薇树及大花紫薇树的花也可叫做"百日红花",茜草科龙船花属植物龙船花树的花也叫做"龙船花",也须注意。

〔食例〕

①荷苞花散:荷苞花适量,烘干研末,对甜酒服用。治疝气、失眠。

②荷苞花炖大肠:荷苞花30～90克,洗净猪大肠适量,炖熟透,食肠喝汤。治痔疮。

③荷苞花天鹅蛋汤:荷苞花、天鹅蛋、猪大肠各适量,加水炖服。治血痔。

〔附注〕

①本花初开时,形似荷包,故又名"荷包花""合包花";因其花期长,近乎百日,且花冠鲜红,故又叫做"百日红花""壮元红花"等。

②本品花大色红、鲜艳夺目、花期又长、久盛不衰,盆栽地植均可,确是一种良好的观赏花卉。

③赪桐树的根(荷苞花根)、叶(赪桐叶)、花(荷苞花)均可供药用。荷苞花除供观赏、入药外,还常炖汤食用。

④与本品同科同属的植物较多,其中臭梧桐(海州常山)、龙吐珠(麒麟吐珠)等也都可供药用。不过,臭梧桐是用其根、嫩枝叶及花,而龙吐珠则是用其全株。

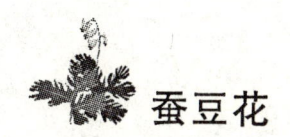

蚕豆花

〔别名〕 胡豆花、佛豆花、南豆花、仙豆花、夏豆花、寒豆花、倭豆花、马齿豆花等。

〔来源〕 蚕豆花系豆科巢菜属一年生草本植物蚕豆草的花朵。

〔药分〕 甘油酸、叶绿醌、巢菜碱苷等。

〔药性〕 性平,味涩、甘,无毒,入肝、脾经。

〔功效〕 凉血、止血、止带、降压。

〔应用〕 劳伤吐血、咳嗽咯血、崩漏带下、高血压等。

〔提示〕

①鲜蚕豆花含有一定量巢菜碱苷等物质,有少部分人(尤其小男孩)吸入其花粉后可发生急性溶血性贫血症(俗称"蚕豆黄"病),须引起重视。

②本品在某些地区又被叫做"南豆花",而豆科扁豆属植物扁豆草的花也可叫做"南豆花",须注意。

〔食例〕

①蚕豆花玫瑰茶：蚕豆花9～12克，玫瑰花4～5朵，沸水冲泡，频饮。治肝风头痛。

②蚕豆花汤：鲜蚕豆花30克，水煎服。治血热漏下。

③蚕豆花玉米须汤：蚕豆花15克，玉米须15～24克，水煎服。治高血压。

④蚕豆花汁：鲜蚕豆花60克，捣汁，冷开水冲服，每日1剂，连服1周。治中风口眼歪斜。

⑤蚕豆花冰糖饮：蚕豆花9克，水煎取液，溶化冰糖适量，每日2～3次分服。治咳血。

⑥蚕豆花散：蚕豆花适量，晒干研末，温开水送服，每次6～10克，每日3次。治高血压。

⑦蚕豆花糯米粥：蚕豆花30克，漂洗干净后，与糯米50克煮粥食之，每日2～3次。治咳血。

⑧蚕豆花荠菜粥：鲜蚕豆花50克，荠菜30克，漂洗干净后与糯米50克煮粥，月经来潮前3天开始分顿食之，连续5天。治月经过多。

〔附注〕

①蚕豆，因其豆荚状似老蚕，且多成熟于养蚕时节，故名；据说，它是汉武帝时张骞出使西域带回来的种子，而当时西域被认为是胡人居住地，故又被叫做"胡豆"。

②蚕豆草的茎（蚕豆茎）、叶（蚕豆叶）、花（蚕豆花）、荚壳（蚕豆荚壳）、种子（蚕豆）、种皮（蚕豆壳）均可供药用。蚕豆花，除药用外，还可入茶、入汤、入粥。

③干燥蚕豆花呈黑褐色，皱缩，花萼紧贴花冠管，先端5裂；花的旗瓣包裹着翼瓣和龙骨瓣，因卷皱在一起，不易识别。选购时，以干燥、完整、紫黑色、无杂质者为佳。

④发生"蚕豆黄"病的原因，是少数人红细胞中先天性缺乏葡萄糖-6-磷酸脱氢酶，当吸入蚕豆花粉或吃了蚕豆后，由于其中的巢菜碱苷等物质的侵入，红细胞便大量被破坏，患者很快就会出现乏力、眩晕、尿血、休克等，甚至脸色苍白、黄疸、呕吐、腰痛、衰弱等症状。须迅速就医，治疗后多能康复，但以后要终生禁食蚕豆及避免吸入蚕豆花粉。

夏枯草

〔别名〕 乃东草、铁色草、大头花、白花草、灯笼头、麦夏枯草、棒柱头花、夏枯头草、棒槌草、牛牯草、六月干草、麦穗夏枯草等。

〔来源〕 夏枯草系唇形科夏枯草属多年生草本植物夏枯草的带花果穗。

〔药分〕 熊果酸、齐墩果酸、β-香树脂醇及其高碳烷酸酯类、夏枯草苷、金丝桃苷、飞燕草素及矢车菊素的花色苷、小茴香酮、樟脑等。

〔药性〕 性寒，味苦、辛，无毒，入肝、胆经。

〔功效〕 清肝明目、散结解毒。

〔应用〕 目赤羞明、目珠疼痛、头痛眩晕、淋巴结核、乳痈疖腮、痈疖肿毒、肝炎、高血压等。

〔提示〕

①本品性味寒苦,"脾胃虚弱者慎服"(《中药大辞典》);"久服伤胃"(《本草分经》);"气虚者禁用"(《得配本草》)。

②《医学广笔记》称本品:"忌铁"。因此,煎煮时宜用砂锅。

③临床报道,有的患者服后出现眼黏膜发红、鼻塞流涕、恶心呕吐、心悸、腹泻、体表散在性红色丘疹及瘙痒等。这需要引起注意。

〔食例〕

①夏枯草茶:夏枯草 60 克,于保温杯中沸水冲泡并闷 15 分钟,代茶饮,一日饮尽。治乳痈、乳癌。

②夏枯草黄芩汤:夏枯草 21 克,黄芩 15 克,水煎,分 2 次服。治肝火头痛(收效甚捷)。

③夏枯草赤芍汤:夏枯草、败酱草各 30 克,赤芍 18 克,水煎,分 3 次服。数剂即效。治急性乳腺炎。

④夏枯草金刚藤汤:夏枯草 50 克,金刚藤 125 克,水煎,分 2 次服,每日 1 剂。久服有效。治晚期喉癌。

⑤夏枯草牡蛎汤:夏枯草 30 克,百部 24 克,浙贝母 12 克,牡蛎 18 克,水煎,分 3 次服。连服 7 剂见效。治颈淋巴结核。

⑥夏枯草冬蜜汤:鲜夏枯草 90 克,冬蜜 30 克,沸水冲服。治羊痫风、高血压。

⑦夏枯草四物汤:夏枯草、防风、钩藤各 3 克,胆南星 1.5 克,水煎,临睡时服。治口眼歪斜。

⑧夏枯决明黄桑汤:夏枯草花(开花时采收)、菊花各 9 克,决明子 30 克,大黄、桑叶各 10 克,甘草 6 克,细辛、麻黄各 5 克,水煎,代茶饮,每日 1~2 剂。治肝热翳障。

⑨八味夏枯草花汤:夏枯草花(开花时采收)、菊花、防风、木贼、川芎、桑叶、赤芍各 9 克,甘草 6 克,水煎,代茶饮,每日 1~2 剂。治绿风内障。

⑩夏枯草汁:鲜夏枯草适量,捣烂绞汁,每服 1 盏。治产后血晕、心气欲绝。

⑪夏蒲酒饮:夏枯草、蒲公英各等份,酒煎服。治乳痈初起。

⑫夏枯草花散:夏枯草花(开花时采收)适量,阴干为末,饭前米汤送服,每次 6 克。治赤白带下。

⑬夏枯草散:夏枯草适量,研末,米汤调服,每次 1 克,每日 2 次。治血崩不止。

⑭夏枯草绿茶蛋:夏枯草段 30 克,绿茶 10 克,鸡蛋 6 个,盐适量,于砂锅内用小火煮,待蛋液凝固后,打破蛋壳,续煮至药汁要干时停火。每天食蛋 2 个。治肿瘤。

⑮夏枯草猪肉煲:将洗净的瘦猪肉块 250 克投入由夏枯草、牡蛎各 20 克,水煎取得的汁液中,用小火煲至七成熟,加入桑葚 20 克,酱油、盐、白糖、鸡精各适量,续煲至肉烂熟,服之。治眩晕。

⑯夏枯草鳖甲丸:夏枯草 30 克,水煎煮浓稠后加青蒿粉 3 克,鳖甲粉 1.5 克,制成丸(黄豆大小),分 3 份,1 日吃完。治肺结核。

⑰夏枯草炖鲫鱼:夏枯草 30 克,去杂鲫鱼 1~2 尾,加水炖烂,食鱼喝汤。治甲状腺瘤。

⑱夏枯草粥:将由纱布包裹好的夏枯草碎块 30 克放入锅内熬取汁液,与粳米 100 克煮

粥,食之,每日 1~2 次。治目赤肿痛。

〔附注〕

①本草每年夏天(农历夏至)到来时,全草便会枯萎,故名"夏枯草"。

②夏枯草的带花果穗(夏枯草)、全草蒸馏所得的芳香液体(夏枯草露)均可供药用。与本品同属的长冠夏枯草(植株更壮、花冠明显长于萼片),也可同等入药。西藏、云南等省区尚有以刚毛夏枯草的花穗及果穗同等入药的。

③干燥夏枯草的果穗呈圆棒状或宝塔形,略压扁,淡棕色或棕红色。全穗由数轮至十数轮宿萼与苞片组成,每轮有对生苞片 2 枚,呈横肾形;每一苞片内有花 3 朵;宿萼二唇形,内有小坚果 4 枚。全穗体轻质柔,气微清香,味淡。按《中华人民共和国药典》规定,夏枯草含熊果酸量不得少于 0.12%。选购时,以果穗完整、个大、表面红褐色或黄褐色、气微香、无叶及梗等杂质者为佳。

④药理试验表明,夏枯草浸出液或煎剂具有降血压、抗凝血、抗心肌梗死、抗菌、抗病毒等作用。

⑤临床报道,夏枯草膏剂治疗急性黄疸型肝炎,水煎剂治疗肺结核病、渗出性胸膜炎、菌痢的效果显著;夏枯草、半夏煎剂治疗失眠症的有效率可高达 98.2%。

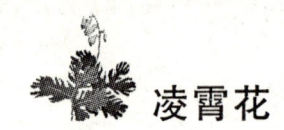

凌霄花

〔别名〕 紫葳、紫葳华、女葳花、武威花、陵霄花、杜灵霄花、倒挂金钟、洛阳花、藤罗花、吊墙花、堕胎花、陵苕花、五爪龙等。

〔来源〕 凌霄花系紫葳科凌霄花属落叶木质藤本攀缘植物凌霄藤的花朵。

〔药分〕 黄酮类(辣椒黄素、花青素-3-芸香糖苷、芹菜素等)、挥发油(β-谷甾醇、月桂酸等)。

〔药性〕 性微寒,味酸,无毒,入肝、心包经。

〔功效〕 清热凉血、化瘀散结、祛风止痒。

〔应用〕 血瘀经闭、腹内包块、产后恶露不净、产后乳肿、痛经闭经、血崩漏下、血热风痒、疮疥隐疹、跌打损伤等。

〔提示〕

①本品有化瘀散结、破血下胎功效,故《品汇精要》说:"妊娠不可服";《本草经疏》说:"凡妇人血气虚者,一概勿施,经前断不宜用"。

②《药性论》称:本花"畏卤咸"。

〔食例〕

①凌霄槐花茶:凌霄花、生槐花各 10 克,绿茶 15 克,沸水冲泡并闷 10 分钟,频饮。治皮肤瘙痒。

②凌霄花粉饮:凌霄花 3 克,天花粉 10 克,蔗糖 50 克,水煎,温后频饮。治病后干渴。

③凌霄花汤:凌霄花 9 克,水煎服。治血热风盛型全身瘙痒。

④凌霄朱萸汤:凌霄花、吴朱萸各 5 克,水煎服。治痛经。

⑤凌霄马齿苋汤:凌霄花、马齿苋各等量(干品各约 20 克),水煎,频饮。治高血压

⑥凌霄二物汤：凌霄花、长春花各10克,半枝莲20克,水煎服。治胃癌。

⑦凌霄槐榆汤：凌霄花5克,槐角15克,地榆炭20克,水煎服。治痔疮出血。

⑧凌霄红月汤：凌霄花5克,红花15克,月季花10克,水煎服。治气血瘀滞型闭经。

⑨凌霄蒺藜汤：凌霄花5克,白蒺藜20克,牡丹皮、知母各10克,水煎服。治荨麻疹。

⑩凌霄红花汤：凌霄花、红花、鸡冠花各10克,香附、乌药各9克,水煎服。治月经不调、闭经。

⑪五味凌霄花汤：凌霄花15克,延胡索、当归、红花、赤芍各10克,水煎服。治崩漏。

⑫凌霄五物汤：凌霄花、牡丹皮、桃仁各9克,赤芍15克,当归10克,红花6克,水煎服,每日1剂。治瘀血阻滞型闭经、发热腹胀。

⑬凌霄六物汤：凌霄花、桃仁、䗪虫各9克,鳖甲、大黄、当归各10克,红花6克,水煎服,每日1剂。治久病疟积、肝脾肿大。

⑭八味凌霄汤：凌霄花、归尾、荆芥、防风各9克,赤芍、白鲜皮各10克,生地30克,甘草6克,水煎服,每日1剂。治血热风盛之周身瘙痒。

⑮凌霄花散：凌霄花适量,研末,白酒送服,每次9克。治血热风盛之周身瘙痒症。

⑯凌霄山栀散：凌霄花、山栀子各等份,共研末,饭后茶水调服,每次10克。治酒糟鼻。

⑰凌霄花酒：凌霄花60克浸入低度白酒500毫升中,密封7天后饮用,每次50毫升,每日2~3次。治便血。

⑱凌霄蒸黑豆：凌霄花、黑豆各适量,一起蒸熟,去花,吃豆,每次3~5粒。解草药毒。

⑲凌霄全虫蛋：凌霄花、全虫各10克,共研末,分10等份分别填入钻有小孔的鸡蛋内并用湿绵纸封口,于锅内蒸熟后食之,每次1个,每日2次,连食5天(此间余蛋应入冰箱保存)。治羊痫风。

⑳凌霄排骨汤：凌霄花6克,排骨250克,余汤;黑豆120克浸泡2小时后,与前二物料一起熬煮,待豆烂后加盐调味,去花渣后食之。可缓解草药中毒。

㉑凌霄花鸡腿：凌霄花6克,鸡腿1只,切块,加水炖熟烂,加盐1匙调味,去花渣后食之。治月经不调。

㉒凌霄花槐花末粥：凌霄花、槐花各10克,共研末,调入由糯米50克煮成的粥中,食之,每日1~2次,连食数日。治内痔出血、肛裂出血。

㉓凌霄茶花末粥：凌霄花30克,山茶花15克,共研末,调入由糯米50克煮成的粥中,食之,每日1~2次。治崩漏。

㉔凌霄阿胶粥：凌霄花10克,水煮取汁,加入阿胶10克,糯米50克煮粥,加红糖适量,趁热食用,每日1~2次。治血虚之闭经。

〔附注〕

①本植物为藤本攀缘性植物,附木爬墙蔓生向上,花色艳丽上仰,恰似欲入云霄状,故名"凌霄花""吊墙花";又因花序整体微下垂,花冠漏斗状钟形,外面橙红色,故又叫"倒挂金钟";因此花有破血消瘀功能,孕妇误服,极易引起流产,故又被叫做"堕胎花"。对于此花昂首欲飞、穿云破雾的飒爽英姿,宋代诗人在《凌霄花》中颂扬道："披云似有凌云志,向日宁无捧日心。珍重青松好依托,直从平地起千寻。"

②本植物的根(紫葳根)、茎叶(紫葳茎叶)、花(凌霄花)均可供药用。本花最宜泡白酒服,可增药力。

③凌霄藤的品种较多,其中美洲凌霄(花冠长漏斗状)、粉花凌霄(花冠白色,喉部桃红色)等的花也

可同等入药。

④干燥凌霄花多皱缩卷曲折叠；花萼暗棕色，基部联合成管状；花冠筒状，棕黄色；雄蕊二长二短，顶端有"丁"字形花药；雌蕊及花盘各1，有香气。选购时，以完整、朵大、色棕黄、气清香、无花梗者为佳。

⑤药理试验表明，凌霄花有抑制血管平滑肌、增强怀孕子宫收缩而抑制未孕子宫收缩、抗血栓形成、抗菌、利尿、活血化瘀作用。

⑥临床报道，凌霄花确有利尿、避孕、抗菌、抗癌作用。但是，此花的花粉有一定毒性，刺激五官、引发过敏，误入眼内可引起红肿，甚至视力下降，故观赏、处理时应特别小心。

素馨花

〔别名〕 玉芙蓉、素兴花、素英花、素馨针花、大花茉莉、野悉蜜花、耶悉茗花等。

〔来源〕 玉馨花系木樨科茉莉属常绿灌木素馨树的花蕾。

〔药分〕 挥发油（芳樟醇、乙酸苄酯、苯甲酸-3-己烯酯、顺式茉莉酮、吲哚、素馨内酯、茉莉酮酸甲酯）等。

〔药性〕 性平，味苦、微涩，无毒，入肝、胃经。

〔功效〕 舒肝解郁、行气止痛。

〔应用〕 胸胁不舒、心胃气痛、肝区疼痛、下痢腹痛、痢疾、痛经、白带等。

〔提示〕

①采收本花，应选晴天刚亮时采摘稍白欲开的花蕾并迅即用湿布覆盖，不使见日光，否则花香散失；接着，尽快隔水蒸约20分钟，晒干备用。

②干燥素馨花质较硬脆、气芳香，受潮易软，贮存时应密封并置于阴凉通风干燥处，以防变质和失香。

③本花又被叫做"玉芙蓉"，而同科同属植物多花素馨树的花也叫做"素馨花"，玄参科玉芙蓉属植物红花玉芙蓉树的花也叫做"玉芙蓉"，须注意。

〔食例〕

①素馨玫瑰茶：素馨花、玫瑰花各6克，沸水冲泡，频饮。治肝气胃痛、呕恶食少。

②素馨菊枯茶：素馨花5克，菊花6克，夏枯草10克，沸水冲泡，频饮。治肝火上扬型甲状腺肿。

③五味素馨花茶：素馨花、桑叶、菊花、苦竹叶各10克，薄荷5克，沸水冲泡并闷10分钟，频饮。治感冒。

④素馨山楂汤：素馨花10克，干山楂片6克，水煎服。治腹痛泻痢。

⑤双根素馨花汤：素馨花、杜鹃花根各10克，月月红根15克，水煎服。治痛经。

⑥素馨板腊汤：素馨花、板蓝根各9克，腊梅花6克，水煎服并含漱。治口腔炎。

⑦素馨双根汤：素馨花10克，杜鹃花根、海金沙根各30克，水煎服。治月经不调。

⑧素馨青杨汤：素馨花15克，青木香、杨梅树根皮各6克，水煎服，每日1剂。治肝区

疼痛、心气郁痛。

⑨素馨蒲芽汤：素馨花20克，蒲公英30克，麦芽10克，水煎服。治胃炎。

⑩素馨鹃红汤：素馨花、杜鹃花根各10克，千日红根15克，水煎，分2次频饮。治肝血瘀型痛经。

⑪素馨延胡汤：素馨花15克，延胡索10克，吴茱萸5克，食醋3毫升，水煎服。治痛经。

⑫素馨加味汤：素馨花、枳壳各10克，半枝莲20克，木香5克，水煎服。治慢性肝炎。

⑬素馨三物汤：素馨花、金银花、金针菜各15克，冰糖30克，水煎服。治痢疾。

⑭四味素馨汤：素馨花、荔枝核各10克，连翘20克，木香5克，水煎服。治睾丸炎。

⑮五味素馨汤：素馨花、玫瑰花、芙蓉花、蔷薇果各5克，放入已煮沸2分钟左右的冬瓜块100克的汤里，续煮5分钟，加盐调味，服用。具有利尿排毒、美容润肤功效。

⑯素馨七物汤：素馨花、川朴花各9克，柴胡、赤芍各10克，金钱草、滑石（包煎）各30克，鸡内金6克，水煎，频饮，每日1～2剂。治气郁型肾结石。

⑰素馨夏枯荸草膏：素馨花、夏枯草、荸草各等份，水煎取浓汁，加白糖收膏，温开水冲服，每次10克，连服数月。治淋巴结核。

⑱素馨葵盘散：素馨花1份，葵花盘2份，一起烧存性并研末，加白糖少许，黄酒冲服，每次9克，每日3次。治乳腺炎。

⑲素馨蒸鲫鱼：素馨花6克，鲫鱼（去杂）2尾，用葱、油、盐拌匀，隔水蒸熟，喝汤。治肝郁型淋证。

⑳素馨瘦肉汤：素馨花10克，青天葵20克，瘦猪肉块50克，加水炖熟烂后服用，每日1剂。治甲状腺肿大、口苦目赤、舌红苔黄等。

㉑素馨合欢瘦肉汤：素馨花、合欢花、丹参、郁金各10克，瘦猪肉块100克，均洗净后放入锅内，加入生姜（拍烂）10克，陈皮3克（浸泡去白），大枣10枚和水适量，炖1～1.5小时至肉熟烂，加盐调味，随食。治乙肝。

㉒素馨黄花瘦肉汤：素馨花6克，洗净；黄花菜30克泡发、切段，瘦猪肉120克洗净、切块，一起放入锅内，加水炖1小时，加素馨花，续炖10分钟，调味，服用。治慢性胆囊炎（阴虚发热者忌服）。

㉓素馨炖猪蹄：素馨花9克，白杜鹃花15克，猪蹄2只，炖熟烂，食肉喝汤，1日分2次服完。治白带过多。

㉔素馨花炖肉：干素馨花6克，黄花菜30克（泡发、切段），猪肉120克（洗净、切块），陈皮3克（浸泡去白），碎姜少许，加水炖熟，加花，续煮10分钟，加盐调味，服之。治肝郁热型肝炎。

㉕素馨参桂粥：素馨花6克，党参30克，桂花9克，白米50克。党参、白米煮粥，加入两花，煮沸片刻，食用，每日1次。治冠心病。

〔附注〕

①相传素馨花是在一个有体香的古代美女刘素馨死后葬地长出来的，故名；不过，它的素雅馨香则是名副其实的。本花洁白玉质，外形似芙蓉，故又名"玉芙蓉"。这种花香气浓郁，花期又长，待到盛开时节，微风吹拂，芬芳四溢，为我国重要的芳香性树木，适合堂下、门首、池畔、窗前筑架栽植，供人观赏。由于此花玉洁、素雅、清香，尤其是在皎白的月光下观赏时更是引人入胜。为此，明代才子林鸿写出了著名诗句：

"素馨花发暗飘香,一朵斜簪近翠翘。宝马来归新月上,绿杨影里倚红桥。"不难看出,素馨花是多么受人喜爱。

②与本品同科同属的植物较多,常见的有红素馨、黄素馨、花素馨、花叶素馨、素方花、迎春花、探春花等,有的还很相似。

③干燥花蕾不带花萼及子房,花冠管细长、5裂,覆瓦状紧裹,呈毛笔头状,全体淡棕色,气香,味苦微涩。选购时,以干燥、色泽金黄、芳香、无杂质者为佳。

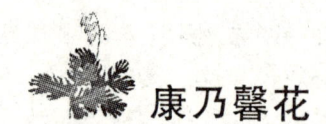

十一画

康乃馨花

〔别名〕 石竹花、香石竹花、麝香石竹花、母亲花、绢绒花等。

〔来源〕 康乃馨花系石竹科石竹属多年生(改良品种多为一年生或两年生)草本植物康乃馨草的花朵。

〔药分〕 丁香油酚、苯乙醇、水杨酸酯等。

〔药性〕 性寒,味苦,有小毒,入肾经。

〔功效〕 清热利尿、止痢抑淋。

〔应用〕 咽喉炎、肾炎、膀胱炎、尿道炎、腹泻、水肿、月经不调、闭经、痈肿、疔疖等。

〔提示〕

①康乃馨花有小毒,忌多服久服,须遵医嘱。

②康乃馨花性味寒苦,凡脾胃虚寒、大便溏泻者忌服。

〔食例〕

①康乃馨花汤:康乃馨花15~30克,水煎服。治小便不利、尿路感染(应遵医嘱)。

②康乃馨益母草汤:康乃馨花、益母草各15克,丹参9克,红花6克,水煎服。治月经不调、闭经。

③四味康乃馨散:康乃馨花、车前子、冬葵子、滑石各等份,共研末,白开水冲服,每次3~6克,早晚各1次。治淋病(以上三例均选自《图说养花与花疗》)。

〔附注〕

①早在古希腊时代,本花就被制成花环或花冠在节庆宴祭时佩戴,代表"荣耀"与"喜悦";中世纪婚礼习俗中,人们常将康乃馨花瓣放入新人酒杯或用花束布置婚堂以示祝福与喜庆。相传古希腊有一位美丽少女,靠编织花冠为生,巧手招来忌妒而被人杀害;太阳神阿波罗心生怜悯,便以康乃馨复活之,此花也就被希腊诗人奉为"神圣之花"。

②康乃馨是其英文名 Caryophyllus 的音译。它的株形似竹(故花名"石竹")、叶色粉绿、花瓣如绢(故称"绢绒花")、外观形态异常优美、花色丰富多彩:有的白里透红、有的红中带紫、有的五彩斑斓,而且花期又长,深受世界花迷的喜爱,被广泛栽于庭院、花坛、布置餐桌、厅堂、走廊等处,是主要的切花植物,也可盆栽观赏。据说,在国际花卉市场上,它的销路是最好的。正因为如此,从它诞生后不久就声名鹊

起,进而被西方人人选为"母亲节之花",象征母亲的慈祥可爱。在母亲节这一天,母亲在世的人佩戴红花,母亲已逝的人佩带白花,已逐渐成为习俗,康乃馨也因此被称为"母亲花"。

③目前全球康乃馨的品种约有1 100个之多,大多是温室栽培,四季开花,每株一年可采收8~10朵。在温室做切花的栽培品种可分为两大类:大花康乃馨和散枝康乃馨(即小花多朵品种)。

④本植物的根(康乃馨根)、花(康乃馨花)均可供作药用。康乃馨花作药用时,除内服外,还可外用来治疗毒蛇咬伤、疮痈等,如将鲜康乃馨花捣烂敷患处,便可治疗毒蛇咬伤等。

⑤《本草纲目》称:"近古方治难产,有石竹花汤。"此外,康乃馨根还有抗癌功效。

菊 花

〔别名〕 家菊花、甜菊花、甘菊花、真菊花、秋菊花、黄菊花、白菊花、金蕊花、九花、女华、节华、帝女花、黄花等。

〔来源〕 菊花系菊科菊属多年生宿根草本植物菊草的头状花序。

〔药分〕 挥发性成分(龙脑、樟脑、菊油环酮等)、黄酮类(木樨草素、大波斯菊苷、刺槐苷、芹菜素等)、烷烃、糖类、水苏碱、胆碱、维生素、氨基酸等。

〔药性〕 性微寒,味甘、苦,无毒,入肺、肝经。

〔功效〕 疏风清热、平肝明目、解毒消肿。

〔应用〕 感冒发热、头痛眩晕、眼目昏花、目赤肿痛、心胸烦热、燥热咳嗽、便秘尿赤、湿疹皮炎、疔疮肿毒等。

〔提示〕

①《本草汇言》称本品:"气虚胃寒,食少泄泻之病,宜少用之。凡阳虚或头痛而恶寒者均忌用。"

②本花含有较多糖类及挥发油,易霉蛀,宜用陶器封存并置于阴凉通风干燥处;夏秋季节需勤检查,一旦发现霉蛀,宜烘干,但不要暴晒,以防散瓣变色。

〔食例〕

①菊花银花茶:菊花、金银花各40克,混匀后分4次沸水冲泡并闷10分钟,频饮。连服3~7天有效。治高血压。

②菊花甘草茶:菊花5克,甘草2.5克,沸水冲泡,加白糖适量,代茶饮,每日1剂。治急性乳腺炎。

③菊花橘皮茶:菊花、橘皮各15克,沸水冲泡,代茶饮,每日1剂。适用于高血脂肥胖人士。

④菊花槐花茶:菊花、槐花各3~6克,绿茶3克,沸水冲泡,代茶饮。治妊娠肝火上炎型高血压、高血脂。

⑤菊花大枣茶:白菊花15克,大枣4枚,沸水冲泡,代茶饮。治高血压。

⑥菊花蜂蜜饮:菊花50克,水煎取汁,稍凉后加入蜂蜜25克,频饮。治咽喉肿痛、便秘。

⑦菊花蝉蜕饮：白菊花、蝉蜕各等份,共研细末,每取 10～15 克,加蜜少许,水煎,频饮。治病后生翳。

⑧菊杞楂糖饮：菊花 10 克,枸杞 5 克,山楂 15 克,沸水冲泡并闷 5 分钟,加冰糖 5 克,代茶饮。适合动脉硬化、冠心病、肥胖症人士。

⑨菊花山楂汤：菊花 10 克,山楂 20 克,水煎服。治高血压头痛。

⑩菊花甘草汤：白菊花 200 克,甘草 20 克,水煎,1 次服完;药渣再次煎服。连服几天。治疗疽。

⑪菊槐决明汤：白菊花 9 克,槐花 6 克,草决明 10 克,水煎服,每日 2 剂。治高血压、眼底出血。

⑫菊杞地黄汤：菊花 9 克,枸杞、地黄各 15 克,水煎服。治肝阴虚、目暗不清。

⑬四味菊花汤：菊花、薄荷、荆芥、豆豉各 10 克,水煎服。治风热感冒。

⑭菊花露：菊花酒 60 毫升,与煮后放凉的牛奶 250 毫升混匀,倒入盛有冰水适量的杯中并搅匀,再撒入豆蔻粉少许,饮用。治头晕目眩、耳鸣、未老先衰症。

⑮菊花酒：菊花 1 500 克洗净、晒干后浸泡于白酒 2 500 毫升中,加入白糖 250 克,密封半月后饮用,每次 25～30 毫升,每日 1 次。具有活血通络、延年益寿的功效,适合中老年人饮用。

⑯菊芎石膏散：菊花、川芎各 9 克,石膏 6 克,共研末,茶水调服,每次 4.5 克。治感冒发热头痛。

⑰素炒菊花：鲜菊花瓣 500 克,洗净、沥干,加植物油、盐、味精各适量,炒食。治目赤、咽喉肿痛。

⑱菊花拌紫菜：菊花 6 朵,温水泡、切丝、焯过、沥干,紫菜适量,浸泡、沥干,二物一起装盘,加味精、盐、蒜泥、麻油各适量,拌匀后佐餐。具有明目、降血压的功效。

⑲菊花炒百叶：菊花 4 朵扯瓣,百叶 150 克切丝,一起沸水焯过,捞出沥干,倒入已用葱花、姜丝、蒜片煸香的热油锅内,炒熟,加盐、料酒,翻炒均匀,佐餐。具明目、降血压的功效。

⑳菊花炒肉片：菊花瓣 60 克,洗净、水漂;净瘦猪肉片 500 克,裹上由 3 个鸡蛋清、盐、绍酒、胡椒粉、淀粉调成的糊,放入热猪油锅内滑透,捞出沥油,再倒入经葱、姜煸香的热油锅内,洒上绍酒炝锅,加由盐、白糖、鸡汤、胡椒粉、湿淀粉、麻油调成的汁,翻炒,再撒入花瓣,炒匀,佐餐。具有清热平肝、养血益寿的功效。

㉑菊花蕊鸡腿：菊花蕊 10 克,切碎,与鸡蛋 1 只(打液)、湿淀粉一起调成糊;鸡腿 200 克洗净,用料酒、盐、葱、姜拌匀后腌渍约 2 小时,然后抹上花蕊糊,再倒入热油锅内炸至金黄色,佐餐。具有清热、平肝、明目的功效。

㉒菊花银耳羹：菊花、银耳各适量,加水熬成羹,加冰糖,拌匀,食之。治头晕目眩。

㉓菊花绿豆糕：洗净的菊花、绿豆粉各适量,拌匀,蒸糕,食之。具有清热祛火的功效。

㉔菊花三物饼：菊花、牡丹、月季各 2 朵洗净、切碎,加面包末、面粉各 75 克,鸡蛋 1 只打成的蛋液,盐、五香粉各少许,拌匀,在热油锅内煎成饼,当点心食之。具有清热养颜、活血、调经作用。

㉕菊杞窝头：枸杞 5 克,水煎取浓汁;加入干菊花 5 克,稍煮后取汁;加入玉米粉、黄豆粉各 250 克,2 个鸡蛋液,白糖 150 克及发酵粉少许,1 小时后做成窝头并蒸熟,食之。具有

清热祛火、平肝明目作用。

㉖菊花饭团：大黄菊 2 朵，扯瓣后入淡盐水漂洗干净，与糖、醋各 1 匙拌匀并放置一会儿，然后搅入由粳米 1 杯煮成的米饭中并做成团，食之。具有补肝、明目、去翳作用。

㉗菊花白糖粥：菊花瓣适量，洗净，白糖少许，一起拌入快熟的粳米粥中，续略煮，常食。可改善血管硬化。

㉘菊花枸杞粥：鲜菊花瓣 15 克洗净，枸杞 5 克快速洗净；粳米 50 克煮粥，快熟时加入枸杞续煮，起锅前撒入菊花瓣并煮沸，凉至室温后加蜜少许调味，食之。可增强心血管功能，尤其适合更年期血压升高者。

㉙菊花冰糖粥：菊花粉 20 克，调入由粳米 60 克煮至浓稠的粥中，加冰糖适量，食之，每日早晚各 1 次。适合肝火旺的近视眼、目赤肿痛者。

㉚菊粉红枣粥：菊花粉 15 克，调入由红枣 50 克，粳米 90 克煮至浓稠的粥中，稍煮，加糖调味，食之。具有润肤养颜的功效。

㉛菊花山楂粥：白菊花蕊 3 克，山楂粉 5 克，加入由粳米 30 克煮成的粥中，续煮沸后熄火，加盖闷 5 分钟，当早餐。连食 20 天，停 3 天；如此重复 4 轮。治高血压（对头部充血、焦躁者有特效）。

㉜菊花决明粥：在由决明子 15 克（炒微香）煮成的汁水中加入糯米 150 克熬粥，待熟时加入洗净的鲜菊花 30 克并煮沸，加冰糖适量调味，食之。具有散风热、降血压、降血脂的功效。

㉝菊百苡仁粥：菊花、百合花各适量，用明矾水浸泡 20 分钟洗净、扯瓣、切碎，加入由薏苡仁适量煮成的粥中，续稍煮，加白糖少许，趁热食之。具有平肝、明目的功效。

㉞菊杞地汁粥：菊花 10 克加入由枸杞 20 克，熟地 15 克已煮 20 分钟的汁水中，续煮一会儿，取汁，加入粳米 100 克，熬粥，趁热食，每日 1 剂。治肝阳头痛。

㉟菊枇石汁粥：将菊花 6 克，枇杷叶 9 克，生石膏 12 克用布包好，放砂锅内煎煮半小时，去包取汁水，加入粳米 30 克，熬粥，食之，每日 1 剂，连吃 10 天。治肺胃炽热所致粉刺。

〔附注〕

①我国古代先民原本称草本植物"菊"为"鞠"，称其黄色花为"黄华"。早在公元前 5 世纪东周时期成书的《礼记》中就有了"季秋之月，鞠有黄华"的记载。鞠者，穷也。黄华（黄花）至深秋而逐渐穷尽，故名。菊，与鞠同音，且更能体现该植物的草性，"鞠"就渐渐称作"菊"，而黄华也相应称为"菊花"了。菊花盛开于晚秋且香气浓郁，故有"晚艳""冷香""九花"之雅誉。它不以娇艳姿色取媚，却以素雅坚贞、高风亮节的品格赢得了世人的敬仰；因陶渊明的"采菊东篱下"名诗中又有了"花中隐士"的封号。

②菊花是我国十大名花之一，栽培历史悠久，至少也有 3 000 年了。远在周文王时代（约公元前 11 世纪）的《致富全书》中就已较为详细地记述了菊花的品种、种植、栽培及管理等方面的知识和技能。秦汉时期成书的《神农本草经》已将菊花列为国药上品。到了唐代，菊花的种植已经相当普遍。南宋时期，彭城人刘蒙写出了专门论述菊花的《菊谱》。明清时期，经朝鲜传入日本，再传入欧洲，继而传到美洲以至全世界。现在，我国的菊花品种已多达 2 000 余个，而菊花业已成了世界级名花。菊花品种繁多、色彩丰富、花形多变、姿态万千，更由于它傲霜斗寒、清香凝秀的格调，正是金秋时节观赏的佳花名卉，给人无限美的享受。我国中唐时期著名诗人白居易在《咏菊》中颂道："一夜新霜著瓦轻，芭蕉新折败荷倾。耐寒唯有东篱菊，金粟初开晓更清。"这深刻地说出人们对菊花的惜爱和敬重之情。

③菊花可大致分为三大类：白菊、黄菊、野菊。产地不同，便有不同名称：浙江产的叫杭菊（杭白菊、杭

黄菊),安徽产的叫滁菊(亳菊)、河南产的叫怀菊。这些都是菊中佳品。选购时,以花朵完整、不散瓣、颜色新鲜、香气浓、无梗无杂质者为佳。

④菊花,除供观赏外,还可食用和药用。食用时,可入茶、泡酒、入菜、做饭等;药用时,平肝明目用白菊,疏风清热多用黄菊,解毒消炎多用野菊。此外,本植物的根(菊花根)、嫩茎叶(菊花苗)、叶(菊花叶)均可供药用。再说,由菊花头状花序蒸馏所得蒸馏液叫"甘菊花露",是一味"清心明目、祛头风、清痰宽胸"的良药。

⑤药理试验表明,菊花制剂具有增大冠脉流量、增强毛细血管抵抗力、抗病原体等作用。

⑥临床报道,菊花对高血压、冠心病、动脉硬化症、偏头痛、天行赤眼、溃疡性结肠炎均有很好疗效。

⑦据有关专家称,只有新鲜的头茬菊花才有保健、清火作用;而非头茬的或陈年的菊花之保健、清火作用就不大了。

梅 花

〔别名〕 白梅花、红梅花、绿梅花、春梅花、家梅花、绿萼梅、山梅花、杏梅花、红绿梅花、干枝梅花等。

〔来源〕 梅花系蔷薇科杏属落叶小乔木或灌木梅树的花蕾或花朵。

〔药分〕 挥发性成分(苯甲醛、苯甲醇、苯甲酸、松油烯醇等)、有机酸等。

〔药性〕 性凉,味苦、微甘、微酸,无毒,入肝、胃、肺经。

〔功效〕 舒肝解郁、开胃生津、疗毒化痰。

〔应用〕 肝胃气痛、暑热烦渴、胸闷头痛、慢性咽炎、神经性官能症、淋巴结核、妊娠呕吐、厌食、痘疹等。

〔提示〕

①梅花茶具有理气功能,久饮会伤阴耗气,阴虚重者尤应慎服。

②干燥梅花质轻、气香,贮存时应密封并置于阴凉通风处,以防失香、变质。

③本花又被叫做"山梅花",而虎耳草科山梅花属植物山梅花树的花也叫做"山梅花",须注意。

〔食例〕

①白梅花茶:白梅花3克,洗净、沥干,沸水冲泡,代茶饮。治慢性咽炎、肝胃气痛。

②绿梅冰糖茶:绿萼梅5克,冰糖适量,沸水冲泡,频饮。适合肝火旺有老年斑的女士。

③绿梅糖芷茶:绿萼梅5克,冰糖适量,白芷5克(先熬),沸水冲泡,频饮。适合长有痤疮、黄褐斑的女士。

④绿梅柴附茶:绿萼梅、柴胡(先熬)、香附(先熬)各5克,冰糖适量,沸水冲泡,频饮。治乳腺增生、经前乳房胀痛。

⑤白梅扁楂茶:白梅花6克,扁豆花15克,山楂片20克混匀,分3~5次沸水冲泡,频饮。治肝胃气痛、食欲下降。

⑥白梅菊玫茶：白梅花、菊花、玫瑰花各15克混匀，分数次沸水冲泡，频饮。治伤暑头晕目眩。

⑦梅花玫瑰茶：梅花、玫瑰花各3克，沸水冲泡，常饮。治咽部异物感、上部食管痉挛。

⑧梅花决明茶：白梅花3克，草决明10克，沸水冲泡频饮。治高血压。

⑨绿梅花汤：绿萼梅9克，水煎服。治胸胁胀满、失眠。

⑩梅花白糖汤：梅花、白糖各适量，水煎服。治暑热烦渴。

⑪梅花橘饼汤：绿萼梅6克，橘饼2个（切块），水煎服。治咽部梗塞症。

⑫梅花龙胆草汤：梅花10克，龙胆草3克，白糖50克，水煎服。治厌食症。

⑬四味梅花汤：梅花、苏叶、枳壳、陈皮各10克，水煎服。治慢性咽炎。

⑭绿梅蜂蜜饮：绿萼梅6朵扯瓣、洗净、沥干，沸水浸泡，加蜂蜜适量，频饮。治暑热或热伤胃阴所致的心烦口渴。

⑮梅花合欢黄酒饮：白梅花5克，合欢花10克浸于黄酒50毫升中，隔水炖沸，晚饭后1小时温饮。治失眠。

⑯绿梅郁金炖猪肉：绿萼梅5克，广郁金10克，瘦猪肉200克及葱、姜、盐、油、水各适量，炖汤至肉熟烂，食用。治肝胃不和所致的胃痛、嗳气、泛酸等。

⑰梅花蛋：将洗净的白梅花数朵塞入1只已开有一小孔的鸡蛋内，用湿绵纸封口，于饭上蒸熟，去除梅花，每天当早饭食用。连食7天。治淋巴结核。

⑱梅花鱿鱼羹：鱿鱼薄片50克，熬汤，待汤稠后加入梅花瓣适量，白糖少许，续略煮，食之。具有开胃健脾功效。

⑲绿萼梅糖饼：腊月清晨带露绿萼梅100朵，白糖适量，捣成小饼食之。治痘疹。

⑳梅花粳米粥：白梅花瓣5克（干品2.5克），加入由粳米50克熬煮快熟的粥中，续略煮，食用，每日1次，连食5~7天为1个疗程。治慢性咽炎、疮毒。

㉑绿萼梅花粥：绿萼梅3~5克，加入由粳米30~60克熬煮快熟的粥中，续煮二三沸，饭前热食，每日2次，3~5日为1个疗程。治烦躁、胸闷、心痛。

㉒白梅花糖粥：白梅花5克，洗净，加入由粳米80克熬煮快熟的粥中，再加糖少许，续煮沸2~3分钟，每次1碗，连吃3~5天（偏热体质加白糖，偏寒体质加红糖，便燥者加蜂蜜，肺热咳嗽者加冰糖）。治胃脘痛、头晕。

〔附注〕

①梅花神、韵、姿、香、色俱佳，开花独早，花期久长，品种繁多，用途极广，深受国人喜爱，是我国十大名花之首，有"花中君子""岁寒三友"的美誉。因她年年都先百花而拥春天，故又名"春梅"。千百年来，它以其苍劲挺拔的枝干、高洁清逸的性格深得人们的敬仰。她向来被国人视为国花，在人们心目中是品位最高的一种花卉，位在"花王"牡丹之上。她的五枚花瓣紧连，象征着"欢乐、幸福、长寿、顺利及和平"这样的"五福临门"。古往今来，她也是历代仁人志士寄情托志的象征。我们伟大领袖毛主席也曾在《咏梅》词中高度赞扬道："风雨送春归，飞雪迎春到。已是悬崖百丈冰，犹有花枝俏。俏也不争春，只把春来报，待到山花烂漫时，她在丛中笑。"

②经过3000多年的栽培，梅花的品种及变种很多，我国就有300余个，大致可分为食用型及观赏型两大类。食用梅（果梅），依采收果实的颜色分为青梅（绿梅）、白梅（青白梅）、花梅（果实带红晕）等。食用时，除鲜用外，还可加工成蜜饯（如梅膏、陈皮梅等）、渍梅、话梅、梅干等，也可酿制成梅酒、梅醋等；观赏梅（花梅）有200多种，按花色及花型常分为朱砂型（红色）、宫粉型（桃色）、绿萼型（近绿色）、洒金型（近

黄色)、玉蝶型及黄香型等。

③花冠红色者,称为红梅花,其形态与白梅相似,但较白梅花稍大,花冠一般为淡红色,重瓣,萼红褐色。此植物主产于四川、湖北等地。药用时,仍以白梅花为主,红梅花使用较少。

④梅树的根(梅根)、带叶枝条(梅梗)、叶(梅叶)、花(梅花)、未成熟果实(青梅)、近成熟果实经熏焙得的产品(乌梅)、盐渍果实(白梅)、种仁(梅核仁)均可供药用。梅花入药时,一般都用白梅花,因其香气浓郁,药效更好。白梅花经蒸馏而得到的芳香液体叫"梅露",可作香料,也可药用。

⑤梅木坚韧而富弹性,纹理也好,是理想的雕刻工艺品、手杖等的基础材料。

梦 花

〔别名〕 结香花、蒙花、梦冬花、打结花、黄瑞香花、喜花、金腰带、迎春花、雪里开花等。

〔来源〕 梦花系瑞香科结香属落叶小灌木结香树的花蕊及花序。

〔药分〕 苷类(谷甾醇-亚麻酰基-吡喃葡萄糖苷、山柰酚-葡萄糖苷等)、东方小翅大蠊酮、西瑞香素、香豆素成分(伞形花内酯、取代双香豆素-3,7′-醚等)。

〔药性〕 性平,味甘,无毒,入肝、肾经。

〔功效〕 滋肝养肾、明目消翳。

〔应用〕 夜盲、翳障、目赤、小儿疳眼、多泪、失音、梦遗等。

〔提示〕

①结香树的花序(梦花)在湖北、四川、广西等地尚被当作"密蒙花"使用,商品习称为"蒙花珠"或"新蒙花"等,须注意。

②本花在某些地区又被叫做"迎春花",而木樨科素馨属植物迎春花树的花也叫做"迎春花",亦须注意。

〔食例〕

①梦花汤:梦花9~15克,水煎服。治肺虚久咳。

②梦花橘饼汤:梦花15克,橘饼1只,水煎服。治胸痛、头痛。

③梦花山药汤:梦花6克,菊花、桑叶各9克,枸杞、熟地、茯苓、山萸肉各10克,淮山药20克,水煎,代茶饮,每日1剂。治青盲、翳障、多泪。

④八味梦花汤:梦花、麦冬各9克,木蝴蝶、甘草各6克,桔梗10克,岗梅根、沙参、玄参各20克,水煎,代茶饮,每日1~2剂。治失音。

⑤梦花九物汤:梦花6克,知母9克,山萸肉、菟丝子、淫羊藿、泽泻各10克,金樱子12克,熟地、淮山药各30克,水煎,代茶饮,每日1剂。治梦遗、虚淋。

⑥梦花末猪肝:梦花、夜明砂各10克,谷精草25克,共研末,抹入已切有几条裂口的1具猪肝内,用线捆好,入砂锅内蒸熟,分顿食之。治夜盲症。

〔附注〕

①结香树柔条长叶、姿态清雅、花多成簇、外观奇特、芳香浓郁,很适合孤植、列植、丛植于庭院、道旁、

墙隅、草坪中或点缀于假山岩石旁等供观赏。

②结香树茎皮纤维坚韧,可供制造打字蜡纸、人造棉等。同时,这种树对抑制白蚁、保护环境有独特作用。

③结香树的根(梦花根)、茎(梦花茎)、花(梦花)甚至全株均可供药用。

④干燥梦花多为散在的单个花蕾,少数为头状花序。单个花蕾呈短棒状,稍弯曲,密被浅黄色或灰白色有光泽的绢丝状长毛茸;花序半球形,略似向日葵,总花梗钩状弯曲,全体被淡黄色茸毛。选购时,以干燥、完整、芳香、无杂质为佳。

⑤据有关资料称,结香树含毒性生物碱和激活 EB 病毒的物质,不宜多服、久服,否则有诱发鼻咽癌变的可能。

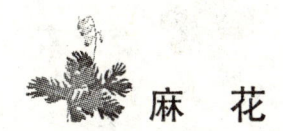

麻 花

〔别名〕 大麻花、乌麻花、火麻花、白麻花、黄麻花、冬麻花、麻子花、麻勃等。

〔来源〕 麻花系桑科大麻属一年生草本植物大麻草的雄花。

〔药分〕 大麻酚类(大麻酚、大麻二酚、二羟基大麻酚等)、黄酮类(芹菜素、牡荆素、木樨草素等)、挥发性成分[烯类(长叶烯、蒎烯、松油烯等)、葎草烯环氧化物、醇类(丁香烯醇、间二烯醇等)、对聚伞花素等]、植物凝血素、生物碱(蕈毒碱、胡芦巴碱等)、氨基酸、抗菌成分等。

〔药性〕 性温,味苦、辛,有毒,入肝、肾经。

〔功效〕 祛风止痒、活血化瘀。

〔应用〕 风病麻木、遍身瘙痒、失神健忘、眉发脱落、淋巴结核、闭经、痔疮等。

〔提示〕

①本花含有大麻酚类及生物碱类有毒物质,煎剂成人每次内服量应≤1克,并严遵医嘱;"体虚者慎用"[《中华药海(精华本)》]。

②《吴普本草》称:麻花"畏牡蛎"。

〔食例〕

①麻花蒲黄散:麻花30克,蒲黄60克,共为末,酒调服,每次0.06克,日3次夜1次。治痔疮内漏(《本草纲目》引《外台秘要》)。

②麻花人参散:七七麻花1升,人参60克,共研为末,蒸透,每睡前服0.1克。治健忘症(《本草纲目》)。

③麻花草乌蜜膏:麻花120克,草乌30克,烧存性,研为末,炼蜜成膏,白开水调服,每次1克。治风病麻木(《本草纲目》)。

〔附注〕

①麻者,两木在广下也,像屋下派麻之形,故名;而药用其花,故名"麻花"。

②大麻草的根(麻根)、茎皮纤维(麻皮)、叶(麻叶)、雄花(麻花)、雌花序及幼嫩果穗(麻黄)均可供药用。

③毒性试验表明,麻花(特别是雌花)中所含大麻酚(尤其是四氢大麻酚)是毒性物质;随剂量的不同,中毒症状表现为运动失调、反射亢进,继之发生抑制、翻正反射消失、呼吸困难甚至死亡。

④药理试验表明,麻花对心血管、内分泌、生殖功能、免疫功能均有影响,还有抗炎作用;尤其是大麻的雌花穗对人的神经系统有特殊影响(既有兴奋又有抑制),为某些国家的重要吸毒品;大麻可抑制结核杆菌,还可杀灭金黄色葡萄球菌。

⑤本花除了内服外,还可外用。如《千金方》:七七麻花、五五艾叶各等份,合捣作炷,炙之一百壮。治淋巴结核初起。(七七麻花即农历七月七日收采的麻花,五五艾叶即农历五月五日采收的艾叶——编者)

旋 花

〔别名〕 筋根花、鼓子花、美草花、肫肠草花、饭藤花、旋葍花、小旋花、打碗花、兔儿苗花、天剑草花等。

〔来源〕 旋花系旋花科打碗花属多年生草本植物旋花草的花朵。

〔药分〕 黄酮醇苷、山柰酚、半乳糖苷、皂苷等。

〔药性〕 性温,味甘、辛,无毒,入脾、肾经。

〔功效〕 益气、涩精、养颜。

〔应用〕 面部黄褐斑、遗精、遗尿、二便不利等。

〔提示〕

①本花性味偏温辛,阴虚内热、目疾患者慎服。

②本花又被叫做"打碗花",而旋花科打碗花属植物打碗花草及天剑草、牵牛属植物牵牛草或毛牵牛草、大戟科大戟属植物猫眼草、锦葵科木槿属植物木槿树等的花均可叫做"打碗花",须注意。

〔食例〕

①旋花麦冬汤:旋花 10 克,麦冬 15 克,水煎服。治急性支气管炎干咳。

②旋花山桂汤:旋花 10 克,山桂 20 克,水煎,代茶饮。治高血压。

③旋花二物汤:旋花 15 克,萹蓄、海金砂各 10 克,水煎,代茶饮。治尿路感染、膀胱炎、急性肾盂肾炎。

④素炒旋花:旋花 500 克洗净、余汤、沥干、切段;在热油锅内将葱花煸香后,倒入旋花段、盐、味精,翻炒均匀,装盘,食之。具清肝明目功效。

⑤旋花炒木耳:旋花 400 克,水发黑木耳 100 克,分别择洗干净、余汤、沥干;在热油锅内将葱花煸香后,倒入旋花及木耳,炒熟,加作料,继炒一会儿,装盘,食之。治月经不调。

⑥旋花拌海米:旋花 500 克,洗净、余熟、沥干;干海米 20 克入沸水泡 1 小时、沥干;将此二物、蒜苗段 20 克及盐、味精、醋、麻油各少许拌匀,食之。具健脾补肾功能。

⑦太乙金锁丹:旋花 90 克,覆盆子及五色龙骨各 150 克,莲花蕊 120 克(未开者,阴干),鸡头子仁 100 枚,共研末;再与金樱子 200 枚(去皮、木臼捣烂)、水 7 升煎煮,取浓汁 1

升,和药,杵2 000下,成梧桐子样丸,空腹温盐酒送下,每次30粒(忌葵菜)。具固精益髓作用。

〔附注〕

①本科植物多为缠绕性草本,部分为攀缘性木质藤本;花萼片多互相分离;花冠常完整而无裂片,于花蕾中呈旋转状排列,故名"旋花";又因花朵外形似古代战鼓,故又被叫做"鼓子花"。

②与本品同属的植物中,常见的有打碗花草、天剑草(篱天剑草、日本天剑草等)等。在古代《本草》中所载的"旋花"药材中,就包括有同属的植物"打碗花"。

③本植物的根(旋花根)、茎叶(旋花苗)及花(旋花)均可供作药用。旋花,除药用外,还可入菜,如炒食、凉拌等。

④旋花入药,除内服外,外用的疗效也相当好。如鲜旋花适量,捣烂取汁外擦(反复多次),治丹毒,疗效特好;又如,鲜旋花适量,捣烂外敷,治跌打损伤,疗效也不错。

旋覆花

〔别名〕 复花、旋复花、金覆花、金钱花、金钱菊、金菊花、金盏花、金沸花、润笔花、六月菊、艾菊、黄熟花、小黄花、满天星、飞天蕊、野油花等。

〔来源〕 旋覆花系菊科旋覆花属多年生草本植物旋覆花草的头状花序。

〔药分〕 内酯类(旋覆花次内酯、大花旋覆花内酯等)、黄酮类(山奈酚、槲皮素、杜鹃黄素等)、苷类(二萜苷、菊花苷、胡萝卜苷)、甾醇类(蒲公英甾醇等)、旋覆花醇类、酸类(咖啡酸、绿原酸、棕榈酸等)、菊糖等。

〔药性〕 性温,味苦、辛、咸,无毒,入肺、胃、大肠经。

〔功效〕 消痰行水、降气止呕。

〔应用〕 咳喘痰黏、呕吐噫气、胸痞胁痛、腹胀水肿,小便不利等。

〔提示〕

①本花性味偏温辛,具有走散性,"阴虚劳嗽、风热燥咳,不可误用"(《本经逢原》)。

②本花序如绒毛,易飘浮飞扬、刺激咽喉,处理时应当心,煎煮时以布包为好。因含绿原酸等致敏性物质,临床应用上也曾出现过过敏现象,须注意。

③本花在某些地区又被叫做"金菊花""金钱花"或"金盏花",而菊科菊属植物野菊花草、万寿菊属植物万寿菊草的花也均可叫做"金菊花",梧桐科梧桐属植物午时花草的花也可叫做"金钱花",菊科金盏花属植物小金盏花草、锦葵科黄花稔属植物白背黄花稔草的花也都可叫做"金盏花",亦须注意。

〔食例〕

①覆花野菊汤:旋覆花15克,野菊花30克,水浸泡后煎煮10分钟,频饮。治乳痈。

②覆花竹茹汤:旋覆花、竹茹各10克,生姜5克,水煎服。治神经性呕吐。

③覆花二物汤:旋覆花10克,柿蒂5克,丁香3克,水煎服。治膈肌痉挛。

④覆花款贝汤:旋覆花、款冬花各10克,水煎取汁,加冰糖适量后再煎,冲服川贝母粉

5克,每日2次。治慢性支气管炎。

⑤六味覆花汤:旋覆花、荆芥、前胡、法半夏、炙甘草各10克,细辛5克,水煎服。治风寒咳嗽。

⑥九味覆花汤:旋覆花3克,厚朴、白术、枳实(炙)、黄芩、茯苓各9克,半夏(洗10遍)、芍药、生姜各6克,加水1 000毫升煎至300毫升,分成2份,空腹饮用。治妊娠6~7月期的胎动不安。

⑦旋覆花蜜浆:旋覆花、三棱、莪术、赤芍各9克,代赭石、海藻、鳖甲、昆布各15克,白茅根30克,夏枯草及白花蛇舌草各60克,加水2 500毫升煎取汁1 000毫升,调入蜂蜜60克,分成10份,在2~3日内服完。治胃癌。

⑧旋覆花蜜膏:旋覆花、款冬花各250克,用纱布包好,浸泡,煎煮,每半小时取煎液1次,共取3次合并,熬浓稠,加蜜500克收膏,密封瓶内并放冰箱保存,温开水送服,每次2匙,每日2次,连服15天。治久咳痰喘。

⑨旋覆花蜜丸:旋覆花(去梗,焙)30克,皂荚(炙,去皮、子)31克,大黄(锉、炒)45克,共捣为末,炼蜜为丸(梧桐子大小),温开水送服,每次10~15丸,每日3次。治积年气急喘咳。

⑩覆花百合散:旋覆花末、百合末各5克,蜂蜜水冲服,每日3次。治咳嗽痰血。

⑪覆花鲤鱼汤:将纱布包好的旋覆花30克放入已洗净、去杂(不去鳞)的1尾鲤鱼腹内并用线捆好,再放入盛水砂锅内,加葱、姜少许(不放盐),煮至熟烂,分顿食用。治腹胀水肿。

⑫覆花灵芝蒸肉饼:净旋覆花丝、灵芝末各3克,瘦猪肉末100克,葱花、姜末、盐、白糖各适量,拌匀并做饼,隔水蒸熟,佐餐,每日2次。治慢性支气管炎。

⑬覆花赭石粥:将旋覆花15克,代赭石30克用布包好,与粳米100克,生姜少许一起煮粥,分顿食之。治胃炎呕吐。

⑭覆花郁参粥:纱布包好的旋覆花10克,郁金10克,丹参15克放入盛水砂锅内煎煮至1 000毫升,去渣,加粳米100克,煮粥,待熟时加葱白5根切的小段,搅匀略煮,早晚空腹食之。治慢性肝炎。

〔附注〕

①本品花繁叶茂、圆而覆下,故名"旋覆花";花小而金黄,外观似菊、似钱、似盏,故又名"小黄花""金菊花""金钱花""金盏花"等。相传,有一天月宫嫦娥贪玩出游,忘了锁门,一阵风把一瓶仙露吹落人间并成了万点黄花,也就是"满天星""飞天蕊"了。又据《花史》载,文人郑荣一次独自外游,忽见金灿灿的金钱花,突发诗兴,但尚未作完已昏然入梦。迷蒙中见一红衣妙女飘然而来,一面扔给他许多金钱,一面笑道:"为君润笔矣。"郑荣惊醒,哪有金钱,唯见金钱花飞坠一身。他续作,得一佳诗,于是戏称金钱花为"润笔花"。

②与本花同科同属的植物较多,常见的有欧亚旋覆花、线叶旋覆花、大花旋覆花、齿叶旋覆花、朝阳花、湖北朝阳花等,它们的头状花序都同等作"旋覆花"供药用。

③旋覆花草的根(旋覆花根)、全草(金沸草)、花序(旋覆花)均可供药用。干燥的旋覆花序呈扁球形,有时散落。底部有4层浅灰绿色、膜质的总苞片,有时残留花梗。外缘1层舌状花,黄色,多卷曲;中央管状花,密集,子房顶端有多数白色冠毛,质柔软,手捻易散。气微,味微苦、咸。选购时,以朵大、身干、金黄色、有白绒毛、无枝梗者为佳。

④药理试验表明,旋覆花煎剂有抗菌消炎、平喘镇咳、兴奋中枢神经、利尿、保肝、促消化、抗肿瘤等作用。

雪莲花

〔别名〕 雪莲、雪荷花、雪棉花、大木花、大拇花、大雪兔子等。

〔来源〕 雪莲花系菊科风毛菊属多年生草本植物的绵头雪莲花草、鼠曲雪莲花草或水母雪莲花草等的带花全草。

〔药分〕 香豆素类(东莨菪素、伞形花内酯等)、对羟基苯乙酮、正三十一烷、大黄素甲醚、β-谷甾醇等。

〔药性〕 性温,味甘、微苦,大多数无毒,入肝、肾经。

〔功效〕 温肾壮阳、调经止血。

〔应用〕 阳痿、腰膝软弱、女士带下、月经不调、风湿痹症、外伤出血等。

〔提示〕

①雪莲花中的大苞雪莲花,因含有毒的乌头碱类物质,其汤剂成人每次内服量应<1.5克,并严遵医嘱。

②雪莲花有暖宫散瘀、促进子宫收缩的作用,"孕妇忌服"(《新疆中草药手册》)。

③毛茛科侧金盏花属植物侧金盏花草的花也可叫做"雪莲花",与本品同名,须注意。

〔食例〕

①生吃雪莲花:雪莲花6~12克,洗净后嚼食。治雪盲、牙痛。

②雪莲花汤:雪莲花9克,水煎服,每次1剂,每日2~3次。治体虚头晕、耳鸣眼花。

③雪莲花瓣汤:雪莲花瓣6克,水煎服,每日2次。治肺寒咳嗽、麻疹不透。

④雪莲归杞汤:雪莲花6克,当归、枸杞各3克,水煎服。治阳痿。

⑤雪莲花酒:雪莲花6克,白(或黄)酒1 000毫升,密封浸泡30天后服用,每次30~40毫升。具有补肾阳、强筋骨的功效。

⑥雪莲虫草酒:雪莲花、虫草各适量浸泡于白酒中,冬天早晚饮用,每次10毫升。治阳痿。

⑦雪莲仙茅酒:雪莲花100克,仙茅200克,浸泡于低度白酒1 000毫升中,10天后早晚饮用,每次10毫升。治性功能低下、阳痿。

⑧雪莲蝮蛇酒:雪莲花50克,蝮蛇1条,白酒1 000毫升,浸泡30天后服用,每次10毫升,每日2次。治肩周炎、腰腿痛。

⑨雪莲羊肉汤:雪莲花30克,洗净;黄羊肉100克,洗净、切块,沸水中煮5~10分钟,捞出以冷水浸泡除膻味。在沸水砂锅内加入黄羊肉、雪莲花,煮至肉熟烂,放入葱花、姜末、食盐、胡椒粉、味精、猪油等,服用。治肾虚、阳痿。

⑩雪莲乌鸡煲:在热油锅内煸香葱、姜后,放入洗净去杂的乌鸡1只(约500克),翻炒

至鸡皮油亮,倒入盛沸水的煲中,加入雪莲花20克,盐、糖、味精等,炖约45分钟至肉熟烂,服用。治月经不调。

⑪雪莲参鸡汤:雪莲花3克,党参15克均洗净切段,峨参1.5克洗净切片,用纱布包好;薏苡仁100克洗净后用另一纱布包好。将鸡肉200克洗净并放入沸水砂锅内,加入两只纱布包、葱、姜,炖2~3小时,捞出鸡肉并剁块,解开薏苡仁纱布,均放入盆里,再加原汤、盐、味精,拌匀,分成10份,每日早餐吃1份(其余入冰箱贮存)。治腰膝酸软、月经不调、带下。

⑫雪莲归鸡汤:雪莲花、党参、黄芪各10克,当归15克,鸡1只,加水炖熟透,适量服之。治月经不调、白带过多。

⑬雪莲参鸡汤:雪莲花1朵,人参2只,用纱布包好并放于去杂洗净后的1只母鸡腹腔内,加入葱、姜、盐各适量后炖熟烂,分顿食鸡喝汤。治月经不调、崩漏。

⑭雪莲甲鱼汤:雪莲花10克,红花20克,甲鱼1只及葱、姜各适量,于砂锅内的沸水中炖酥烂,加盐少许后分次食肉喝汤。治阳痿。

⑮雪莲粳米粥:雪莲花1~2朵,研末;粳米60克,加水煮粥,调入花末1~2匙及白糖少许,食之,每日1次。治肾阳虚型阳痿。

〔附注〕

①本品大多长于雪域高原,傲霜斗雪,亭亭玉立,状如莲花,雪白如玉,散发出扑鼻的芳香,故名"雪莲花"。自古以来,此花都被当地各族人们视为爱情的象征;男青年冒着危险,攀岩越岭,采摘这种纯洁之花,献给自己喜爱的姑娘,表达对女方的坚贞和自己的勇敢。

②本品是一种名贵的中药材,其根、茎、叶、花、子均可供药用,通常是全草入药。它的花还是制作香精的上等原料;种子也是高原珍禽雪鸡的主要食物之一。

③本品的品种较多,除本品外,还有水母雪莲花(全草上半部恰似水母,主要分布于青海、甘肃等地)、大苞雪莲花(总苞较大,主要分布在新疆、青海等地)、西藏雪莲花(主要分布在西藏等地)、毛头雪莲花(全株密被白色长棉毛且头状花序包被在棉毛中,主要分布在云南等地)等多种,均可同等入药。只是大苞雪莲花有毒,要严控服用量,服用时必须遵照医嘱。

④药理试验表明,本品制剂有祛风除湿、抗炎镇痛、兴奋子宫、终止妊娠、抑制中枢神经、清除自由基、抗疲劳等作用。

啤酒花

〔别名〕 酒花、野酒花、酵母花、匆布花、蛇麻花、香蛇麻花、蛇麻草花等。

〔来源〕 啤酒花系桑科葎草属多年生缠绕草本植物啤酒花草的幼嫩带花果穗。

〔药分〕 树脂类[酮类(葎草酮、蛇麻酮等)、原花色素等]、烯酮(葎草二烯酮、葎草烯酮等)、烯类(去二氢荜澄茄烯、去二氢菖蒲烯等)、甲基丁烯醇、黄酮类(紫云英苷、芸香苷等)、抗坏血酸、去氢抗坏血酸、挥发油[烯类(月桂烯、葎草烯等)、醇类(芳樟醇、牻牛儿醇等)、蛇麻素、丁香烯氧化物、葎草烯环氧化物等]、鞣质、胆碱、氨基酸等。

〔药性〕 性微凉,味苦,几无毒,入肝、胃经。
〔功效〕 健胃消食、利尿安神。
〔应用〕 消化不良、腹胀、水肿、小便不利、膀胱炎、肺结核、咳嗽、失眠、麻风病等。

〔提示〕
①本品含有少量蛇麻酮等毒性物质。毒性试验表明,接触鲜啤酒花粉者,绝大多数会发生皮炎,个别人还会出现头痛、头晕、嗜睡等现象,应引起重视。
②本品在某些地区又被叫做"酒花""香蛇麻花",而桑科葎草属植物华忽布草的花也可叫做"酒花""香蛇麻花",须注意。

〔食例〕
①生嚼啤酒花:啤酒花1朵,洗净,放于痛牙处,咬住并嚼碎后咽下,连嚼几朵有效。治牙痛。
②啤酒花茶:啤酒花1.5~3克,沸水冲泡,代茶饮。治气管炎、失眠(晚饭后频饮)。
③酒花决明茶:啤酒花15克,决明子10克,沸水冲泡,代茶饮。治习惯性便秘。
④酒花红糖饮:啤酒花15克,红糖适量,水煮20分钟后趁热饮用,于月经来潮前3天始服,连服7天。治闭经。
⑤啤酒花酒酿:啤酒花5克,酒酿50克,隔水炖沸,温饮。治消化不良。
⑥啤酒花汤:啤酒花10克,水煎,频饮。长时间服用有效。治肺结核病。
⑦酒花银花汤:啤酒花、金银花各9克,水煎服。具有清热除烦功效。
⑧酒花枣仁汤:啤酒花9克,酸枣仁6克,水煎服。治失眠。
⑨酒花葎草汤:啤酒花、葎草各15克,水煎服。治小便不利。
⑩酒花合欢汤:干啤酒花9克,合欢花6克,水煎服。治消化不良。
⑪酒花车茅汤:啤酒花、车前草、白茅根各15克,水煎服。治尿路感染。
⑫酒花神曲汤:啤酒花、神曲各9克,土木香6克,水煎服。治消化不良、腹胀。
⑬啤酒花散:干啤酒花适量,研末,温开水送服,每次1克,每日3次,连服2个月。治气管炎。
⑭啤酒花蒸鸭:啤酒花30克洗净,放入1只已去杂、洗净的鸭肚里,用绳捆好,入蒸锅,加盐、葱、姜、白糖、火腿块100克,鸡汤等,大火蒸约90分钟至鸭熟烂,去葱、姜、浮油,加味精调味,佐餐。治肺结核、失眠、慢性支气管炎等。
⑮酒花汁粥:啤酒花10克,水煮20分钟后取汁,加入粳米50克煮粥,加白糖调味后食用。治痢疾。
⑯酒花合欢花末粥:啤酒花、合欢花各10克,共研末,每取2克调入粳米50克煮的粥中,作晚饭。治失眠。

〔附注〕
①本品是制造啤酒的重要原料,故名"啤酒花"。它能赋予啤酒特有的香气和苦味。其雌花花序还可入药,具有健胃、消食等功效。
②目前啤酒花的栽培品种已有十几个。这种植物,多被用作攀缘花架或篱棚;其花除供酿造啤酒、入药外,还可用作食品工业的发酵剂。
③药理试验表明,啤酒花提取物对细菌、真菌均有显著抑制作用,还有镇静、降压、催眠、麻醉、抗氧

化、雌激素样作用等。

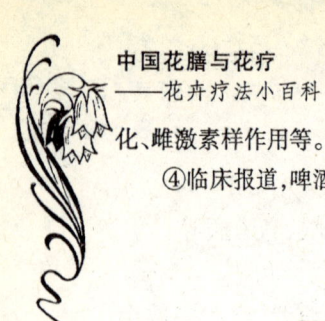

④临床报道,啤酒花的提取物制成的多种剂型,对治疗麻风病、结核病、菌痢等都有一定效果。

野菊花

〔别名〕 野黄菊花、野山菊花、黄菊花、山菊花、山黄菊、金菊花、甘菊花、路边菊花、黄菊仔、鬼仔菊、千层菊等。

〔来源〕 野菊花系菊科菊属多年生草本植物野菊草的花序。

〔药分〕 野菊花内酯、醇类(野菊花醇、谷甾醇、烷醇等)、酮类(野菊花酮、菊油环酮等)、螺烯醇醚、黄酮类(木樨草素、矢车菊苷、刺槐素等)、酸类(棕榈酸、亚油酸等)、挥发油(菊醇、菊酮、樟脑、蒎烯、枞油精等)、多糖等。

〔药性〕 性微寒,味苦、甘、辛,无毒,入心、肺、肝经。

〔功效〕 疏风清热、消肿解毒。

〔应用〕 风热感冒、虚火上炎、目赤肿痛、咽喉肿痛、眩晕头痛、痈疽疔疖、口疮、湿疹、皮炎、丹毒等。

〔提示〕

①本品性味偏凉苦,"脾胃虚寒者,孕妇慎用"[《中华药海(精华本)》]。

②野菊花比较娇弱,采收时不能采摘露水花、雨水花,否则易霉烂;采收后,需要薄薄摊开,不能密堆,否则因发热而腐烂。

③本品在某些地区又被叫做"黄菊花""金菊花",而菊科千里光属植物千里光草的花也可叫做"野菊花",菊科万寿菊属植物万寿菊草的花也可叫做"黄菊花""金菊花",菊科金盏菊属植物金盏菊草的花也可叫做"金菊花",须注意。

〔食例〕

①野菊花茶:野菊花15克,沸水冲泡,代茶饮。治乳房肿痛、乳痈初起。

②野菊蒲公英汤:野菊花、蒲公英各30克,水煎,频饮;同时用渣敷患处。治乳腺炎。

③野菊大青叶汤:野菊花15克,大青叶20克,水煎煮,加白糖少许调味,代茶饮。治流行性腮腺炎。

④野菊海金沙汤:野菊花45克,海金沙30克,水煎服,每日1～2剂。治尿路感染。

⑤野菊紫甘汤:野菊花、紫花地丁各15克,甘草3克,水煎服,每日1剂。治红眼病。

⑥野菊木蝶汤:野菊花30克,木蝴蝶6克,水煎,频饮。治口腔炎、咽炎。

⑦野菊银翘汤:野菊花60克,金银花30克,连翘15克,水煎,频饮。治白喉。

⑧野菊归膝汤:野菊花30克,当归9克,牛膝3克,水煎,频饮。治附件炎、宫颈炎。

⑨野菊银丁汤:野菊花30克,金银花15克,紫花地丁30克,沸水煎饮。治扁桃体炎。

⑩野菊苋翁汤:野菊花、白头翁各15克,马齿苋30克,水煎,频饮。治肠炎。

⑪四味野菊汤:野菊花60克,金银花30克,连翘12克,赤芍9克,沸水煎后饮。治急

性淋巴结炎。

⑫野菊七物汤：野菊花15克，黄芪、当归、连翘、金银花、蒲公英、紫花地丁各10克，水煎，分2次服，每日1剂。治脓肿性头部毛囊炎。

⑬野菊九物汤：野菊花、金银花、紫花地丁、蒲公英、白花蛇舌草各15克，连翘、大黄各12克，黄芩10克，甘草6克，水煎，频饮。治热毒型痤疮。

⑭野菊花蜜膏：野菊花500克水浸泡后煎煮半小时取汁，共取煎液3次，合并，熬煮至浓稠，加蜜500克收膏，冷后装瓶密封，冷藏，温开水送服，每次2小勺，每日3次。连服一个时期。治高血压。

⑮野菊陈蜜丸：野菊花180克（晒干，烧成炭）、熟地240克（酒煮，捣膏）、炮姜120克、苍术90克、地榆及北五味子各60克，炼陈蜜为丸（梧桐子大），饭前白开水送服，每次15克。治便血。

⑯野菊花鱼片：野菊花100克，去梗蒂后洗净；鲫鱼1尾，洗净，一剖二，划口，放入沸水中煮沸，再撒入菊花并续煮片刻后停火；加入黄酒、姜丝、酱油各适量，稍翻动后捞起鱼块装盘；在剩下的汤中加白糖、醋、芡粉各少许，搅匀，煮浓后浇在鱼块上，佐餐食之。治风热头痛、喉痹、胃炎、肝炎。

⑰菊斛炖肉鸭：野菊花5克，石斛20克分别浸泡、洗净，瘦猪肉150克洗净、切块，水鸭半只切块、稍焯、洗净，生姜3片，于砂锅内加凉开水1 500毫升一起隔水炖约2.5小时至熟烂，加盐调味，佐餐。具有清肝明目功效。

⑱野菊花末粥：野菊花100克，金银花50克，烧存性，研末，每次5～9克，调入由粳米50克煮成的粥中，食之，每日2次。治急性胃炎。

〔附注〕

①关于本品，采收时，应择晴天在花瓣平直、花芯散开、花色嫩黄时进行；选购时，鲜花以单瓣、味甘者为佳；干花应以身干、色黄、完整、无杂、气香者为佳。野菊的斗霜耐寒力和在贫瘠野地的顽强生命力令人敬佩，北宋史学家、文学家司马光的诗歌《野菊》就颂扬了它的这种精神："野菊未尝种，秋花何处来？羞随众草后，故犯早霜开。寒蝶舞不去，夜蛩吟更哀。幽人自移席，小摘泛清怀。"

②与本品同属的北野菊、岩香菊、细裂野菊，因外观形态、药性、功效很相似，它们的花也都同等作"野菊花"供药用。

③鲜野菊花食用前的处理：洗净、沸水焯过、投凉。然后炝拌、炒食、熬汤、泡茶、配菜、做粥均可。

④药理试验表明，野菊花制剂有扩张冠状动脉、促进血液流动、降低血压等作用；对金黄色葡萄球菌、白喉杆菌、痢疾杆菌甚至病毒等均有抑制作用，所以有"广谱抗生素"之称。

⑤临床报道，野菊花制剂对治疗呼吸道炎症、流行性腮腺炎及预防感冒、治疗宫颈炎、阴道炎、盆腔炎、前列腺炎及痈肿疮疖、高血压等均有较好效果。

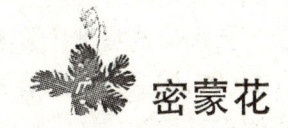

密蒙花

〔别名〕 蒙花、老蒙花、黄饭花、小锦花、鸡骨头花、羊耳朵、七里香、糯米花、疙瘩皮树花等。

〔来源〕 密蒙花系醉鱼草科醉鱼草属落叶灌木密蒙花树的花蕾和花序。

〔药分〕 黄酮苷类(醉鱼草苷、蒙花苷、刺槐素等)、环烯醚萜苷类(桃叶珊瑚苷、梓果苷等)、三萜苷类(密蒙萜苷 A 及 B 等)、二羟基苯乙苷类(洋丁香酚苷、海胆苷)等。

〔药性〕 性微寒,味甘,无毒,入肝、胆经。

〔功效〕 祛风清热、润肝明目、解毒退翳。

〔应用〕 风眩烂眼、目赤肿痛、多泪羞明、青盲翳障、眼目昏暗、视物不清等。

〔提示〕

①《四川中药志》载本品:"阳虚、肝寒胃弱者忌用";《萃金裘本草述录》载本品:"虚寒内伤,劳伤目疾禁服"。

②《中华药海(精华本)》称:"本品有扩散瞳孔作用,故瞳孔散大者忌用。"

③瑞香科结香属植物结香树的花蕾在某些地区被称作"蒙花珠""新蒙花"等并被作为"密蒙花"入药,须注意。

〔食例〕

①蒙花绿茶饮:干密蒙花(或花蕾)5 克,绿茶 1 克,水煎取汁,加蜜糖 25 克,饮用。治夜盲。

②蒙花三物饮:密蒙花、菊花各 60 克,车前子(布包)25 克,石决明 125 克,加水煲 1 小时,取汁,加蜂蜜适量,饮用。治头晕眼花、视力下降。

③蒙花首杞茶汤:密蒙花 8 克,首乌、枸杞各 12 克,绿茶 3 克,均切碎并用纱布包好,水煮,随饮。治两眼昏花、视力减退。

④蒙花青葙汤:密蒙花、青葙子、龙胆草、赤芍各 10 克,菊花 15 克,水煎服,每日 1 剂。治目赤肿痛。

⑤蒙花决明汤:密蒙花、石决明各 15 克,木贼、蒺藜、菊花各 10 克,水煎服,每日 1 剂。治角膜云翳。

⑥蒙花枸杞汤:密蒙花、枸杞、女贞子各 9 克,石决明、生地、菊花各 12 克,水煎服,每日 1 剂。治肝虚有热、目涩昏花。

⑦蒙花栀银汤:密蒙花、菊花、谷精草、桑叶、生地、赤芍各 9 克,山栀子、川黄连、桔梗各 6 克,金银花、连翘、茅根各 15 克,水煎服,每日 1 剂。治急性结膜炎。

⑧三味蒙花散:密蒙花、菊花、石决明各适量,研末,温开水送服,每次 9 克。治肝火上炎所致目赤肿痛。

⑨六味蒙花散:密蒙花、木贼、羌活、石决明(滤出研粉)、刺蒺藜(炒去尖)、菊花各等份,共研末,饭后清茶调服,每次 5 克,每日 2 次。治眼目昏暗、隐涩难开。

⑩九味蒙花散:密蒙花、羌活、菊花、蔓荆子、青葙子、木贼、石决明、蒺藜、枸杞各等份,共研末,晚饭后清茶送服,每次 9 克。治多泪羞明、瞳仁不清。

⑪蒙花黄柏蜜丸:密蒙花、黄柏根(洗锉)各 30 克,捣为末,炼蜜为丸(梧桐子大),临睡前温开水送服,每次 10~15 丸。治眼内翳障。

⑫蒙花蒸梨:密蒙花适量,塞入已挖心的宝珠梨中,再加蜜少许,蒸食。治百日咳。

⑬密蒙花煮蛋:密蒙花 5 克,鸡蛋 3 只(洗净),水煎,蛋熟后去壳,再入锅煮 15 分钟后

分 3 次服用,每日 1 剂。治小儿疳积。

⑭蒙花煮鸡肝:密蒙花 10 克,鸡肝 50 克,同煮,待肝熟后分顿食之。治小儿疳积。

⑮蒙花炖猪肝:密蒙花、猪肝各适量,加水同炖,肝熟后去花,分顿食之。治青盲症。

⑯密蒙花蒸鸡:密蒙花适量,小鸡 1 只,蒸熟透,去渣,食肉喝汤。治头晕。

⑰蒙花枸杞鸡:密蒙花 9 克去梗,洗净,切丝;枸杞 30 克洗净,剪破,放入已破腹、去杂、洗净的母鸡肚内,加清汤、姜片、葱段、料酒、盐、白糖、胡椒粉,入笼蒸 1～2 小时,待鸡肉熟烂后去掉葱姜、浮油,最后加入味精、密蒙花丝,服用。治慢性肝炎。

⑱蒙花汁糖粥:密蒙花 15 克洗净,泡 5～10 分钟,水煎取汁,加入粳米 50 克煮粥,待熟后加白糖适量,续煮 1～2 沸,服用,每日 1～2 剂,连服 3～5 天。治目赤肿痛、多泪羞明。

〔附注〕

①本树开花后,小花繁密堆积并密被茸毛,故名"密蒙花"。本植物的叶(羊耳朵叶)、花(密蒙花)均可供药用。

②本品是治疗各种眼疾的主要中药材,若能与养血类中药材(桑葚、首乌等)合用,其明目效果会更好。在治疗眼底疾患(如视神经萎缩等)方面,它比同是治疗各类眼疾要药的谷精草更胜一筹。

③选购密蒙花药材时,以花蕾密集、颜色灰黄、质地柔软、多有茸毛、气息微香者为佳。

④药理试验表明,密蒙花制剂对小芽孢癣菌、大鼠离体小肠因氯化钾等引起的张力增加均有一定抑制作用;还有一定的抗炎、降低皮肤及小肠血管通透性及脆性、解痉、利尿、抗肿瘤等作用。

黄蜀葵花

〔别名〕 黄葵花、秋葵花、黄秋葵花、侧金盏花、野芙蓉、水棉花、野甲花、棉花葵等。

〔来源〕 黄蜀葵花系锦葵科秋葵属一年生或多年生粗壮直立草本植物黄蜀葵草的花朵。

〔药分〕 槲皮素-3-洋槐糖苷、槲皮素-3-葡萄糖苷、金丝桃苷、杨梅素及槲皮素等。

〔药性〕 性凉,味甘、辛,无毒,入肾、膀胱经。

〔功效〕 利尿通淋、活血止血、解毒消肿。

〔应用〕 淋证、吐血、衄血、崩漏、胎衣不下、痈肿疮毒、烫伤烧伤等。

〔提示〕

①《嘉祐本草》称:黄蜀葵花有"催生"作用,孕妇忌服(《中药大辞典》)。

②本品在某些地区又分别可叫做"黄葵花""侧金盏花"或"野芙蓉",而锦葵科秋葵属植物黄葵草的花也可叫"黄葵花""野芙蓉",毛茛科冰凉花属植物侧金盏花草、锦葵科蜀葵属植物蜀葵草等的花也可叫做"侧金盏花",须注意。

〔食例〕

①黄葵花末:黄蜀葵花 30 克,研末,饭后糯米汤调服,每次 0.6～0.7 克。治肺痨吐血。

②黄葵花散:黄蜀葵花 30 克,炒并研末,饭前米汤送服,每次 0.6～0.7 克。治尿路结石。

③黄葵石榴花汤：黄蜀葵花30克，酸石榴花0.3克，上锉，每取3克，加水1盏，煎至6分，不拘时温服。治衄血不止。

④黄葵花炖肉：鲜黄蜀葵花、鲜鸡冠花（红崩用红花，白带用白花）各10克，猪肉适量，炖熟烂，分次服用。治红崩白带。

〔附注〕

①本品的花大艳丽，是一种良好的观赏花卉，可作为园林背景材料。其根（黄蜀葵根）、茎或茎皮（黄蜀葵茎）、叶（黄蜀葵叶）、花（黄蜀葵花）及种子（黄蜀葵子）均可供药用。此外，它的根含有较多黏液，可造绵纸糊料；种子可烤熟磨粉，芳香，可作香料；其花，除内服药用、入菜外，常常还作为外用药使用。如将黄葵花烧末涂患处，可治小儿口疮；黄葵花、大黄、黄芩各等份，共研为末，麻油调匀，搽于用淘米水洗净的患处，可治小儿秃疮等。

②与本品同科同属的植物较多，常见的栽培品种有黄葵、秋葵等，而与本品近似的刚毛黄蜀葵（因全植株密被黄色刚毛而得名），也都同等供作药用。

③药理试验表明，本花有一定镇痛、保护心肌、解热、抗炎等作用。

④临床报道，本花提取物对治疗乳糜尿的有效率可达84.6%，而本花胶囊对治疗慢性肾小球肾炎的有效率也可达到74.24%。

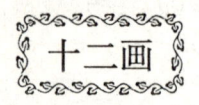

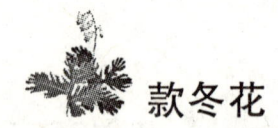

十二画

款冬花

〔别名〕 款花、冬花、款冻花、艾冬花、面冬花、氐冬花、钻冬花、看灯花、九九花、虎须花、八角乌花等。

〔来源〕 款冬花系菊科款冬属多年生草本植物款冬草的花蕾。

〔药分〕 生物碱（款冬花碱、克氏千里光碱等）、倍半萜成分（款冬花素类、款冬花素酯类等）、黄酮苷成分（芸香苷、金丝桃苷等）、三萜皂苷、醇类（款冬二醇、山金车甾醇等）、挥发油类、蒲公英黄质、氨基酸、无机元素等。

〔药性〕 性温，味辛、微苦，无毒，入肺、心经。

〔功效〕 润肺下气、化痰止咳。

〔应用〕 咳嗽气喘、劳嗽咳血、肺痨肺痈、涕唾稠黏、喉痹等。

〔提示〕

①《本草崇原》称本品："肺火燔灼，肺气焦满者不可用"；《本草逢原》称本品："阴虚劳嗽禁用"。

②《本草经集注》称本品："恶皂荚、消石、玄参，畏贝母、辛夷、麻黄、黄芩、黄连、黄芪、青葙"。

③本品含千里光碱类，对肝脏有一定毒性。据报道，有人服用膏剂后出现胃肠不适、恶心等现象，须注意。

〔食例〕

①冬花冰糖茶：款冬花9克,冰糖15克(捣碎),沸水冲泡,频饮。治支气管炎、上呼吸道感染及肺结核致咳喘。

②冬花紫菀茶：款冬花、紫菀、茶叶各5克,沸水冲泡,频饮。治慢性支气管炎型咳痰。

③冬花寿菊汤：款冬花15克,万寿菊10克,水煎,频饮,每日1剂。治风热咳痰型支气管炎。

④冬花紫杏汤：款冬花15克,紫苏叶、杏仁各10克,水煎服。治(感冒、气管炎)咳嗽。

⑤冬花四物汤：款冬花45克(去梗),桔梗60克,甘草(炙)及薏苡仁各30克,分10剂,水煎服,每日1剂。治肺痈。

⑥冬花七物汤：款冬花、紫菀、前胡、枇杷叶各9克,北杏仁10克,鱼腥草30克,甘草6克,水煎,频饮。治肺寒久咳。

⑦八味冬花汤：款冬花、知母、贝母、杏仁、桑白皮各9克,鱼腥草30克,桑叶、甘草各6克,水煎,频饮。治肺热暴咳。

⑧冬花紫菀散：款冬花、紫菀,各适量,共研末,温姜水送服,每次5克,每日3次。治慢性支气管炎。

⑨冬花紫百散：款冬花、紫菀各60克,百部30克,共研末,温姜(3片)乌梅(1枚)汤送服,每次9克。治久咳。

⑩冬花蜂蜜浆：款冬花6克洗净、余汤、沥干,沸水200毫升冲泡并闷2分钟,加蜜1匙,服之。治寒咳。

⑪冬花覆杏糖浆：款冬花、杏仁各10克,旋覆花5克,于砂锅内水煎取汁,加红糖30克,频服。每日1～2剂。治寒咳。

⑫冬花杏仁糊：款冬花8朵,洗净、余汤、沥干,沸水冲泡,加杏仁粉2大匙,冰糖1小勺,热服。治痰白咳嗽。

⑬冬花醇浸膏：100%款冬花醇浸膏,温开水送服,每次5毫升,每日3次。若配麻黄6克或贝母9克,疗效更佳。治支气管哮喘。

⑭冬花百合羹：款冬花(炙)30克,百合60克,煮烂,加白糖调味,每日1剂,常饮。治干咳型肺结核。

⑮冬花银耳羹：款冬花15克(纱布包好),银耳30克,雪梨1个(去皮切片),冰糖20克,于砂锅内煮熟烂,去花包,服食。治燥咳痰血、肺结核及气管炎痰喘。

⑯冬花覆花膏：款冬花、旋覆花各250克,纱布包好,水煎3次,滤液浓缩,加蜜500克制膏,温开水调服,每取2匙,每日2次,连服半月。治久咳痰喘。

⑰冬花千日红膏：款冬花、千日红花各15克,共研末,加蜜250克制膏,温开水调服,每次2匙,每日3次。治咳喘。

⑱四味冬花羹：款冬花10克,百合30克,枸杞10粒,大枣5粒,冰糖适量,水煎,晚饭后服。治哮喘。

⑲冬花百合丸：款冬花、百合(蒸、焙)各等份,研末,炼蜜为丸(桂圆大小),临睡前嚼烂,姜汤送服(含化尤佳),每次1丸。治喘咳、痰血。

⑳款冬花末粥：款冬花末6克,调入由糯米50克煮成的粥中,食之,每日2次。治咳血。

㉑冬花汁糖粥：款冬花 10 克，水煎取汁，加大米 50 克煮粥，待熟时加白糖适量后略煮，食之，每日 1 剂，连食 3～5 天。治多种喘咳。

㉒冬花肺片粥：款冬花、麦冬各 15 克，用纱布包好，与熟猪肺片 250 克、大米 100 克于砂锅内煮粥，待熟时去药包，加味精、盐、葱花、姜末各适量，作早餐。治肺虚久咳、痰血。

㉓冬花腊梅末粥：款冬花、腊梅花各 10 克，共研末，调入由粳米 60 克煮得将熟的粥内，续煮数沸，食之。治热咳。

〔附注〕

①本花盛开于每年 2 月份，不惧酷寒，款迎严冬，故名"款冬花""款冻花""面冬花"等。此植物株形美观，花序亮丽，尤其傲霜斗雪的高尚品格，着实令人称道不已！据传，我国古代有一名叫"冬花"的少女为治父久咳不止之病，多次上山采药，过度劳累而常晕倒，终吐血身亡，葬于洒血地；次年初冬，坟上长出了小草花，其花对咳嗽、咯痰病有奇效；后来，人们认为这是冬花再生，故名。再后，当修建款贡城时，当值官员让人将冬花大量移植入城，并改名"款冬花"。

②本品历来被中医药界当作止咳良药使用；经蜜炙后的本品叫做"蜜冬花""炙款花"，其疗效更优。选购时，以朵大、色紫红、气芳香、花梗短者为佳。

③药理试验表明，款冬花制剂有止咳平喘、祛痰解痉，对血压先升后降、对平滑肌抑制等作用。

④临床报道，款冬花制剂对哮喘、低血压、慢性气管炎及慢性骨髓炎等确有相当好的疗效。

⑤毒性试验表明，款冬花醇（或醚）提取液有小毒，故应绝对禁止大剂量服用。

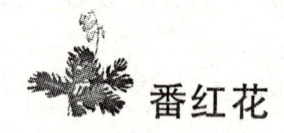

番红花

〔别名〕 西红花、藏红花、撒法即、撒馥兰、泊夫兰、番栀子蕊等。

〔来源〕 番红花系鸢尾科番红花属多年生草本植物番红花草的花柱上部及柱头。

〔药分〕 挥发油、色素（番红花苷、番红花酸等）、甾醇（豆甾醇、谷甾醇等）、三萜类（熊果酸、齐墩果酸等）、脂肪酸（棕榈酸、油酸等）、黄酮类（山柰酚、紫云英苷等）、番红花酸二甲酯、番红花醛、番红花苦素、类胡萝卜素（β－胡萝卜素、玉米黄质等）、维生素 B、烷类及钾盐等。

〔药性〕 性平，味甘，无毒，入心、肝经。

〔功效〕 活血化瘀、解郁散结。

〔应用〕 血瘀肿痛、腹内包块、产后瘀阻、月经不调、痛经闭经、跌打肿痛、忧思郁结、温毒发斑、惊悸、麻疹等。

〔提示〕

①本品有特殊香气，贮存时应密封并置于阴凉通风干燥处，以防变质及失香。

②本花具有较强活血化瘀、兴奋子宫作用，"孕妇忌服"（《中药大辞典》）。

③市场上常有以草红花、莲须或人造品等冒充或掺混的现象，须注意。

〔食例〕

①番红花水浸液：番红花 0.6 克，水 1 盏，浸泡 1 宿，服之。治伤寒发狂症。

②番红花汤：番红花1朵，冲汤下。治小儿胃胀硬痛（忌油荤、盐，宜食淡粥）。

③番花糖豆汤：番红花3克，红糖90克，黑豆150克，水煎服。治月经不调。

④番参益附汤：番红花2克，丹参15克，益母草30克，香附12克，水煎服。治痛经、产后腰痛。

⑤番花五物汤：番红花15克，桃仁9粒、郁李仁6克、当归尾5克、小茴香1克，于砂锅内煮30分钟，取汁频饮。治便秘。

⑥番红花酒：番红花1朵，浸于无灰酒1盏内，隔水蒸出汁，服用。治咯血、吐血。

⑦番花五物散：番红花2克，大黄4.5克，牡丹皮、当归、干荷叶各6克，共研末（装瓶于冰箱中存放），温开水送服，每次6克，每日3次。治产后瘀血。

⑧番花鲫鱼汤：用纱布将番红花6克，丹参20克、薏苡仁30克，包好，放入砂锅，加水煮约半小时至剩水1碗，捞去布包；鲫鱼250克，去鳞、宰杀、去杂、洗净，放入热油锅内煎至两面微黄，放入砂锅内，加葱、姜、蒜、黄酒、胡椒、盐及清水（不要放酱油）煮约10分钟后，倒入番红花等三物的煎液，冬瓜150克（去皮、切块）、火腿肉50克（洗净、切块），续煮约10分钟至汤较浓时停火，可加味精少许，佐餐。适合各类肿瘤患者（尤其适合放疗、化疗期间的患者）。

⑨番花炖海参：番红花2克，杜仲5克，高汤适量，于砂煲中熬成汁，加入干净海参200克，百合50克（事先泡软）、姜片、黄酒后加盖，炖约1小时，加盐调味，服用。治闭经。

⑩番花汤鸡丸：番红花5克，沸水泡透并蒸约10分钟至透；净鸡脯肉200克去筋膜、切碎、绞末，加入葱姜汁、盐、黄酒、味精、胡椒粉、鸡蛋清、玉米粉、鸡油及少量清汤，搅匀成肉泥，用汤匙一个个地舀入沸汤内煮熟成丸，倒入番红花蒸液，再加盐、味精调味，分顿服用。治气血亏损。

⑪番花烤羊心：番红花碾烂，合羊心（牛心、鹿心），用火炙令红色，涂于心上，食之。治腰背、胸膈、头项疼痛。

⑫番红花拌明虾：在热油锅内炸明虾4只，八成熟时撒上蒜粉适量，取出切块，加盐、奶油、鲜奶各少许并撒入洁净番红花5克，拌成糊状，配入已煮熟烂的芦笋、小玉米、马铃薯混合料1碗，佐餐食之。具有活血、解郁、美容等作用。

⑬番红花牛肉面：番红花25克，熟牛肉条300克，放瓷盅内，加作料、肉汤各适量，入笼蒸20分钟后取出，倒入已煸炒了葱、姜的热油锅内，再加水发海参100克，酱油及味精各少许并翻炒一会儿后转小火煨炒片刻，捞出海参后，与芡汁一起倒在已煮熟的面条上，拌匀后食之。治瘀血肿痛、糖尿病。

⑭番红花粥：番红花10克，桂圆肉50克，粳米200克，熬粥，加白糖少许，分2次食用（孕妇忌食）。治月经不调、痛经。

〔附注〕

①本花是明代由西南亚经西藏传入内地的，故名"番红花""西红花"；而现今仍主要分布在西藏等地，故又名"藏红花"。由于本花色红，产量又少，价格昂贵，故又有"红色金子"之称。

②番红花属植物有100余种，如春季开花的番紫花，花色雪青色或白色；高加索番红花，花橙色等；秋季开花的美丽番红花，花浅蓝色，柱头橙色，十分艳丽。

③鲜番红花的加工处理：将摘得的花柱上部及柱头在50～60℃下烘约4小时（不宜烘得过干）即得到"干红花"；若再进一步加工，使其油润光亮，则得到"湿红花"。两者相较，以干红花的质量及功效较好。

④药材番红花的形态：a. 干红花为弯曲的细丝状，暗红棕色而带有黄棕色的部分，质轻易断，无光泽及无油润感，有特异香气，稍有刺激性，味微苦；b. 湿红花为细长线状，花柱橙黄色，柱头红棕色且油润光亮，浸泡于水中时柱头膨胀而呈喇叭状，水被染成黄色。选购时，以身长、色紫红、黄色花柱少、味辛凉者为佳。

⑤药理试验表明，番红花制剂有兴奋子宫、抗血凝、抗氧化、降血压及血脂等作用。

葛 花

〔别名〕 葛条花、葛藤花、粉葛花、黄葛花、山葛花、野葛花、甘葛花等。

〔来源〕 葛花系豆科葛属多年生落叶草质藤本植物葛藤的花蕾。

〔药分〕 挥发性成分[醇类(辛烯醇、芳樟醇等)、丁香油酚、酯类(苯甲酸甲酯、丙酸甲酯等)]、尼泊尔鸢尾黄酮、苷类(葛花苷、槐花皂苷等)、异黄酮类、β-谷甾醇类等。

〔药性〕 性凉，味甘，无毒，入脾、胃经。

〔功效〕 解酒醒脾、和胃止血。

〔应用〕 伤酒吐血、烦热口渴、头痛头晕、脘腹胀满、呕逆吐酸、肠风下血等。

〔提示〕

①本花性凉，凡体质偏凉、虚弱，胃肠炎及贫血患者，不宜多服、常服；经期女性慎服。

②《得配本草》称本品："因酒已成弱者，禁用"；对于严重醉酒，其解酒功效是不理想的。

③在某些地区，蝶形花科豆薯属植物沙葛藤的花也叫"葛花"，豆科紫藤属植物紫藤的花也可叫做"葛花""葛藤花"，与本品同名，须注意。

〔食例〕

①葛花茶：葛花 10～15 克，沸水冲泡，频饮。具有醒酒功能（酒前服可增大酒量，酒后服可减轻醉状）。

②葛花橘皮茶：葛花 50 克，橘皮 40 克，共研末，沸水冲泡，代茶饮。具有减肥功效。

③葛花梅洛汤：葛花 3 克（后下），乌梅 5 枚，洛神花 1.5 克，冰糖适量，水煎服。具有醒酒去呕、开胃助食功效。

④七味葛花汤：葛花 30 克，枸杞、菊花、山楂各 15 克，泽泻 12 克，乌梅 10 克，砂仁 5 克，水煎，喝酒前后 2 小时服完，每日 1 剂，连服 5 日。具有解酒毒、和脾胃功效。

⑤葛花九物汤：葛花 30 克，枸杞、菊花、山楂各 15 克，泽泻、青皮、枳壳各 12 克，乌梅 10 克，砂仁 5 克，水煎，喝酒前后 2 小时服完，每日 1 剂，连服 5 日。适合肝区疼痛者的解酒毒、和脾胃。

⑥葛花荷叶饮：葛花 10 克，荷叶半张（切丝），水煮约 10 分钟，取汁频饮。具有降脂解毒功效。

⑦葛花石膏饮：葛花 10 克，洗净，加入在砂锅中已煮 15 分钟的生石膏 30 克的汁水中，

续煮 5 分钟,代茶频饮。治酒后烦渴、呕吐。

⑧葛花七物散:葛花 250 克,香橙皮、陈橘皮各 500 克(均去白、盐炒),绿豆花 250 克,檀香 120 克,人参 60 克,白豆蔻 20 克,共研末,每日空腹白开水送服,每次 10~30 克。治醉酒、食积。

⑨十三味葛花散:葛花、砂仁、白蔻仁各 25 克,神曲(炒黄)、泽泻、干姜、白术各 10 克,橘皮(去白)、人参(去芦)、猪苓(去黑皮)、白茯苓各 7.5 克,木香 2.5 克,莲衣 1.5 克,干后研为细末,拌匀,开水冲服,每次 18 克。治醉酒呕逆、神乱肢摇、食少尿涩。

⑩葛花清热丸:葛花 30 克,黄连 3 克,滑石(水飞)30 克,粉草 15 克,共研细末,水合为丸,温开水送服,每次 3 克。治饮酒积热、毒伤脾胃、呕血吐血、发热烦渴、小便赤少。

⑪葛花牛肉汤:葛花 2.5 克,山楂 5 克,洗净,姜 1 块,拍碎,牛肉 250 克,洗净,氽汤,一起熬汤,待肉熟烂后加盐少许调味,吃肉喝汤。适合长期酗酒者。

⑫葛花扁豆瘦肉汤:葛花 5 克,洗净,用纱布包好;炒扁豆 16 克洗净,稍浸泡;淡菜干 50 克洗净,稍浸泡;瘦猪肉 160 克,洗净,一起放入瓦煲内,加生姜 3 片及水煲约 2 小时至肉熟烂,捞去布包,加盐、香油适量,佐餐。治中暑。

⑬葛花包子:葛花 500 克,洗净,盐、味精、葱花、植物油各适量,一起拌匀,用面皮 500~600 克包成包子,上笼蒸熟,趁热食之。治消化不良,食欲下降。

⑭葛花白糖粥:葛花 10 克,择洗干净,水煎取汁,加入大米 100 克煮粥,待熟时调入白糖适量,续煮 1~2 沸,食用,每日 1~2 剂。治酒醉呕吐、津伤口渴及糖尿病。

〔附注〕

①葛藤的块根(葛根)、块根粉(葛粉)、藤茎(葛蔓)、叶(葛叶)、花(葛花)、种子(葛谷)均可供药用。其花,还可供食用(入汤、制糕点等)。

②与本品同科同属的植物甘葛藤,也同样供药用和食用。

③葛花的采收,通常是每年立秋后当花未全开时择晴天进行,去掉梗叶后晒干贮存。选购时,以朵大、干燥、色淡紫、未开放、气微香者为佳。

④药理试验表明、葛花提取物有解酒、保肝、促消化等作用。

⑤葛根水磨成的淀粉(葛粉),现已成了高档营养保健食品,具有生津止渴、清热解毒等功效。

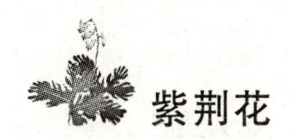

紫荆花

〔别名〕 紫珠花、乌桑花、紫金盘花、满条红花、满枝红花、扁头翁花、清明花、兄弟花、苏若花等。

〔来源〕 紫荆花系豆科紫荆属落叶大灌木或小乔木紫荆树的花朵。

〔药分〕 黄酮类、三萜皂苷类、生物碱类、鞣质等。

〔药性〕 性平,味苦,无毒,入肝、脾、小肠经。

〔功效〕 清热凉血、通淋解毒。

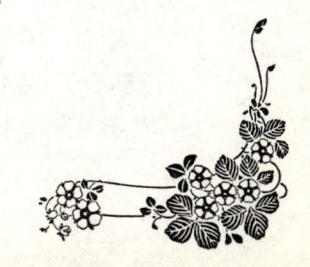

〔应用〕 热淋、血淋、疮疡、风疙瘩、风湿筋骨痛、疮毒疖肿等。

〔提示〕

①关于本花,《日华子本草》称:"紫荆木通小肠,花功用亦同",而《民间常用草药汇编》则称本花:"清热凉血,祛风解毒"。应重视。

②据相关资料称:"长期接触紫荆花粉,易诱发哮喘或使咳嗽症状加重。"

③本品又被称作"清明花",而木樨科茉莉属植物迎春花树、杜鹃花科杜鹃花属植物杜鹃花树及蔷薇科棣棠花属植物棣棠花树、十字花科荠属植物荠菜等的花也都可叫做"清明花",须注意。

〔食例〕

①紫荆豨莶汤:紫荆花、豨莶草各等量,水煎服,每日1剂。治风湿骨痛。

②紫荆石菖蒲汤:紫荆花、紫荆皮、石菖蒲各10克,水煎服。治中暑腹痛。

③紫荆花酒:紫荆花30克,入白酒300毫升中浸泡1周后饮用(同时外搽更佳)。治风湿疼痛。

④紫荆花散:紫荆花适量研末,温开水送服,每次10克,每日1~2次。治疮毒红肿。

〔附注〕

①紫荆树多为灌木,茎直丛出,有"荆"的特征;而花果又多为红紫色,故名"紫荆";因每年春末叶尚未长出时,枝条上花已盛开,故又名"满条红""满枝红";而此花在我国农历清明节前后开得最为繁茂,所以又被叫做"清明花"。传说我国汉朝时有弟兄三人共议分家,欲将屋前一株紫荆树分为三份。谁知第二天去劈时,该树已自焦死。三人感悟后和好,树又复活了,故又叫"兄弟花"。

②本花在春季先叶开放,花形似蝶、密密层层、满树嫣紫,极为艳丽;秋天荚果密吊,极为壮观,是我国传统园林中的优良观花观果花木。中唐诗人韦应物在《韦苏州集》中颂扬道:"杂英纷已积,含芳独暮春。还如故园树,忽忆故园人。"加之,此树对有毒气体氯(Cl_2)有较好的抗御性,滞尘能力也较强,是城市、厂矿企业绿化的好树种。

③紫荆树同属的植物有11种,我国有7种:黄山紫荆、岭南紫荆、巨紫荆、湖北紫荆、少花紫荆、垂丝紫荆及云南紫荆。值得一提的是一种"洋紫荆"(又叫"红花羊蹄甲"),其叶片奇美(似羊蹄),冬春时节花繁似锦(花形似洋兰),香港地区昵称为"香港兰树",并被定为香港市花。

④紫荆树的根或根皮(紫荆根)、树皮(紫荆皮)、木部(紫荆木)、花(紫荆花)、果实(紫荆果)均可供药用。应该注意的是,紫荆皮有活血通经的作用,孕妇忌服;而其种子有毒、禁服。

紫薇花

〔别名〕 红薇花、紫梢花、佛相花、宝幡花、鹭鸶花、五里香、满堂红、百日红、千日红、怕痒花、痒痒花、五爪金龙花、海棠树花等。

〔来源〕 紫薇花系千屈菜科紫薇属落叶灌木或小乔木紫薇树的花朵。

〔药分〕 生物碱类(紫薇碱、印车前明碱等)、花色苷类(飞燕草素-3-阿拉伯糖苷、矮牵牛素-3-阿拉伯糖苷、锦葵素-3-阿拉伯糖苷等)、没食子酸及其甲酯、并没食子酸等。

〔药性〕　性寒、味苦、微酸，无毒，入肝经。
〔功效〕　清热解毒、活血止血。
〔应用〕　痈疽疮疖、疥癣癣疮、小儿胎毒、血崩带下、肺痨咳血、小儿惊风等。
〔提示〕
①紫薇花性味寒苦，脾胃虚寒，大便溏泄者忌服。
②《民间常用中草药汇编》说本品："孕妇忌服"。
③紫薇花在有的地区被称作"千日红"，而苋科千日红属植物千日红草的花也叫做"千日红"，须注意。

〔食例〕
①紫薇酒酿水：紫薇花30克，酒酿适量，水煮服用。可治风疹。
②紫薇末醋：紫薇花6克，研末，食醋调服。可治疮、疖、痈肿。
③紫薇花片：紫薇花适量研末并压片（每片0.5克），温开水送服，每次4片，每日3次。可治吐血、便血、胃出血。
④紫薇鱼腥草散：紫薇花、鱼腥草各等量，研末，温开水送服，每次9克。治肺结核咳血。
⑤紫薇灶心土汤：紫薇花、灶心土各15克水煎煮，对白酒少许饮用。治产后崩漏。
⑥紫薇花汤：干紫薇花3～9克水煎服。可治小儿惊风。

〔附注〕
①紫薇树干古朴光洁，树身如有微小触动，枝梢就颤动不已，故又被称为"怕痒树""痒痒树"；紫薇的花期很长，从春末至秋初，故又有"百日红""千日红""满堂红"等美名；此树枝繁叶茂，树姿、树干、花、叶俱美，又是抗多种毒气的抗污树种，已日益受到人们的重视。
②紫薇在我国已有1 000多年的栽培历史了，其品种变种很多，如淡紫薇、粉紫薇、深紫薇、银薇、红薇、翠薇、大花紫薇、毛萼紫薇、绒毛紫薇及毛叶紫薇等。
③紫薇树的根（紫薇根）、树皮（紫薇皮）、叶（紫薇叶）、花（紫薇花）均可入药。其中，紫薇根的药用价值较大，主治痈肿疮毒、牙痛、痢疾等。

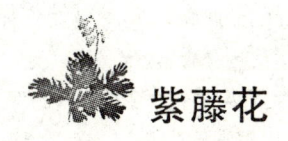

紫藤花

〔别名〕　朱藤花、藤萝花、紫金藤花、豆藤花、藤花、黄环花、招豆藤花、葛藤花、葛花等。
〔来源〕　紫藤花系豆科紫藤属落叶攀缘性木质藤本植物紫藤的花朵。
〔药分〕　挥发油、黄酮类、生物碱类等。
〔药性〕　性温，味甘，无毒，入脾、肝经。
〔功效〕　解毒消肿、止吐止泻。
〔应用〕　脸面浮肿、腹水等。

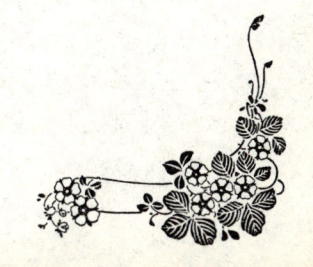

〔提示〕

①紫藤的茎皮、豆荚及种子均有毒，忌服用；而其嫩叶及花则无毒，可食。

②本品又被称作"葛花""葛藤花"；而同科葛属植物葛藤的花也叫做"葛花""葛藤花"，须注意。

〔食例〕

①藤花龙胆草汤：紫藤花、龙胆草各 5 克，水煎，代茶饮。治厌食。

②藤花苡仁汤：紫藤花、茎、叶各 15 克，薏苡仁 30 克，菱角、诃子各适量，水煎煮 2 次，煎液合并，早晚分服，每日 1 剂。适合胃癌前期病变者。

③藤花白糖膏：紫藤花适量水煎煮，去渣，收浓汁，加白糖熬膏，温开水调服，早晚各 1 次，每次 1 匙。连服一段时间，可治脸面浮肿。

④藤花炖蹄筋：鲜紫藤花 10 朵，扯瓣、洗净、切碎；鲜猪蹄筋 30 条，入沸水焯透、洗净、入汤内煮烂熟；独蒜、莴笋各 250 克，去皮、切块；葱、姜各适量洗净、切碎；于热猪油锅内将独蒜、莴笋分别炒一遍，而蒜放碗内入笼蒸烂；在热油锅内将葱、姜煸香后加鲜汤煮沸，捞去葱、姜渣，放入蹄筋、莴笋、料酒、胡椒粉、蒜、味精、紫藤花，用中火炖入味，收浓汁，用漏勺捞入盘内，锅内汁水经湿淀粉勾芡，加入鸡油少许后淋在蹄筋上，佐餐。具有补血、通乳、解毒、驱虫的功效。

⑤藤花粳米粥：鲜紫藤花适量扯瓣、洗净、焯水，加入由粳米 50 克煮成的粥内，续煮片刻，加白糖少许调味，趁温食用。具有消肿、止吐的功用。

〔附注〕

①本品为木质藤本植物，花为紫色，故名"紫藤花""藤花"等；果实为瘦长荚果，种子呈扁球形，似豆，故其花也叫"豆藤花"等。

②本品是我国传统的藤棚花卉，普遍栽于庭园供休闲观赏。它的品种不少，常见的有多花紫藤、红藤、银藤、斑藤等。

③紫藤为长寿植物(有的已 600 多岁了)，成年的紫藤茎蔓蜿蜒曲折，开花繁多，串串花序悬挂于绿叶藤蔓之间，瘦长的荚果迎风摇动，相互衬托，饶有情趣。自古以来，我国文人墨客皆爱以其为题材吟诗作画。他们如此钟爱，也许还有对紫藤那历尽沧桑却仍生机勃勃、郁郁葱葱的顽强生命力，令人感叹不已的情感吧！我国诗仙李白就曾对紫藤入木三分地赞美道："紫藤挂云木，花蔓宜阳春。密叶隐歌鸟，香风留美人"等。

④紫藤的根(紫藤根)、茎(紫藤)、叶(紫藤叶)、花(紫藤花)、种子(紫藤子)均可供药用。

⑤紫藤花还可食用，如拌菜、炒食、炸食、蒸食、做粥、做面食、入汤等。北京的名小吃之一的"藤萝饼"及一些地区的"紫藤糕""炸紫藤鱼""凉拌葛花""炒葛花菜"及"紫藤粥"等都是加了紫藤花做成的。此外，它还可用来提制芳香油，此油有止吐、解毒等功效。

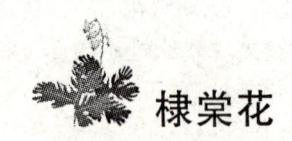

棣棠花

〔别名〕 地棠花、黄度梅花、黄榆梅花、地园花、蜂棠花、小通花、清明花、鸡蛋花、金旦子花、金棣棠花等。

〔来源〕 棣棠花系蔷薇科棣棠花属落叶小灌木棣棠花树的花朵。

〔药分〕 蜡质色素(土木香脑、叶黄素二棕榈酸酯、叶黄素油酸酯)、柳穿鱼苷等。

〔药性〕 性平,味微苦、涩,无毒,入肺、脾、肾经。

〔功效〕 化痰止咳、利湿消肿。

〔应用〕 久咳、风湿痹痛、产后劳伤痛、水肿、小便不利、消化不良、痈疽肿毒、湿疹、荨麻疹等。

〔提示〕

①本花也被叫做"清明花",而木樨科茉莉属植物迎春花树、杜鹃花科杜鹃花属植物杜鹃花树、豆科紫荆属植物紫荆树、夹竹桃科清明花属植物清明花藤的花均可叫做"清明花",须注意。

②本品又被叫做"鸡蛋花",与夹竹桃科鸡蛋花属植物鸡蛋花树的花同名,也须注意。

〔食例〕

①棣棠花汤:棣棠花6～9克,水煎服。适合风湿性关节炎患者。

②棣棠麦芽汤:棣棠花15克,炒麦芽12克,水煎服。治消化不良。

③棣棠内金汤:棣棠花10克(炒炭),鸡内金适量(炒炭),水煎,频饮。治小儿消化不良。

④棣棠杏仁汤:棣棠花15克,杏仁、瓜蒌、桑白皮各10克,水煎服。治支气管炎、咳嗽痰黄。

⑤棣棠菊花汤:棣棠花、菊花、马兰、薄荷、蒲公英各9～15克,水煎服。治痈疽肿毒。

⑥棣棠八物汤:棣棠花、首乌、木贼、通草、隔山消各3克,青木香4.5克,车前子6克,桑皮9克,水煎服。治水肿。

⑦棣棠花蜜膏:棣棠花30克,蜂蜜15克,一起蒸,顿服,连服5～10天。治久咳。

〔附注〕

①本植物柔枝垂条、绿叶茂密、金花朵朵、妩媚娇艳、别有风姿,颇具野趣,是蜂蝶最爱栖落的花朵,故名"蜂棠花"。常见的栽培观赏变种有金边棣棠(叶缘为黄色)、银边棣棠(叶缘为白色)、重瓣棣棠(花瓣重叠)等。

②与本植物同科同属的重瓣棣棠,也一样入药。

③本植物的根(棣棠根)、叶(棣棠叶)、花(棣棠花)均可供药用。应该指出的是,棣棠树的根、枝叶与其花的功效相似,但药力较弱,故常用其花。

④干燥棣棠花扁球形,黄色,萼片先端5深裂,筒部短广,花瓣广椭圆形,雄蕊多数,雌蕊5,气微,味苦涩。选购时,以朵大、完整、干燥、色黄、无杂质者为佳。

⑤药理试验表明,棣棠花水煮醇提取液能提高大鼠尿量,且尿中钾离子(K^+)含量增大。

棕榈花

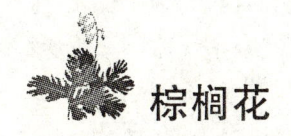

〔别名〕 栟榈花、棕衣树花、百页草花、定海针花、棕笋等。

〔来源〕 棕榈花系棕榈科棕榈属常绿乔木棕榈树的花蕾及花朵。

〔药分〕 鞣质、生物碱等。

〔药性〕 性平,味苦、涩,无毒,入脾、肝经。

〔功效〕 止血、止泻、活血。

〔应用〕 血崩、带下、肠风、泻痢、(颈)淋巴结核、避孕等。

〔提示〕

①《本草拾遗》称:棕榈花蕊"戟人喉,未可轻服"。

②《本草拾遗》称:棕榈花"破血";《履巉岩本草》称:棕榈花"食之破妇人血气,不作胎孕。"现代药理试验也表明,棕榈花有"兴奋子宫平滑肌"的作用,故孕妇忌服。

〔食例〕

①棕榈花茶:棕榈花30克,沸水冲泡,频饮,每日1剂,连服3日。治菌痢、肠风下血、崩漏、带下。

②棕榈花汤:棕榈花6~10克,水煎煮,经期内服用。可使女士避孕。

③棕榈花散:棕榈花适量,晒干为末,饭前米汤送服,每次9克。治痔瘘脓血不止。

④棕榈花苞散:棕榈花苞适量,煮熟切片,晒干为末,蜜汤或酒送服,每次3~6克。治大肠下血。

〔附注〕

①棕榈树茎干挺直、叶形如扇、姿态优雅、翠影婆娑,别具一格韵味,可作为风景树栽培观赏。它对多种有害气体有很强的抗御性,宜在污染区大面积种植。

②棕榈树的棕皮用途广泛,是我国出口商品之一。其根(棕榈根)、芯材(棕榈芯)、叶(棕榈叶)、叶鞘纤维(棕榈皮)、叶鞘柄(棕骨或棕板)、花(棕榈花)及果实(棕榈子)等均可入药。此外,棕皮纤维可制绳索、床垫;树干可作屋柱、檩子等;嫩叶漂白后可制扇、草帽及编织品等。

③对于棕榈树之花苞(棕笋或棕鱼),《本草纲目》认为本品:"皆言有毒不可食,而广、蜀人蜜煮醋浸以寄远,乃制去其毒尔"。这是值得重视的。

④药理试验表明,棕榈花蕾的提取液有兴奋子宫的作用。

十三画

槐 花

〔别名〕 槐米、槐蕊、豆槐花、白槐花、细叶槐花、金药树花、家槐花等。

〔来源〕 槐花系豆科槐属落叶乔木槐树的花蕾(槐米)及花朵(槐花)。

〔药分〕 三萜皂苷类(赤豆皂苷Ⅰ、Ⅱ、Ⅴ,大豆皂苷Ⅰ、Ⅲ,槐花皂苷等)、黄酮类(槲皮素、芸香苷、异鼠李素等)、醇类(白桦脂醇、槐花二醇)、脂肪酸类(月桂酸、肉豆蔻酸、棕榈酸等)、β-谷甾醇、维生素A、鞣质等。

〔药性〕 性微寒,味苦,无毒,入肝、大肠经。

〔功效〕 凉血止血、清肝明目。
〔应用〕 风热目赤、便血痔血、衄血咯血、尿血血淋、崩漏、赤白痢下、痈疽疮毒、阴疮湿痒等。
〔提示〕
①槐花性味凉苦,"脾胃虚寒者慎服"(《中药大辞典》)。
②有报道称,槐花含有一定数量的血细胞凝集素,过量服用后可能对消化系统、泌尿系统、神经系统造成损害。还有一种说法,称粉色槐花有毒,应注意。
③本书所用槐花(米)均指家槐(土槐、国槐)花(米),不是清代末年由德国引入的刺槐(洋槐)花(米);而刺槐(洋槐)花(米)在中药中用得很少,须注意。
〔食例〕
①槐花绿茶:槐花15克,绿茶20克,混匀后分3~5次沸水冲泡,代茶饮,每日1剂。常饮有效。治高血压。
②槐花槐叶茶:槐花、槐叶各30克,于保温杯中沸水冲泡并闷15分钟,代茶,每日1~2剂。治痔疮、便血。
③槐花枸杞茶:槐花12克,枸杞9克,分3次沸水冲泡并闷10分钟,代茶,每日1剂。治高血脂。
④槐菊龙胆茶:槐花、菊花、绿茶各6克,龙胆草10克,沸水冲泡,代茶饮。治高血压、高血脂。
⑤槐花莶草汤:槐花、豨莶草各50克,水煎服。治高血压、四肢麻木。
⑥槐花三物汤:槐花20克,侧柏叶15克,大枣100克,水煎服。治血小板减少型出血性紫癜。
⑦三炭汤:槐花炭、地榆炭、侧柏炭各15克,水煎服。治咳血、衄血、便血。
⑧槐花荆芥饮:槐花、炒荆芥各等份,水煮沸,待凉后顿饮。治便血、痔血有效。
⑨槐黄茶蜜饮:槐花30克,绿茶2克,水煮沸后倒入由生大黄4克去杂、洗净、晒干、切片、煎煮5分钟得到的汁液,停火,趁热加入蜂蜜15克搅匀,早晚分服。适合肠癌便红血、癌术后便血者。
⑩槐花榆蜜饮:槐花30克,加入由地榆片60克于砂锅中熬煮2次(每次约40分钟)所得的浓汁中,酌加清水后用大火再煮10分钟,取汁液,待温时加蜂蜜30克搅匀,早晚分服。治宫颈癌出血。
⑪槐花散:槐花18克,炒黄后研末,黄酒水(1:1)冲服,每次9克。一般1~2次见效。治乳腺炎初起。
⑫槐花栀子散:生槐花、炒槐花各15克,山栀子30克,共研末,米汤送服,每次3克,每日3次。治肛裂出血。
⑬槐米糯米散:槐米2份,糯米1份,炒黄研末,每天清晨饭前温开水送服,每次约10克。治颈淋巴结核(服用期间禁止服糖),颇有疗效。
⑭槐花百草霜散:陈槐花30克,百草霜15克,研末,温酒调服,每次9~12克。治血崩。
⑮槐花牡蛎散:槐花(炒)、牡蛎(煅)各等份,研末,酒送服,每次9克。治白带不止有效。

⑯槐花郁金散：槐花(炒)、郁金(煨)各30克，研为末，淡豆豉汤送服，每次6克。治尿血。

⑰槐花麝香散：槐花(烧存性)适量、研细，麝香碎粒少许，混匀，温糯米汤调服，每次约2克。治吐血不止。

⑱槐花蜜膏：槐花50克，研末，与蜂蜜300克拌匀，温开水冲服，每次2勺，每日3次。治痔血。

⑲槐花炒蛋：鲜槐花250克，焯过、沥干；鸡蛋3个打入盆里，加入盐、味精各适量，搅散，再加入槐花并搅匀，然后倒入经葱花10克煸香的热油锅内，翻炒至熟并切块，装盘，撒上炒青豆10粒，佐餐。治银屑病(对湿热较盛的寻常型银屑病疗效更好)。

⑳槐花清蒸鱼：槐花15克，洗净；鲫鱼500克洗净、去杂、躯干部斜切3～5刀，放入砂锅，加葱白7枚(切段)，蒜瓣20克及姜片、盐、料酒、清水各适量，用文火蒸20分钟后放入槐花及味精、麻油，略续蒸，食之。治便秘。

㉑槐花炖大肠：净槐花16克，塞入洗净了的猪大肠内并扎紧口，放入加有清水的砂锅内炖至熟烂，再加盐3克，料酒10克等，续炖片刻至入味，佐餐。治便血、痔血，疗效颇好。

㉒槐花炖猪肺：槐花30克，净猪肺500克，炖熟透，去花，肺切片蘸酱油分顿食之。治吐血。

㉓槐花炒肉末：鲜槐花200克，洗净、沥干；肉末75克用酱油、面酱、水调成的糊拌匀并腌制片刻，倒入经葱、姜、蒜煸香的热锅内炒散，待肉发白时放入鲜汤、盐、料酒、味精并烧沸，撒入槐花并翻炒均匀，勾入湿淀粉收芡，淋入麻油，装盘，佐餐。具有清热泻火功效。

㉔槐花末马齿苋粥：净槐花30克，干制、研末；净马齿苋100克，焯软、切碎末；粳米100克于砂锅内煮粥，将熟时加入槐花末、马齿苋碎末及红糖20克，再用小火煮熟，早晚分食。治肠癌便血。

㉕两地槐汁粥：生地、地骨皮、槐花各30克，洗净煎水取汁，与粳米50克煮粥食之，每日1次，连食3～5日。具有清热固精功效。

㉖槐汁荠菜花粥：槐花15克，水煮取汁，加入净荠菜花30克，粳米50克煮粥，空腹食之，每日1～2次。治尿血。

㉗槐花扁豆花汁粥：槐花15克，扁豆花20克，水煮取汁，加粳米50克煮粥，加盐调味食之。治痢疾。

〔附注〕

①槐树高大，冠形优美，花色淡雅，每到盛夏来临，一串串洁白的槐花缀满树枝，随风送来阵阵沁人心脾的清香，令人惬意非常。它常被栽作行道树、风景树或庭荫树等，如唐代罗邺在《槐花》诗中吟诵的那样："行宫门外陌铜驼，两畔分栽此最多。欲到清秋近时时，争开金蕊向关河"；而另一首诗歌则进一步描绘出了槐花的特质："槐林五月漾琼花，郁郁芬芳醉万家，春水碧波飘落处，浮香一路到天涯。"

②槐树的根(槐根)、根皮及树皮的韧皮部(槐白皮)、嫩枝(槐枝)、叶(槐叶)、花(槐蕊、槐花)、果实(槐角)、树脂(槐胶)均可供药用。槐花被历代医家视为凉血要药，它还常被用于拌菜、煲汤、煮肉、煮粥、焖饭、作糕饼、包馅，亦被入茶等；选购时，槐花以身干、色黄白、整齐、无枝梗杂质者为佳，而槐米以花蕾足壮、花萼色绿而厚、身干、无枝梗者为佳。

③药理试验表明，槐花制剂有恢复毛细血管弹性、抗炎、解痉、抗溃疡、扩冠脉、降血脂等作用。

④临床报道，槐花制剂对颈淋巴结核、暑疖、银屑病都有很好疗效。

榆 花

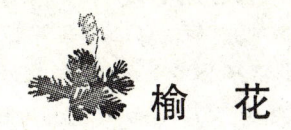

〔别名〕 榆钱花、钱榆花、白榆花、家榆花、白粉花、零榆花等。
〔来源〕 榆花系榆科榆属落叶乔木榆树的花朵。
〔药分〕 甾醇类、鞣质、脂肪油、糖类等。
〔药性〕 性平,味甘,无毒,入脾、膀胱、心经。
〔功效〕 清热定惊、利尿疗疮。
〔应用〕 小儿惊痫、失眠、伤热、食积、小便不利、疮癣等。

〔提示〕
①胃溃疡、十二指肠溃疡患者慎服。
②干燥榆花含有较多的糖类及一定量的脂质,易蛀、易霉变,应密封贮存并置于阴凉通风干燥处。

〔食例〕
①榆钱花汤:榆钱花9克,水煎服。常服有效。治神经衰弱、失眠。
②奶油榆花:榆花200克,洗净沥干,于少量热麻油锅内炒熟装盘;鲜牛奶100毫升及枸杞(泡软)、白糖、盐各少许于锅内烧沸,勾芡后浇于榆花上,食之。具有健脾强身功效。
③榆花炒鸡蛋:榆花20克,洗净沥干,打鸡蛋5只,加作料少许并搅成糊,共炒熟,佐餐食之。治脾胃虚弱。
④榆花炒牛肉:榆花20克,水发木耳50克,分别洗净、沥干;牛肉丝200克与盐、黄酒、芡料各少许拌匀,于热花生油锅内炒至刚熟;在热油锅内将葱、姜、蒜各适量煸香,倒入已准备好的牛肉丝、木耳及榆花、芡汁,翻炒均匀后佐餐食之。治神经衰弱、失眠、浮肿等。
⑤榆花炒肉片:榆花400克,洗净、沥干,水发木耳50克洗净、沥干;猪瘦肉100克,洗净、切片,放入碗里,加盐、料酒、湿淀粉拌匀,倒入热油锅内煎至散开状,捞出沥油;在余油锅内煸香葱、姜、蒜,倒入木耳、肉片、榆花,翻炒,然后加入由清汤、盐、酱油、料酒、香油、湿淀粉对成的芡汁,炒匀,佐餐。治失眠、食欲下降。
⑥榆花牛肉羹:榆花适量洗净,牛肉末100克,加水煮羹,服用。治失眠、带下。
⑦榆钱花蒸饸:榆花800克,洗净,加入玉米粉150克,黄豆粉50克,盐、葱花、姜末,拌匀,入笼蒸熟,食用。适合久病体虚、脾胃虚弱、食欲不佳者。
⑧榆花糕:榆花适量洗净,加上淀粉、白糖、红豆(泡发)各适量并搅匀,制糕,蒸熟食之。具健脾清湿热功效。
⑨榆钱花粥:榆花50克,洗净,粳米50克,加水煮粥,食用。治失眠、女性带下。

〔附注〕
①榆花色白,形似小古钱串,故又名"榆钱花""钱榆花"。
②榆树的树冠广阔、枝叶茂密、生长快速、适应性强,宜作行道树,庭荫树及防护林树等。榆属植物品

种较多,常见的栽培观赏树种就有裂叶榆树、大果榆树、红果榆树、椰榆树及醉翁榆树等。

③榆树的根皮或树皮(榆白皮)、茎皮部的涎汁(榆皮涎)、枝(榆枝)、叶(榆叶)、花(榆花)、果实或种子(榆荚仁)及果实或种子与面粉等制成的酱(榆仁酱)均可供药用。

④榆花,除药用外,因它含有丰富的营养,既可单食(入汤、素炒、凉拌等),又可与其他蔬菜、肉类、粮面等混食。现在,它已成了大众化的风味小吃原料。同时,它还可制酱、酿酒,亦是重要的蜜源。

⑤干燥榆花略成球形或不规则团状、梗短、暗紫色、体轻质柔、气微味淡。选购时,以干燥、完整、微香、无杂质者为佳。

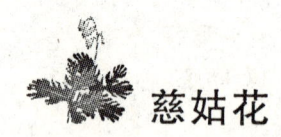

慈姑花

〔别名〕 慈菇花、茨菇花、茨菰花、水萍花、燕尾草花、剪刀草花等。

〔来源〕 慈姑花系泽泻慈姑属多年水生或沼生草本植物慈姑草的花朵。

〔药分〕 四环三萜酮醇类、糖类、生物碱类、甾醇类等。

〔药性〕 性凉,味甘,无毒,入肝、胃经。

〔功效〕 清热、解毒、利湿。

〔应用〕 口干舌燥、疔疮肿毒、湿热黄疸、痔瘘等。

〔提示〕

①《福建民间草药》称:"孕妇忌服"慈姑花。

②天南星科马蹄莲属植物马蹄莲草的花在有些地区也叫做"慈姑花"或"慈菇花",与本品同名,应注意。

〔食例〕

①慈姑花蒲公英粥:慈姑花40克,去梗及萼片后洗净,加入由蒲公英60克(包于布袋中)煎的汁水及粳米150克煮成的粥内,再加白糖少许并煮熟透,早晚分食。具有清热、解毒、祛湿、明目的功效,可治疗疔疮肿毒、急性炎症。

②慈姑花泥:鲜慈姑花适量,用凉开水洗净并捣泥,温开水送服,每次9克;同时,用花泥敷患处。治一切疔疖毒肿。

〔附注〕

①慈姑草是水生或沼生植物,在园林中可植于池塘,以绿化水面、点缀水景为主。与慈姑草同属的植物,我国有8种;常见的栽培品种还有"矮慈姑";主要药用的就是慈姑草。

②慈姑草的球茎(慈姑)、叶(慈姑叶)、花(慈姑花)均可供药用。其中,慈姑因含有大量淀粉,可食用(作水果、入菜、入粥),还可酿酒;但孕妇忌食。

③慈姑花作为药材,除内服外,还可外用。

瑞香花

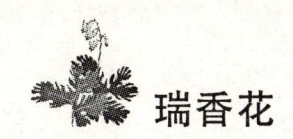

〔别名〕 睡香花、蓬莱花、夺香花、瑞兰花、雪花、雪冻花、雪地开花、山梦花、野梦花、千里香花等。

〔来源〕 瑞香花系瑞香科瑞香属常绿灌木瑞香树的花朵。

〔药分〕 挥发性成分[高碳烷类（二十六烷、二十九烷等）、烯类（丁香烯、罗勒烯等）、酯类（亚麻酸甲酯、乙酸香茅醇酯等）、醛类（金合欢醛、橙花醛等）、酮类（β-紫罗兰酮、牻牛儿醇基丙酮等）、醇类（芳樟醇、香茅醇等）、酚类（愈创木酚、甲基苯酚等）、酸类（壬酸、庚酸等）、氧化物（芳樟醇氧化物、罗勒烯环氧化物等）]、黄酮类（瑞香素、芹菜素、瑞香苷等）。

〔药性〕 性温，味辛、甘，无毒，入胃、脾经。

〔功效〕 活血止痛、解毒散结。

〔应用〕 头痛、咽喉肿痛、牙痛、风湿疼痛、乳房肿痛、乳痈、胃脘腹痛等。

〔提示〕

①本花性味偏温辛，阴虚内热、目疾患者慎服。

②《江西草药手册》称："本品有麻醉性，内服宜慎。"

③本品又被叫做"千里香花"，而楝科米仔兰属植物米仔兰树、萝藦科夜来香属植物夜来香树、芸香科九里香属植物九里香树的花均可叫做"千里香花"，须注意。

〔食例〕

①瑞香花汁：鲜白瑞香花 6 克，洗净、捣烂，冲沸水擂汁服用。治咽喉肿痛。

②瑞香桂枝汤：瑞香花 6 克，桂枝 9 克，水煎服（最好同时再用瑞香树皮及叶 120～240 克煎水洗患处）。治风湿疼痛。

③瑞香连翘汤：瑞香花（含叶）、连翘各 10 克，水煎服。治急性扁桃体炎、咽炎。

④瑞香三物汤：瑞香花（含叶）10 克，威灵仙 15 克，薏苡仁 30 克，水煎服。治风湿关节炎。

⑤瑞香薄荷酒：瑞香花（含叶）、薄荷各 10 克，浸泡于白酒内，3 天后用它漱口并咽下。治牙周炎。

⑥瑞香人参花酒：瑞香花、人参花各等份，浸泡于白酒内，7 天后随饮。治疲劳综合征。

⑦瑞香花根散：瑞香花 30 克，瑞香根 150 克，共研末，温开水送服，每次 3 克，每日 1 次。治胃脘疼痛。

⑧瑞香白芍散：瑞香花、白芍各 30 克，共研末，温开水送服，每次 3 克，每日 2 次。治胃脘腹痛。

⑨瑞香花汤蛋：白瑞香花 6 克，水煎煮约半小时后去渣，打入鸡蛋 2 个，煮熟，加盐、味精、麻油，分顿热服。治牙痛。

⑩瑞香花胶囊：每粒装白瑞香末 0.4 克的胶囊及每粒（临服时）装碘化钾 0.6 克的胶

囊各适量,温开水送服:第1晚服瑞香花胶囊1粒,第2晚服碘化钾胶囊2粒,第3晚起两种胶囊各服1粒;连服6日为1个疗程。治坐骨神经痛(部分患者服后有头晕等不适反应,但2~4小时后便会自行消失)。

〔附注〕

①瑞香树枝干丛生、株形优美、终年常绿、早春开花、四处飘香,具有较高的观赏价值。这正如《花经》对它的形、色、香所作的概论那样:"花小成簇,蕊偶不冠,形若丁香,气胜幽兰,树干婆娑,广叶璘瑜"。据《庐山纪》称,我国宋朝时期,庐山上有一和尚,白天老爱在锦绣谷大磐石上睡觉。有一天,在睡梦中闻到一种极为浓烈的花香,醒后顿觉快慰,便循着香气寻找,发现不远处果有一株奇香的花,便给它起名"睡香";当然,也有叫"野梦""山梦"的。后来,此事广为传开,人们认为这是一种"祥瑞"吉兆,便正式更名为"瑞香"。再后,更有人说它是由仙境(蓬莱岛)里送来的,故又被叫做"蓬莱花"了。

②与瑞香树同属的植物,世界上约有80种,我国有35种,常见的有尖瓣瑞香、凹叶瑞香、黄瑞香、橙黄瑞香、白瑞香、甘肃瑞香等多种;而常见的栽培变种有毛瑞香、金边瑞香、蔷薇红瑞香等。

③瑞香树的根或根皮(瑞香根)、叶(瑞香叶)、花(瑞香花)均可供药用。

④药理试验表明,瑞香树的带花全枝含有较多白瑞香苷等,能降低家兔的血凝性,还能促进体内尿酸的排泄。应该指出的是:同属的紫欧瑞香树的树皮,尤其是鲜皮,含有较多的白瑞香脂,是一种强发泡剂,内服后可引起呕吐、便血等中毒现象;若是吸收中毒,便可引起体温升高、兴奋、脉速、呼吸困难,甚至虚脱死亡。

⑤临床报道,用瑞香花胶囊治疗坐骨神经痛有较好疗效。

⑥瑞香花外用治痈肿疮毒也颇佳。如用鲜瑞香花适量捣烂,加少许鸡蛋清搅匀,敷患处,一日换一次,连敷数日。治乳癌初起(《江西民间草药》)等。

睡 莲

〔别名〕 瑞莲花、子午莲、午时莲、水百合、睡美人、白睡莲、水芹花、茈碧花等。

〔来源〕 睡莲花系睡莲科睡莲属多年水生草本植物睡莲草的花朵。

〔药分〕 生物碱、多种氨基酸、黏液质等。

〔药性〕 性平,味甘、苦,无毒,入心、肺经。

〔功效〕 消暑、解酒、定惊。

〔应用〕 暑热烦渴、中暑、醉酒、小儿惊风、轻度烧烫伤等。

〔提示〕

①本品富含氨基酸,受热易破坏,煎炒时应大火快炒,煮汤时宜水沸后才下锅且1~2分钟即停火。

②本花在某些地区又叫"水百合",而百合科大百合属植物荞麦叶贝母草的花也叫"水百合",须注意。

〔食例〕

①睡莲淡汤:睡莲10朵,水煎,代茶饮。可解暑热。

②睡莲浓汤:睡莲14朵,水煎煮,顿服。治小儿惊风。

③睡莲葛花汤:睡莲10朵,葛花15朵,水煎煮,代茶饮。解酒醉。

④睡莲冰糖饮:鲜睡莲适量,绞汁,加冰糖适量,饮之。具解暑清热作用。

〔附注〕

①本植物"入夏开白花,午开子敛,子开午敛",故名"子午莲"(《纲目拾遗》);未开的睡莲花形似百合的鳞茎,故又名"水百合";在古希腊神话中,睡莲代表着一位在河川林泉间往来的神秘女神,故又叫"睡美人"。

②睡莲是花、叶俱美的水生草本植物。与本品同属的植物品种有40余个,按其生长环境的温度,可分为耐热型和耐寒型两类:前者叶大,边缘有粗锯齿,花色红、白、粉、蓝、淡紫等;后者叶小,全绿,花朵浮于水面,花色红、粉、白、黄等;还有芳香、重瓣等品种。

③本植物的根茎(睡莲根茎)、叶(睡莲叶)、花(睡莲)、全草(睡莲草)均可供药用。其中,睡莲因富含氨基酸(尤其谷氨酸),味道特别鲜美,可以作炒菜和汤菜。

④睡莲的根能吸收水中铅、汞及苯酚等有毒物质,还能过滤水中的微生物,有着极好的污水净化处理作用。

⑤睡莲草的根茎富含淀粉、氨基酸及酵素,可食用,还可酿酒;全草还是好的绿肥原料。

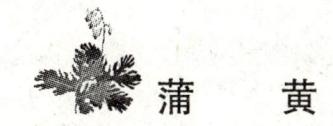

蒲　黄

〔别名〕 蒲花、甘蒲花、蒲花粉、蒲黄粉、蒲草黄、草蒲黄、香蒲黄、生蒲黄、蒲棒花粉、蒲厘花粉、水烛蒲黄、毛蜡烛花等。

〔来源〕 蒲黄系香蒲科香蒲属多年生草本植物长苞香蒲草及其同属多种香蒲草的花粉。

〔药分〕 黄酮类(柚皮素、槲皮素、香蒲新苷等)、甾体类(β-谷甾醇、β-谷甾醇棕榈酸酯等)、二十五烷、烷醇类(三十一烷醇、二十九烷二醇等)、有机酸(香草酸、香蒲酸等)、甘露醇、对羟基苯甲醛、取代丙烯酸-二羟基丙酯、氨基酸(丙氨酸、亮氨酸、丝氨酸等)等。

〔药性〕 性平,味甘,无毒,入肝、心、脾经。

〔功效〕 止血消瘀、利尿通淋。

〔应用〕 吐血、咯血、衄血、尿血、便血、崩漏、血痢、外伤出血、心腹疼痛、经闭腹痛、产后瘀痛、痛经、带下、血淋涩痛、跌打肿痛、疮疖肿痛、重舌、口疮、耳中流脓、阴下湿痒等。

〔提示〕

①《本草衍义》称蒲黄:"不可多食,令人自利,不益极虚人";《本草经疏》称蒲黄:"一切劳伤发热、阴虚内热、无瘀血者禁用"。

②《品汇精要》称蒲黄:"妊娠不可生用"。

③《雷公炮制药性解》称蒲黄:"忌见铁"。

〔食例〕

①蒲黄散:蒲黄30克,捣为散,每次9克,温酒调服。治吐血、唾血。

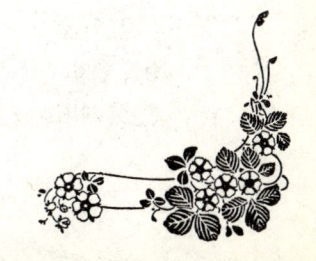

②双黄散：蒲黄、黄芩各 30 克，荷叶灰 15 克，研为末，空腹白酒调服，每次 9 克。治血崩。

③蒲黄石榴花散：蒲黄 60～90 克，石榴花 30 克，共为散，新汲水调服，每次 3 克。治衄血不止。

④蒲黄郁金散：蒲黄（微炒）60 克，郁金（锉）90 克，捣罗为末，晚饭前粟米汤调服，每次 0.06 克。治膀胱湿热、尿血不止。

⑤蒲黄醋膏汤：蒲黄（炒香）、五灵脂（酒研，去砂土）各等份为末，每次 6 克，用酽醋熬膏，再加水 1 盏煎至 7 分，饭前热服。治产后心腹痛不欲生。

⑥三味蒲黄丸：蒲黄 90 克（微炒），龙骨 75 克，艾叶 30 克，共研末，炼蜜为丸（梧桐子大），煎米汤送服，每次 20 丸，每日 2 次。治带下、血崩。

〔附注〕

①香蒲草的花粉为黄色，故中药名为"蒲黄""蒲黄粉""香蒲黄""草蒲黄""蒲草黄"等。

②香蒲属植物有 18 种，我国有 11 种，已知供药用的有 10 种，除上面介绍过的长苞香蒲外，还有狭叶香蒲、宽叶香蒲、线叶香蒲、小叶香蒲（细叶香蒲）、东方香蒲等，它们的花粉均可作蒲黄供药用。

③香蒲草的全草（香蒲）、带部分嫩茎的根茎（蒲蒻）、果穗茸毛（蒲棒）、花粉（蒲黄）、筛选花粉后剩下的花蕊毛茸等杂质（蒲黄渣）均可供药用。选购蒲黄时，以粉细、质轻、色鲜黄、滑腻感强、无杂质者为佳。

④药理试验表明，蒲黄制剂有增大冠脉流量和肠道蠕动、保护血管内壁细胞、降血压和血脂、促进血液凝固、兴奋子宫、抗菌消炎等作用。

⑤临床报道，蒲黄对非特异溃疡性结肠炎、功能性子宫出血、糖尿病眼底出血、冠心病、高脂血症、渗液性湿疹均有很好疗效。

⑥部分专家根据蒲黄药理作用及临床应用观察结果，对蒲黄"生用活血行血，炒黑止血"及"阴虚无瘀忌用"的说法提出了异议。认为蒲黄无炒黑的必要，主张一律生用；临床应用除孕妇外，一般无所禁忌。关于这一点，值得进一步深入研究。

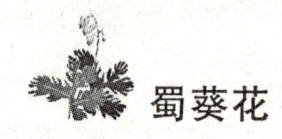

蜀葵花

〔别名〕 棋盘花、蜀其花、蜀季花、熟季花、水芙蓉、栽秧花、侧金盏花、端午花、端午锦花、大秫花、擀杖花、一丈红花、公鸡花、吴葵花、胡葵花、关葵花等。

〔来源〕 蜀葵花系锦葵科蜀葵属两年或多年生草本植物蜀葵草的花朵。

〔药分〕 黄色素、二氢山柰酚-葡萄糖苷、蜀葵苷、红色素等。

〔药性〕 性凉，味甘、咸，无毒，入脾、胃、肾经。

〔功效〕 和血止血、润燥通便、解毒散结。

〔应用〕 吐血、衄血、月经不调或过多、赤白带下、二便不通、小儿风疹、疟疾、痈疽疖肿、蜂蝎伤、烫火伤等。

〔提示〕

①《中华药海（精华本）》称："脾胃虚寒者慎用"蜀葵花。

②《四川中药志》称："孕妇忌服"蜀葵花。

③本品在某些地区又被称作"侧金盏花""水芙蓉",而毛茛科侧金盏花属植物侧金盏草的花也叫做"侧金盏花",锦葵科木槿属植物木芙蓉树的花、玄参科紫苏属植物紫苏草的花均可叫做"水芙蓉",须注意。

〔食例〕

①蜀葵花茶:蜀葵花3克,沸水冲泡,代茶饮。治吞咽不畅、喉中有异物感。

②蜀葵花汤:蜀葵花6～9克,水煎服。可治尿路感染。

③蜀葵枳壳汤:蜀葵花、枳壳各10克,水煎,代茶饮。治慢性咽炎。

④蜀葵花散:蜀葵花150克,阴干为散,饭前温酒送服,每次6克(赤带用红花,白带用白花)。治赤白带下。

⑤白蜀葵花散:白蜀葵花适量,阴干,研细末,沸水冲服。除邪热。

⑥蜀葵花末酒:蜀葵花适量,阴干,研细末,泡于白酒中,随饮。治酒糟鼻。

⑦蜀葵麝香汤:蜀葵花30克(捣烂),麝香1.5克,水1大盏,煎服。治二便不畅且胀闷欲死。

⑧蜀葵花炖肉:蜀葵花、红芭蕉花、鸡冠花各60克,猪肉适量,炖服。治功能性子宫出血、白带过多。

⑨蜀葵花煎鱼:鲜蜀葵花20克,洗净、扯瓣;鱼1条(约500克)洗净、去杂、略煎后加料酒、盐、酱油、白糖、姜丝各少许,水煮熟。将花、鱼混合,加味精适量,再稍煮,佐餐食之。具滋阴润燥、清热凉血作用。

⑩蜀葵花蒸鸡:鲜蜀葵花30克,洗净,枸杞15克;桂圆、荔枝各15枚去壳,红枣15枚,莲子20克,去衣及芯,嫩母鸡1只(约1 000克),开膛去杂并沸水烫后洗净,一起入砂锅,加冰糖40克,盐少许,水约70毫升,上笼蒸约2小时,再放入蜀葵花、枸杞,续蒸5分钟,取出,让鸡背朝上,撒上胡椒粉适量,佐餐食之。治崩漏带下、二便不通、贫血、紫癜。

⑪蜀葵花粥:蜀葵花30克,漂洗干净,加入由粳米100克煮成的粥中,稍煮,食用。治月经不调。

〔附注〕

①本植物的叶片似葵,我国最早见于西南蜀地,故名"蜀葵""戎葵";其花,自然就叫做"蜀葵花""戎葵花";又因大多在端午节前后盛开,真有"万紫千红""百媚千娇"之感,故又被叫做"端午花""端阳花""端午锦花"等;到了花期,花朵依节而开,一直开到植株顶,故名"一丈红"。

②蜀葵草的习性强健,"花似木楼,叶比芙蓉",花色艳丽,花期很长(3～4个月),是我国著名的园林背景材料和庭园花卉,可作花坛背景,也可植成绿篱、花墙等。明代诗人李东阳在《蜀葵》中这样写道:"羞学红妆媚晚霞,只将忠赤报天家。纵数雨黑天阴夜,不是南枝不放花",以此寄兴。

③本植物的根(蜀葵根)、茎叶(蜀葵苗)、花(蜀葵花)、种子(蜀葵子)均可供药用。此外,蜀葵花还可入茶、入汤、入菜,亦可作各种饮料及糕点等的着色剂(因其花瓣含有多种天然色素);其所含红色素在酸性时呈红色,在碱性时呈褐色,故又可作酸碱中和反应的指示剂。

④药理试验表明,蜀葵花乙醇提取液有镇痛、抗炎作用。

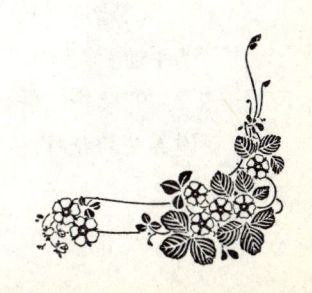

十四画

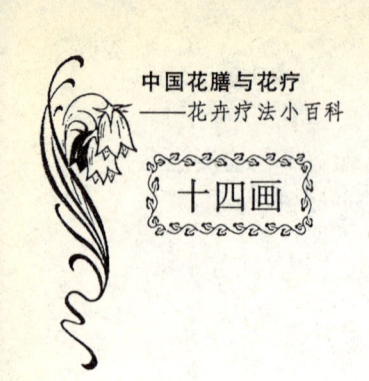

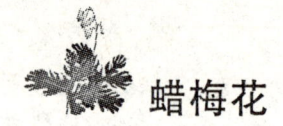

蜡梅花

〔别名〕 腊梅花、黄梅花、雪里花、香梅花、寒客花、香木花、腊木花、铁筷子花、巴豆花等。

〔来源〕 蜡梅花系蜡梅科蜡梅属落叶灌木蜡梅树的花蕾。

〔药分〕 挥发油、酮类（丁烯酮、松樟酮等）、酸类（乙酸、苯甲酸等）、桉叶素、对聚伞花素、龙脑、吲哚、三嗪等、生物碱（洋蜡梅碱、异洋蜡梅碱等）、红豆杉氰苷、蜡梅苷、α-胡萝卜素等。

〔药性〕 性凉、味辛、甘、微苦，有小毒，入肺、胃经。

〔功效〕 解暑生津、理气开郁。

〔应用〕 暑热烦渴、头晕、胸闷脘满、咽喉肿痛、咳嗽、百日咳、慢性咽炎、小儿麻疹、烫伤、烧伤等。

〔提示〕

①《中药大辞典》称本花："脾胃虚寒、湿邪盛者慎服"。

②本花含有一定量的毒性生物碱，可兴奋子宫等，"孕妇忌服"（《中药大辞典》）。

〔食例〕

①蜡梅花茶：蜡梅花9克，沸水冲泡，代茶饮。治久咳（《贵州民间药草》）。

②蜡梅花末茶：蜡梅花末6克，沸水冲泡，代茶饮。治感冒、流感（《图说养花与花疗》）。

③蜡梅花蜜茶：鲜蜡梅花适量，洗净后浸入盛有蜂蜜的瓷罐中腌渍。吃时每取10朵，再加蜜1匙，沸水冲泡，10分钟后顿服，每日3次。专治久咳不止（《图说养花与花疗》）。

④蜡梅银花茶：蜡梅花9克，金银花15克，沸水冲泡，代茶饮。预防中暑。

⑤干蜡梅花蕾汤：干蜡梅花蕾3~6克，水煎服。治小儿百日咳。

⑥蜡梅菊蜜汤：蜡梅花9克，菊花15克，水煎，加蜜适量，饮用。治结膜炎（《图说养花与花疗》）。

⑦蜡梅荷叶汤：蜡梅花10克，荷叶50克，水煎服。治暑热烦渴、食欲下降。

⑧蜡梅银膏汤：蜡梅花、金银花、石膏各15克，水煎服。治咽喉肿痛。

⑨蜡梅参板汤：蜡梅花6克，玄参、板蓝根各9克，水煎服，每日1剂。治咽炎、扁桃体炎。

⑩蜡梅郁柴汤：蜡梅花、郁金各10克，柴胡6克，水煎服。治慢性咽炎。

⑪蜡梅归附汤：蜡梅花6克，当归15克，香附10克，水煎服。治肝胃气痛。

⑫蜡梅扁荷汤：蜡梅花6克，扁豆花、鲜荷叶各9克，水煎服。治暑热烦晕（《青岛中草药手册》）。

⑬蜡梅二香汤：蜡梅花10克，香附子15克，青藤香10克，水煎服。治肝胃气胀（《图说养花与花疗》）。

⑭蜡梅翘菊汤：蜡梅花、野菊花各10克，连翘20克，水煎，代茶饮。治扁桃体炎、咽炎。

⑮蜡梅楠耳酒：蜡梅花、石楠藤、兔耳风各9克，浸泡于白酒200毫升中，半月后饮用，每次50毫升。治风湿疼痛。

⑯蜡梅鱼头汤：蜡梅花10朵稍浸泡、淡盐水漂洗；鱼头600克去杂、洗净，入热油锅炸至微黄，加入瘦猪肉片50克，生姜片、水，炖约2小时至熟烂，撒入梅花，续炖片刻，加盐，食之。可健脾开胃。

⑰蜡梅款冬末粥：蜡梅花、款冬花各9克，研末，调入粳米粥中食用，每日1剂。治久咳。

⑱蜡梅汁绿豆粥：蜡梅花15克，水煎取汁；绿豆30克，粳米50克煮粥，待熟时加入花汁、冰糖适量，稍煮，分2次食用，每日1剂。治水痘。

〔附注〕

①蜡梅是我国特有的珍贵花木，至少已有1 000多年的栽培历史了；到了宋代，已得到了普遍种植，正如北宋诗人晁补之在《谢王立之送蜡梅诗》中所描绘的那样："诗报蜡梅开最先，小衮分寄雪中妍，水村映竹家家有，天汉桥边绝可怜。"由于蜡梅具有刚毅倔强、坚韧不拔的品格和风韵，历来受到人们的喜爱和赞赏。每当寒冬腊月，冲寒吐秀、冷香飘溢，那更是令人神往。

②本花的花被片色泽似半透明蜜蜡，又与梅花外观相仿且大致同时开放，香气也近似，故名"蜡梅花"；又因开花时间大多在我国农历腊月，故又名"蜡梅花"等，此时多是瑞雪飞扬，故也叫做"雪里花""寒客花"。

③其实，蜡梅本非梅类。只因与梅花都带了一个"梅"字，且都是在冷肃的寒天时节先叶开花，香气又相似，故不少人误认为它们是同类。然而，两者既不同科属(蜡梅系蜡梅科蜡梅属，而梅花系蔷薇科李属)，且花色、叶形、树冠等差别又明显；就连花期，虽说相近，也还是不同的：蜡梅开在每年12月份至次年2月份，而梅花则开在每年1～3月份。

④蜡梅的变种较多，常见的有花瓣较宽、花芯绿色、香气甚浓的"檀香蜡梅"，花朵较大、花瓣较窄、色泽淡黄的"素心蜡梅"，花瓣狭尖、单瓣、朵小、花心红色的"红心蜡梅"等。相较而言，以"素心蜡梅"的药用价值较高。

⑤蜡梅树的根及茎(铁筷子)、树皮(蜡梅皮)、花蕾(蜡梅花)均可供药用。其花还可入茶、入汤、入粥。选购时，以未开放、完整饱满、花心黄色、无杂质者为佳。其枝叶、果实有毒，忌服用。

⑥药理试验表明，蜡梅花制剂能增强体液免疫功能，有兴奋子宫、降血糖等作用。但是，它所含的洋蜡梅碱却可引起哺乳动物之强烈抽搐；静脉注射，对小鼠、大鼠的平均致死量均不会超过44毫克/千克；对兔，静脉注射后肯定致死。

⑦临床报道，蜡梅花茶对流感和普通感冒的防治相当有效：前者的有效率可达85%，后者则可达94.6%。

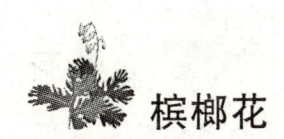

槟榔花

〔别名〕 宾门花、大白槟花、白槟榔花、槟榔子花、椰玉花、马金南花、青仔花等。

〔来源〕 槟榔花系棕榈科槟榔属常绿乔木槟榔树的雄花蕾。

〔药分〕 鞣质、黄酮类、生物碱类等。

〔药性〕 性凉、味淡、微甘，无毒，入心、胃经。

〔功效〕 行气健胃、清热止渴。

〔应用〕 胃气滞痛、胃热口渴、胸闷腹胀、咳嗽、二便不利等。

〔提示〕

①槟榔果(尤其果皮)含有多种有较强致癌性的氮杂环类生物碱,忌食;而槟榔花则无毒,可食。

②槟榔花在有的地区被称作"马金南花",而白花菜科山柑属植物马槟榔树的花也可叫做"马金南花",应注意区分。

〔食例〕

①槟榔花炖猪肉:槟榔花15克,猪肉适量,加水炖熟透,食肉喝汤。治胸闷腹胀、咳嗽。

②槟榔花炖猪排:槟榔花200克,切段、去粗部、入盐水反复浸洗并沥干,排骨250克洗净、砍块、入热水余汤,两者加水4碗炖熟透,加盐调味后食肉喝汤。适合脾胃虚弱患者。

③槟榔麦冬汤:槟榔花、麦冬各3克,水煎煮,趁热服用。可治二便不通。

④槟榔花炒鸡丝:槟榔花125克,剪小段、去粗梗、入盐水中反复清洗后沥干;鸡胸脯适量,去皮、洗净后切细条,加酱油、芡粉各1小匙拌匀,于油锅内大火快炒,再倒入已备好的槟榔花、盐1小匙,水2匙,小火焖一下,待花变软后装盘,佐餐食之。适合暑热烦渴患者。

⑤槟榔花鲜食:鲜槟榔花少许洗净后直接入口嚼食,感觉像吃嫩笋。具有清肠胃、滋心肝等作用。

⑥槟榔木棉花茶:槟榔花3克,木棉花6克,水煮,代茶饮。治暑天口渴、腹胀、胸闷、厌食。

〔附注〕

①槟榔树是典型的热带风光树种之一,高大挺拔。若配植于水边,倒影清秀;植于桥头,线条简洁,是极耐人寻味的优良绿化植物。它的常见栽培同属植物是三药槟榔,其外形似翠竹、姿态优雅,也是人们喜爱的热带风光树种。

②槟榔树的花(槟榔花)、未成熟果实(枣槟榔)、果皮(大腹皮)、种子(槟榔)均可供药用。其中,枣槟榔是热带人们喜爱的咀嚼食料;而大腹皮含有较强致癌性生物碱类物质,可促发消化道肿瘤的生成,应引起高度重视。

③干槟榔花,粒大如米而瘦,表面土黄色至淡棕色,无臭,味淡。我国主要产地在南方各省区。

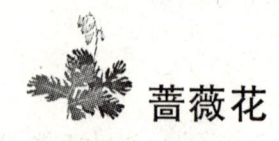

蔷薇花

〔别名〕 墙薇花、蔷蘼花、野蔷薇花、多花蔷薇花、刺花、白残花、柴米米花、刺红花、刺玫花、木香花、山枣花等。

〔来源〕 蔷薇花系蔷薇科蔷薇属落叶小灌木野蔷薇树的花朵。

〔药分〕 挥发性成分(三甲基庚二烯、香叶酸甲酯等)、黄芪苷等。

〔药性〕 性凉,味苦、涩,无毒,入胃、肝、脾经。

〔功效〕 清暑、和胃、止血、止泻。
〔应用〕 暑热烦渴、胃脘胀闷、吐血、衄血、月经不调、泻痢、疟疾、口疮痈疖、刀伤出血。
〔提示〕

①《纲目拾遗》称:蔷薇花"香烈大耗真气,虚人忌服之"。

②本品又叫"木香花""刺玫花",而同属植物木香藤的花也叫"木香花",玫瑰树、山刺玫树的花均可叫"刺玫花",须注意。

〔食例〕

①蔷薇花茶:蔷薇花15克,分3次于保温杯内沸水冲泡并闷片刻,代茶饮。解暑热。

②蔷薇花茶水:蔷薇花15克,洗净,加入茶水适量,煎服。治疟疾。

③蔷薇花汤:蔷薇花4.5~9克,水煎服。治暑热胸闷、吐血口渴、呕吐厌食。

④蔷薇绿茶汤:蔷薇花10克,绿茶15克,加水煮2~3沸,当病发作前1小时服用。治疟疾。

⑤五花汤:蔷薇花、厚朴花、绿梅花、玫瑰花、佛手花各5克,水煎服。治慢性咽炎。

⑥蔷薇银花饮:鲜蔷薇花、鲜金银花各30克,水煎20分钟,候凉,随饮。具清热解暑功效。

⑦蔷薇玫瑰散:蔷薇花30克,玫瑰花20克,共研末,米汤送服,每次6~9克,每日2~3次。治痢疾、赤白带下。

⑧凉拌蔷薇花:鲜蔷薇花适量,洗净、扯瓣、焯水、沥干,加作料拌匀,佐餐。常食,润肤养颜。

⑨蔷薇拌花菜:蔷薇花数朵扯瓣,入淡盐水漂洗干净、沥干;青菜花1棵摘小朵、洗净、焯水、捞起,加盐及胡椒粉少许,撒上花瓣,拌匀,食用。治腹泻、肠胃不和。

⑩蔷薇炖猪肉:鲜蔷薇花20克及蔷薇根30克,用纱布包好,与猪肉500克,作料适量一起炖熟烂,服用。治月经过多。

⑪蔷薇烧豆腐:蔷薇花30克,洗净,豆腐块300克,焯水,绿叶菜丝50克,冬菇丝25克,火腿丝40克,鸡汤600毫升及作料适量。共烩至熟、入味,佐餐。治久痢、口渴。

⑫蔷薇扁豆粥:净蔷薇花15克,扁豆花20克,一起浸泡2小时后,与粳米50克煮粥,分次食用。治痢疾。

⑬蔷薇槿花末粥:蔷薇花、白槿花各等份,共研细末,每取1~2食匙,调入由粳米50克煮成的粥中,食之,每日3次。治痢疾。

⑭蔷薇山药粥:净蔷薇花15克,山药20克(切薄片),粳米50克,加水煮粥,分顿1日内服用,连服1周为1个疗程。治食欲下降。

⑮蔷薇绿豆粥:蔷薇花4朵,洗净切丝,加入由大米、绿豆各50克煮成的粥中,续煮至熟,加白糖调味,食用。具有清热解暑功效,可治暑热烦渴。

〔附注〕

①本植物的茎枝蔓柔,縻依墙缘而生,故名"墙薇""蔷薇"。它自古以来就是佳花名卉,受到人们的称颂。如南北朝时期的谢朓就曾吟诗《咏蔷薇》夸赞道:"低树讵胜叶,轻香增自通。发萼初攒紫,余采尚霏红。新花对白日,故蕊逐行风。参差不俱曜,谁肯盼微丛?"蔷薇与玫瑰、月季同科同属,大同小异,合称"蔷薇三美"。

②蔷薇树的根(蔷薇根)、枝(蔷薇枝)、叶(蔷薇叶)、花(蔷薇花)、花的蒸馏液(蔷薇露)、果实(营实)

均可供药用。可见,蔷薇花除入药外,还可供观赏、食用(入茶、入汤、入菜、入粥);亦可用来提取芳香油,其价格高于黄金。

③干燥蔷薇花质脆,大多破碎不全;花瓣黄白色至棕色,多数皱缩卷曲。选购时,以花瓣尽可能完整、色白、无花托及叶片掺杂者为佳。

④药理试验表明,蔷薇花具有解热、止血、利胆、抑菌、去毒、截疟等作用。

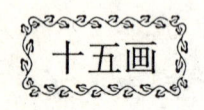

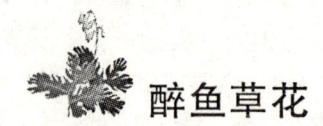

十五画

醉鱼草花

〔别名〕 鱼尾草花、闹鱼花、五霸蔷花、阳包树花、鱼鳞子花、药杆子花、驴尾草花、毒鱼藤花、老阳花、金鸡尾花、红鱼草花、四季青花、白袍花、雉尾花、鱼背子花等。

〔来源〕 醉鱼草花系马钱科醉鱼草属落叶灌木醉鱼草树的花朵。

〔药分〕 吲哚类生物碱类、黄酮类、环烯醚萜苷类等。

〔药性〕 性温,味辛、苦,有小毒,入心、肺经。

〔功效〕 祛痰、截疟、解毒。

〔应用〕 痰饮喘促、疟疾、疳积、烫伤等。

〔提示〕

①本品含有一定量的毒性醉鱼草苷等物质,不宜多服、久服,食用时应遵医嘱,以免中毒。

②本花性味偏温辛,内热炽盛、目疾患者慎服。

③本花在有些地区又叫做"闹鱼花",而瑞香科瑞香属植物芫花树的花也可叫做"闹鱼花",须注意。

〔食例〕

①醉鱼草花汤:醉鱼草花9~15克,水煎服。治疳积(《湖南药物志》)。

②三鲜闹鱼花汤:鲜闹鱼花、鲜桃叶、鲜算盘子叶各等份,水煎服。治疟疾(《福建中草药》)。

③醉鱼草花鱼:将醉鱼草花适量填入鲫鱼腹中,湿绵纸包牢,煨熟,空腹食之。治久疟成癖(《本草纲目》)。

④闹鱼花米粉粿:闹鱼花适量研末,与米粉适量拌匀、做粿,烤熟食之。治痰饮喘促(《本草纲目》)。

〔附注〕

①本植物因其叶、花揉碎后投入水中,可使鱼类麻醉而乱窜、飘浮甚至静止不动,最后死亡,故名"醉鱼草""醉鱼草花""闹鱼花"等。

②本草姿态幽雅、枝叶婆娑、花儿繁茂、芳气郁香,适合园林种植观赏。

③醉鱼草的根(醉鱼草根)、嫩茎叶(醉鱼草)、叶(醉鱼草叶)、花(醉鱼草花)均可供药用。其花还可食用(入菜、入面点)等;此外,外用时的疗效也相当好:a.烫伤:醉鱼草花末适量,用麻油调匀后搽患处;b.

痈疽疗毒:醉鱼草花、蛇葡萄根、马鞭草各等份碾成细末,用蜂蜜调敷患处。

④与本品同属的植物较多,常见的栽培观赏品种就有互叶醉鱼草、大叶醉鱼草、圆叶醉鱼草、白花醉鱼草等。

⑤人和家畜误食多量醉鱼草花会导致中毒,出现头晕、呕吐、呼吸困难、四肢麻木和颤抖等现象。解救方法是:洗胃、导泻、服大量糖水,并尽快送医院治疗。

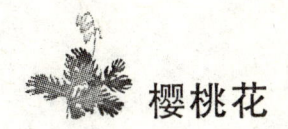

樱桃花

〔别名〕 莺桃花、英桃花、含桃花、荆桃花、山樱花、樱珠花、朱樱花、朱果花、紫樱花、奈桃花等。

〔来源〕 樱桃花系蔷薇科樱属落叶灌木或小乔木樱桃树的花朵。

〔药分〕 三萜皂苷类、多元酚类、黄酮类、有机酸类等。

〔药性〕 性温,味甘,无毒,入肝、脾经。

〔功效〕 养颜祛斑。

〔应用〕 面部粉刺、面部色斑等。

〔提示〕

①"樱桃好吃树难栽"。本树在栽培过程中易发生红蜘蛛、蚜虫、介壳虫等的危害,需及时防治。

②樱桃花与樱花,虽然同科同属且名称仅一字之差(甚至此两者都有被叫做"山樱花"的情况),但两花的功效相差较大,须注意。

〔食例〕

①樱桃花蒸鲷鱼:洗净的樱桃花瓣 15 克,加味精、白糖各适量并拌匀;樱桃叶 15 克洗净、盐渍、去水分,铺于蒸隔上;鲷鱼 1 条去头、骨并洗净、切片,再将樱桃花瓣夹于两鱼片间,置于樱桃叶上蒸约 20 分钟,佐餐食用。具有清热解表、温胃健脾的功效。

②樱桃花桃酒:鲜樱桃花 100 克,鲜樱桃 500 克,一起浸泡于米酒 1 000 毫升中,10 天后饮用,每日早晚各 1 次,每次 30~50 毫升。可减轻风湿性腰腿疼痛症状。

③樱桃花枝叶汤:樱桃花、枝、叶各 10 克,水煎服。可治腹泻。

④樱桃花叶汤:樱桃花、叶各 15 克,水煎服。可治咳嗽。

〔附注〕

①樱桃树因其花极美、果味奇佳而驰名,观赏性也很高。唐代诗人刘禹锡赞道:"樱桃千万枝,照耀如雪天";连唐太宗李世民也挥毫颂曰:"华林满芳景,洛阳偏宜春。朱颜含远日,翠色影长津。"同时,樱桃花形似彩霞,代表纯洁、高尚;樱桃红艳似火珠,代表红火发达、事事顺利圆满,所以自古以来就被人们看成吉祥的象征。我国出产的樱桃花品种主要有中国樱桃花、甜樱桃花、酸樱桃花及毛樱桃花等。

②本植物的根(樱桃根)、枝(樱桃枝)、叶(樱桃叶)、花(樱桃花)、鲜樱桃汁液(樱桃水)、果核(樱桃核)均可供药用。此外,樱桃花还常常做成菜肴食用。

③樱桃果实成熟后颗颗似红玛瑙,晶莹光润,可以生食或制罐头、果脯等;木材致密坚实,可制多种器

材、工艺品等。

④顺便提一下樱花。它原产于我国,日本、朝鲜也有分布;有早、晚两种(开花时间相差 15～20 天);早樱是单瓣花,5 瓣,白色,基部稍带粉色;晚樱为重瓣花,瓣数多,粉红色。樱花主要供观赏。

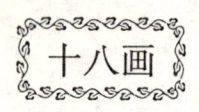

十八画

檵 花

〔别名〕 纸末花、土墙花、白清明花、檵木花、螺砚木花、刀烟木花、锯木条花、杨甬树花、桎木柴花、白花树花、鸡寄花等。

〔来源〕 檵花系金缕梅科檵木属常绿或半常绿灌木或小乔木檵木树的花朵。

〔药分〕 挥发油类、黄酮类(槲皮素、异槲皮苷、木樨草素等)、鞣质成分(没食子酰葡萄糖等)等。

〔药性〕 性平,味微苦、涩,无毒,入肺、脾、胃、大肠经。

〔功效〕 清热解暑、止咳止血。

〔应用〕 咳嗽、咯血、衄血、烦渴、血痢、泄泻、遗精、血崩等。

〔提示〕

①本花性平,味偏凉苦,不宜多服,尤其是脾胃虚寒者。

②本品质地柔韧,气微清香,味淡微苦,贮藏时应密封并置阴凉通风干燥处,以防失香变质。

〔食例〕

①檵花汤:檵花 12 克,水煎服,每日 2～3 次。治衄血。

②檵花三物汤:檵花、骨碎补各 9 克,青木香 6 克,荆芥 4.5 克,水煎服。治痢疾。

③檵花炖猪肉:檵花 12 克,猪肉适量,加水炖熟烂,一日分数次服。治血崩。

④檵花炖瘦肉:檵花 12 克,猪瘦肉 120 克,加水炖熟烂,服用,每日 1 剂。治遗精。

〔附注〕

①本植物树姿优美、叶茂花繁、光彩夺目,特别适合盆栽观赏。

②金缕梅科植物目前已发现有 17 属、76 种;我国全部拥有,主要分布在南部;其中,药用的有 11 属、23 种。与本品同属的药用植物主要有红花檵木,其叶淡红至暗红色,花瓣淡紫红色,故名;它的根、叶、花也都可供药用。

③本植物的根(檵木根)、叶(檵木叶)及花(檵花)均可供药用。其花除药用外,还可入汤、炖肉;其枝条和叶片可以提制栲胶,种子可以榨油。

④本花药用,除内服外,还常外用,如檵花适量(炒存性),研末,用烧沸的麻油调匀,涂敷于患处,可治烧伤、烫伤等。

⑤《植物名实图考》载:"檵花,江西、湖南山冈多有之。丛生细茎,叶似榆而小,厚涩无齿。春开细白花,长寸余……凡有映山红处即有之,红白齐炫,如火如荼。"

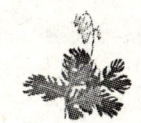

附录

附录一　笔画索引

一画

一丈红花/196
一丈菊/49
一片红花/1
一品红花/1
一杯倒花/98

二画

二花/105
二色花/105
二宝花/105
七里香/175
七里香花/12
七变花/25
七星花/75
八月兰花/90
八春/140
八月霜花/11
八仙花/2
八角王花/3
八角乌花/178
八角枫花/3
八角金盘花/3
八角梧桐花/3
九花/161
九九花/178
九爪木花/66
九头花/75
九节连花/15
九里香花/143
十里香花/12
丁子香/5
丁香/5

乃东草/154
人参花/3
人参三七花/7
刀烟木花/204

三画

三七花/7
三万花/31
三角花/26
千日白花/9
千日红/184
千日红花/9
千年红/9
千年竹花/46
千年树花/18
千年润花/15
千年蓲花/15
千层菊/174
千里香/110
千里香花/51、193
千金红花/9
万年红花/1
万年青花/15
万寿菊花/16
土冬花/112
土甘草花/41
土红花/25、48、84
土芝花/53
土鸡冠花/116
土精花/3
土墙花/204
山大丹花/25

山马兰花/11
山丹花/10、48
山丹子花/10
山丹丹花/10
山丹百合花/10
山白菊/11
山石榴/109
山石榴花/87
山皮条花/130
山吊兰花/46
山李子花/61
山杏花/63
山豆子花/10
山参花/3
山矾花/12
山金菊/104
山茄花/135、137
山枣花/200
山苞谷花/15
山刺玫花/113
山茶花/13、87
山栀花/123
山桂花/12
山桃花/146
山麻花/71
山梅花/164
山菊花/174
山梦花/193
山黄菊/174
山鹃花/87
山葛花/182
山椿/13
山漆花/7

山樱花/203
川红花/57
川朴花/129
川草花/100
川强瞿花/10
川槿花/35
大木花/171
大凤尾花/73
大毛蓼花/131
大头花/154
大白槟花/199
大米花/69
大红花/58、84
大红绣球花/25
大花茉莉/158
大季花/83
大拇花/171
大茶花/13
大将军/48
大秋花/196
大麻花/167
大萍花/23
大雪兔子/171
大蛇药花/24
大喇叭花/135
大碗花/35
小刀豆花/133
小牡丹花/60
小豆蔻花/88
小芭蕉花/43
小芭蕉头花/122
小泽兰花/92
小通花/186

小黄花/78、169
小雪花/11
小旋花/168
小锦花/175
小薜荔花/34
女史花/21
女华/161
女郎花/121
女星草/89
女葳花/156
马兰花/135
马齿豆花/153
马金南花/199
马莲花/17
马棣花/17
马蔺花/17
马缨花/55
马缨丹花/25
马蠡花/17
广三七花/7
飞天蕊/169
子午莲/194
干枝梅花/164
上党参花/4

四画

五爪龙/156
五爪金龙花/184
五月花/48
五龙兰花/25
五色花/25
五色梅花/25
五角枫花/3

五里香/184
五彩花/25
五指柑花/66
五瓣莲花/31
五霸蔷花/202
六月干草/154
六月菊/169
六月雪花/18
公丁/5
公丁香/5
公鸡花/196
木八角花/3
木兰花/67
木瓜藤花/34
木红花/35
木芍花/64
木芍药花/64
木芙蓉花/75
木荆花/35
木香花/200
木莲花/34、75
木笔花/67
木朕花/12
木珠兰花/51
木绣球/48
木梨花/96
木棉花/32
木槲花/143
木锦花/35
木馒头/34
木槿花/35
水仙花/21
水兰花/98
水华/148

水团花/22	月月红/29	双花/105	白末利/96	叶下莲花/99	石棠花/98
水芝花/148	月月花/29	双苞花/105	白龙须花/3	东方蓼花/131	石榴花/47
水百合/194	月光花/29	无花果/27	白芍花/60	东洋参花/4	石壁莲花/34
水芋花/53	月季红/29	勿忘我花/26	白花百合花/54	玉兰花/67	石壁藤花/34
水芒树花/3	月季花/29	丹若花/47	白花草/154	玉手炉花/54	末利花/96
水花/148	月贵花/29	丹桂花/143	白花菜/74	玉叶金花/41	龙角花/72
水芹花/194	月桂花/143	乌绒花/55	白花树花/204	玉米须/42	龙船花/10、25、
水芙蓉/148、196	风车草花/45	乌桑花/183	白苎麻花/71	玉芙蓉/158	48、152
	风茄花/135	乌麻花/167	白含笑花/86	玉麦须/42	母亲花/160
水芙蓉花/23	风药花/92	化骨莲花/43	白豆蔻花/88	玉泡花/43	兄弟花/183
水芦花/72	风麻花/135	中庭花/54	白河车花/15	玉美人花/79	四时春花/31
水杨梅花/22	凤花/99	中逢花/54	白茅花/40	玉荄须/42	四季花/29
水香花/24	凤仙花/19	内消花/43	白茅草花/40	玉皇李花/61	四季兰花/90
水莛花/131	凤尾花/122	不凋花/26	白参花/3	玉玲珑花/21	四季青花/202
水翁花/24	凤尾松花/73	斗雪红/29	白粉花/191	玉春棒花/43	四面花/75
水烛蒲黄/195	凤尾蕉花/73	支解香/5	白茶花/41	玉荷花/123	平波花/95
水涨菊/104	牛毛针/89		白残花/200	玉梅花/61	辽参花/4
水根藤花/41	牛兰/48	**五　画**	白面花/35	玉堂春花/67	圣诞花/1
水萍花/192	牛尾巴花/3、116	田七花/7	白袍花/202	玉蜀黍须/42	圣诞树花/1
水黄凿花/22		田三七花/7	白菖蒲花/18	玉蜀黍蕊/42	打结花/166
水棉花/177	牛牯草/154	仙人荷花/45	白桃花/146	玉麝花/96	打碗花/35、127、168
水晶树花/22	犬尾鸡冠花/116	仙女蒿花/79	白扁豆花/133	玉簪花/43	
水雍花/24		仙丹花/48	白雪丹花/18	氐冬花/178	印度素馨花/83
水锦花/35	火麻花/167	仙豆花/153	白清明花/204	丝瓜花/37	奶浆果/27
水榕花/24	火球花/9	玎玎花/138	白曼陀罗花/135	丝茅花/40	甘菊花/161、174
水蓬稞花/131	长生花/9、104	包子树花/3		丝茅草花/40	
水槿花/35	长生韭花/141	冬三七花/7	白麻花/167	艾冬花/178	甘葛花/182
天生子/27	长生菊/104	冬不凋草花/15	白菜花/74	艾菊/169	甘蒲花/195
天丝瓜花/37	长白参花/4	冬花/178	白菊花/161	卢会花/72	甘露树花/77
天罗花/37	长命花/104	冬麻花/167	白梅花/164	卢橘花/112	片掌花/75
天罗瓜花/37	长春花/29、31	白马兰花/11	白萼花/43	半边梅花/130	头痛花/69
天星草/89	毛芋花/53	白马骨花/18	白缅花/38	匆布花/172	生蒲黄/195
天剑草花/168	毛桃花/146	白木兰/38	白槐花/188	北瓜花/128	兰蕉花/122
天葱花/21	毛曼陀罗花/135	白木莲花/67	白榆花/191	北芫花/69	
天蒜花/21		白升麻花/11	白睡莲/194	北梅花/63	**六　画**
天然子花/95	毛蜡烛花/195	白丑花/127	白槟榔花/199	节华/161	好女儿花/19
天蓼花/131	巴山虎花/34	白兰花/38	白蔻/88	石竹花/160	芋子花/53
日日新花/31	巴豆花/198	白玉花/35	白鹤花/43	石莲花/34、45	芋头花/53
太阳花/49	文旦花/125	白玉兰花/38、67	白鹤仙花/43	石莲掌花/45	芋艿花/53
太阳花托/50	文仙果/27		白槿花/35	石菊花/98	芋花/53
月下美人/99	云红花/57	白玉簪花/43	白蝴蝶花/41	石斛花/46	芋苗花/53
月月开/29	午时莲/194	白术花/64	白蟾花/123	石斛兰花/46	芋渠花/53

芋魁花/53	百里馨/5	合欢花/55	花上花/84	佛座/150	旱金莲花/103
芍药花/60	百结花/5	合包花/152	花王/64	佛座须/151	旱珍珠花/19
红山茶花/13	百般娇花/79	合昏花/55	花房/150	佛桑花/84	旱荷花/114
红毛花/58	羊毛花/55	讷会花/72	花桃花/146	佛槿花/84	旱蒲花/17
红花/16、57	羊不食草花/98	衣扣草/89	花菜/74	何草花/131	赤花/69
红羊花/93	羊耳朵/175	西红花/180	花椰菜/74	鸡公花/80	赤芍花/60
红百合花/10	羊惊花/135	西番菊/49	苏三七花/7	鸡心菜花/132	赤朴花/129
红花百合花/10	羊眼豆花/133	西蓝花/115	苏花/105	鸡角枪花/80	赤芫花/69
红花菜/58	羊蹄躅/98	老来红花/80	苏若花/183	鸡骨子花/80	赤槿花/35、84
红花菜/10	向日葵花/49	老来娇花/1	苏铁花/73	鸡骨头花/175	赤蔷薇花/118
红苎麻花/71	向日葵花托/50	老阳花/202	芫花/69	鸡冠花/80	没利花/96
红玫花/118	向日葵花盘/50	老虎花/98	芫条花/69	鸡冠苋/80	没骨花/60
红参花/3	向日葵饼/50	老鸦花/98	芦花/72	鸡冠海棠/80	忘忧草花/100
红姑娘花/93	向阳花/49、104	老蒙花/175	芦荟花/72	鸡蛋花/83、186	驴尾草花/202
红鱼草花/202	向阳花托/50	老鼠花/69	芦蓬茸花/72	鸡寄花/204	矾松花/26
红茶花/13	血见愁花/142	阳包树花/202	苎花/71	鸡脚骨花/18	时钟花/31
红蚌兰花/142	血参花/4	阳春柳花/78	苎麻花/71	鸡脚菜花/132	应春花/67
红桃花/146	吊兰花/46	阳春砂花/139	苇花/72	鸡髻花/80	丽春花/79
红绣球/48	吊瓜花/37	阳雀花/108	芸香花/12	麦瓜花/128	吹凉风花/41
红梅花/164	吊钟花/84	阳鹊花/108	芙蓉/148	麦夏枯草/154	含笑花/86
红绿梅花/164	吊墙花/165	阴绣球/2	芙蓉花/55、75	麦穗夏枯草/154	含笑梅/86
红梗草花/92	吕宋菊花/9	吕宋菊花/9	芙蕖花/148		含桃花/203
红棉花/32	米兰花/51	多花蔷薇花/200	芭蕉花/77	闷头花/69、98	含霄花/86
红温花/58	米仔兰花/51	多骨花/88	李子花/61	饭瓜花/128	余容花/60
红蓝花/57、114	米李花/61	朱果花/203	李花/61	饭藤花/168	灵笑花/118
红蓼花/131	地瓜儿苗花/92	朱桐花/152	李实花/61	护生草花/132	豆槐花/188
红蕉花/122	地米花/132	朱樱花/203	杜兰花/46、67	抛花/125	豆蔻花/88
红樱花/48	地米菜花/132	朱槿花/35、84	杜红花/57	报春花/87	豆藤花/185
红踯躅花/87	地地菜花/132	朱藤花/185	杜芫花/69	扶桑花/84	吴葵花/23、196
红薇花/184	地园花/186	回青橙花/138	杜灵霄花/156	拒霜花/75	疗愁花/100
状元红/84	地芙蓉花/75	回春橙花/138	杜鹃花/87	忍冬花/105	谷精草/89
状元红花/1、15、122、152	地环秧花/92	夺香花/193	杏花/63	怀红花/57	谷精珠/89
	地笋子花/92	观音姜花/122	杏梅花/63、164	迎阳花/49	壳蔻花/88
壮阳草花/141	地棉花/69	灯盏花/19、35	杨甬树花/204	迎春花/67、78、166	
百日红/48、184	地棠花/186	灯笼头/154	牡丹花/64		八　画
百日红花/9、31、152	地精花/3	灯笼果/109	佛手花/66	连珠花/10	夜丁香/110
	地藕花/92	竹盏花/19	佛手香橼花/66	纸末花/204	夜兰香/110
百日白花/9	华瓜木花/3	关葵花/196	佛手柑花/66	补血草花/26	夜合米/55
百合花/54	伏瓜花/128	如意草花/25	佛豆花/153	陈芫花/69	夜合花/54、55
百合蒜/54	优昙钵/27		佛顶珠/89	辛夷/67	夜来香/110
百页草花/187	安石榴花/47	七　画	佛柑花/66	辛夷花/67	夜香玉/110
百两金花/64	安神菜/100		佛相花/184	旱地莲花/103	夜香花/110
	合欢米/55	花丁香/5			

夜树花/55	金钩莲花/99	茅针花/40	斧头花/108	栀子花/123	香蕉花/86
兔儿苗花/168	金莲花/103	茅草花/40	宝石花/45	柚子花/125	香蕙花/77
参三七花/7	金盏花/104、169	茅盔花/40	宝珠山茶花/13	柚花/125	砂仁花/139
卖子木/48	金盏菊花/104	苹果花/95	宝幡花/184	树兰花/51	牵牛花/127
鱼子兰花/51	金盏银台/21	茉莉花/96	官兰花/90	柏花/16	追风草花/131
鱼尾草花/202	金菊花/16、104、169、174	若榴花/47	宜男草花/100	柘花/12	秋兰花/51、90
鱼背子花/202		抹历花/96	定参草花/79	枳壳花/138	秋海棠/140
鱼骨刺花/18		抹丽花/96	定海针花/187	相思草/140	秋海棠花/140
鱼眼草/89	金梅花/78	招豆藤花/185	建兰花/90	奈子花/95	秋菊花/161
鱼鳞子花/202	金梅草花/103	刺木果花/113	细叶槐花/188	奈花/95	秋葵花/177
枝子花/123	金雀花/108	刺红花/57、200	闹羊花/98	洋丁香/5、110	秋蕙花/90
林兰花/46、67、123	金银花/105	刺花/200	闹鱼花/69、202	洋金花/135	俪兰花/21
	金壶瓶/109	刺玫花/113、118、200	武当玉兰花/67	洋茶花/13	面冬花/178
枕头草花/132	金童花/19		武威花/156	洋荷花/114	耐冬花/13
松花/111	金销草花/43	刺玫果花/113	郑花/12	洋海棠花/152	南瓜花/128
松花粉/111	金棣棠花/187	刺玫菊/118	郁金香/114	洋索馨花/110	南茺花/69
松粉/111	金鹊花/108	刺玫蔷薇花/113	郁香花/114	泊夫兰/180	南豆花/133、153
松黄/111	金腰带/78		郁草花/114	洛阳花/64、156	
松黄粉/111	金腰带/69	刺栗子/109	耶悉茗花/158	洛神花/137	南扁豆花/133
枇杷花/112	金腰袋/166	刺梨子/109	国色天香/64	洛神葵花/137	南洋金花/135
金丸花/112	金罂子/109	刺莓果花/113	狗尾巴花/116、131	洒金花/19	指甲花/19
金凤花/19	金罂花/47	刺榆子/109	孩儿参花/4		指甲草花/19
金不换花/7	金蕊花/161	侧金盏花/23、177、196	狐狸尾花/116	美人蕉花/122	挖耳朵草/89
金瓜花/128	金樱子/109		肫肠草花/168	美草花/168	茶兰花/51
金旦子花/186	金樱果/109	昆仑草花/116	服脂麻花/121	姜朴花/67	茶花/13
金红花/57	金藤花/105	昙华/99、122	罗帏花/72	春三七花/7	茶豆花/133
金达莱/87	金覆花/169	昙花/99	罗塞耳花/137	春砂花/139	草红花/57
金花/105	苦马菜花/94	沸水菊花/9	岩桂花/143	春桂花/12	草芦荟花/72
金针花/100	苦瓜花/93	泽兰花/92	奈桃花/203	春梅花/164	草泽兰花/92
金针菜/100	苦苣菜花/94	油朴花/129	怕痒花/184	映山红/48、87	草钟乳花/141
金花菊/16	苦苴花/121	油葱花/72	玫瑰花/118	映日果/27	草绣球/2
金芙蓉花/103	苦斋公花/121	净肠草花/132	玫瑰茄花/137	帝女花/161	草蒿花/116
金鸡尾花/202	苦菜花/94、121	青仔花/199	败酱花/121	姚女花/21	草蒲黄/195
金鸡菊/16	苦情花/55	青龙珠花/22	疙瘩皮树花/175	香木花/198	荛花/130
金英子/109	苦猪菜花/121	青花菜/115		香斗花/152	荠花/132
金钗石斛花/46	英丹花/48	青菜花/94、115	**九 画**	香石竹花/160	荠荠菜花/132
金沸花/169	英桃花/203	青葙花/116		香田荠花/132	荠菜花/132
金疙瘩花/103	英雄花/32	明目花/55	柿丁/126	香栾花/125	药杆子花/202
金药树花/188	英雄树花/32	明目果/27	柿子把/126	香袋花/152	药鱼草花/69
金桂花/143	苞米须/42	虎兰花/92	柿钱/126	香梅花/198	茳草花/131
金钱花/169	苞谷须/42	虎茄花/135	柿蒂/126	香蛇麻花/172	茨菇花/192
金钱菊/169	茅花/40	虎须花/178	柿尊/126	香蒲黄/195	茨菰花/192

208

砒碧花/194	艳雪红/29	夏蕙花/90	素馨花/158	野参花/3	蛇舌莲花/45
剑叶兰花/90	凉口茶花/41	珠兰花/51	素馨针花/158	野苦荬花/94	蛇麻花/172
剑蕙花/90	凉瓜花/93	蚌兰花/142	起阳草花/141	野苦菜花/121	蛇麻草花/172
荆条花/35	凉茶藤花/41	蚌花/142	蚕豆花/153	野虎菜/100	喇叭花/127
荆桃花/203	凉粉果花/34	钻冬花/178	圆豆蔻花/88	野刺玫花/113	黄兰花/38
品仙果/27	凉粉草花/18	铁甲松花/73	圆麻花/71	野油花/169	黄阳花/69
扁头翁花/183	凌波仙子/21	铁扫帚花/17	圆锥八仙花/2	野郁蕉花/15	黄花/100、161
扁豆花/133	凌霄花/156	铁树花/73	留夷花/60	野桂花/123	黄饭花/175
扁草花/46	海石榴花/13、47	铁色草/154	高丽参花/4	野酒花/172	黄花菜/100
扁菜花/141	海红花/140	铁扁担花/15	臭牡丹花/25	野菊花/174	黄杜鹃花/98
鬼仔菊/174	海莲花/19	铁扇子花/130	臭芙蓉/16	野黄花/121	黄参花/4
鬼馒头/34	海棠花/31	铁筷子花/198	臭草花/25	野梦花/193	黄环花/185
钟石榴花/47	海棠树花/184	钱榆花/191	臭菊花/16	野黄菊花/174	黄枝花/123
厚朴花/129	酒花/172	倭瓜花/128	臭橙花/125、138	野悉蜜花/158	黄金盏/104
重迈花/54	酒翁花/24	倭豆花/153	骏河兰花/90	野葛花/182	黄草花/46
看灯花/178	酒醉花/135	倒仙花/54	陵苔花/156	野蔷薇花/200	黄度梅花/186
复花/169	消食花/11	倒挂金钟/156	陵霄花/156	康乃馨花/160	黄秋葵花/177
韭花/141	流星草/89	剧草花/17	峨眉豆花/133	麻子花/167	黄栀子花/123
韭菜花/141	润笔花/169	剧荔花/17	绢绒花/160	麻花/167	黄桷兰/38
胡豆花/153	宾门花/199	荷包花/152	绣球花/2	麻勃/167	黄菊仔/174
胡茄花/135	家菊花/161	荷花/148	栽秧花/196	麻泽兰花/92	黄菊花/16、161、174
胡葵花/196	家梅花/164	荷花蕊/151	烧酒花/86	鹿肠花/121	黄梅花/78、198
眉豆花/133	家槐花/188	荷苞兰花/142	鸳鸯花/105	鹿韭花/64	黄麻花/167
星辰花/26	家榆花/191	荷苞花/152	真菊花/161	鹿葱/100	黄雀花/108
急性子花/19	家蓼花/131	莲花/148	粉葛花/182	鹿酱花/121	黄蛇豹花/98
卷帘花/54	桎木柴花/204	莲花托/150	调羹花/129	晚山茶花/13	黄葵花/177
屋周花/15	桂花/143	莲花须/151		象牙红花/1	黄葛花/182
毒鱼草花/69	桃花/146	莲花掌花/45	**十一画**	象鼻草花/72	黄喇叭花/98
毒鱼藤花/202	栟榈花/187	莲花蕊/151	剪刀草花/192	烽火树花/32	黄蜀葵花/177
绒树花/55	栾花/125	莲壳/150	野丁香花/69	望日莲/49	黄榆梅花/186
结香花/166	柴米米花/200	莲房/150	野山红/87	望日葵花/49	黄瑞香花/166
胜春花/29	桑椹花/84	莲须/151	野山参花/3	望春花/67	黄熟花/169
神草花/3	狼牙掌花/72	莲蓬/150	野山菊花/174	望春玉兰花/67	菜瓜花/37
玳玳花/138	扇仙花/77	莲蓬壳/150	野甲花/177	绿天花/77	菜花/74
珍珠花/152	笔头花/116、118	莲蕊/151	野白纸扇花/41	绿梅花/164	萱花/40
珍珠兰花/51	莲蕊须/151	野石榴/109	绿菜花/115	菊花/161
珍珠米须42	莲蕉花/122	野白菊花/11	绿萼梅/164	荼花/96
珍珠草/89	贼头花/84	茶草花/94	野杏花/63	绵瓜花/37	菱角花/142
将离花/60	夏兰花/90	莺桃花/203	野鸡冠花/116	绰约花/60	菱角菜花/132
	夏豆花/153	烈朴花/129	野苎麻花/71	绸春花/29	萌菜花/121
十画	夏枯草/154	素兴花/158	野芙蓉/171	蛇王菊花/92	梦冬花/166
艳山红/87	夏枯头草/154	素英花/158			

梦花/166	堕胎花/156	棕衣树花/187	琼枝花/32	榆花/191	槟榔花/199
梦尾春花/60	移星草/89	棕笋/187	斑枝花/32	榆钱花/191	槟榔子花/199
匙叶草花/26	常春花/104	棕榈花/187	禅客花/123	榄鼓菜花/132	槟榔果/109
雪地开花/193	啤酒花/172	棉花葵/177	硬骨柴花/18	路边姜花/18	酵母花/172
雪花/193	蛋黄花/83	椰菜花/74	缅栀子花/83	路边菊花/174	酸石榴花/47
雪里开花/166	甜菊花/161	棋盘花/23、196	缅桂花/38	蒙花/166、175	酸模花/137
雪里花/198	甜梅花/63	棣棠花/186	越桃花/123	蒲花/195	酸橙花/138
雪冻花/193	痒痒花/184	腊木花/198	筋根花/168	蒲花粉/195	馒头郎花/34
雪莲/171	密蒙花/175	腊梅花/198	鹅脚板花/3	蒲草黄/195	嘉庆子花/61
雪莲花/171	强瞿花/54	朝开暮落花/35	猩猩木花/1	蒲厘花粉/195	赛牡丹花/79
雪荷花/171		朝阳花/49	雅蒜花/21	蒲黄/195	蜜果/27
雪棉花/171	十二画	朝鲜参花/4		蒲黄粉/195	蜜萝柑花/66
雀舌花/123		朝颜花/127	十三画	蒲棒花粉/195	缩砂花/139
惊羊花/98	雄丁香/5	斯太菊/26	滇三七花/7	蓬莪花/72	缩砂仁花/139
情客花/5	雄兰花/90	喇叭花/35、127	滇苦菜花/94	蓬茸花/72	缩砂蜜花/139
淮红花/57	紫丁香/5	喇叭筒花/54	滇茶花/13	蓬莱花/193	碧桃花/146
清明花/78、87、183、186	紫万年青花/142	喷雪花/18	满山红/87	鹊豆花/133	蜡梅花/198
清明草花/132	紫兰花/142	款冬花/178	满山香花/22	雉尾花/202	辣蓼花/131
曼华/96	紫玉兰花/67	款花/178	满天星/89、169	矮陀陀花/130	墙薇花/200
曼陀罗花/135	紫朴花/129	款冻花/178	满天星花/18	福寿柑花/66	蔷薇花/200
银边八仙花/2	紫阳花/2、87	絮瓜花/37	满条红花/183	慈姑花/192	蔷蘼花/200
银花/105	紫芫花/69	番瓜花/128	满枝红花/183	慈菇花/192	
银苎/71	紫述香花/114	番红花/180	满堂红/184	蜀季花/196	十五画
银桂花/143	紫金盘花/183	番栀子蕊/180	滚水花/9	蜀其花/196	醉心/135
银腰带花/69	紫金藤花/185	番海棠/48	溪棉条花/22	蜀葵花/196	醉仙桃花/135
旋花/168	紫苦菜花/94	窝瓜花/128	照山红/87	睡美人/194	醉鱼草花/202
旋复花/169	紫背万年青/142	寒豆花/153	鼓子花/168	睡香花/193	醋芫花/69
旋蕾花/168	紫荆花/183	寒客花/198	鼓锤草/89	睡莲/194	潦叶花/17
旋覆花/169	紫珠花/183	富贵花/64	雷公花/98	虞美人花/79	蕃花/83
梅花/164	紫绣球/2	雁来红花/31	碗公花/127	殿春花/60	暹罗花/51
梅桂花/118	紫梢花/184	喜花/166	碎米兰花/51	赪桐花/152	熟季花/196
棱罗花/73	紫葳/156	葛花/182、185	锯木条花/204	频婆花/95	撒法即/180
梗酒花/104	紫葳华/156	葛条花/182	锦鸡儿花/108	辟萼花/34	撒馥兰/180
断肠花/140	紫薇花/184	葛藤花/182、185	锦被花/79	蜂棠花/186	槿树花/35
断肠草/140	紫樱花/203	葭花/72	锦荔枝花/93	蜂窝菊/16	樱桃花/203
球花甘蓝/74	紫藤花/185	葵花/49	瑞兰花/193	零榆花/191	樱珠花/203
球形鸡冠花/9	棒子毛/42	葵花托/50	瑞香花/193		蝴蝶花/79
假杨梅花/22	棒槌花/3	葵花盘/50	瑞莲花/194	十四画	蝴蝶藤花/41
徘徊花/118	棒槌草/154	葵房/50	槐米/188	端午花/196	
猪油花/35	棒柱头花/154	萱草花/100	槐花/188	端午锦花/196	十六画
猪蹄花/108	椰玉花/199	琼花/99	槐蕊/188	檖木花/3	避火蕉花/73
			植花/13	榴花/47	膨皮豆花/133

210

橘花/125	薜荔果/34	螳螂果/109	藕花/148	**十九画**	**二十一画**
擀杖花/196	篱障花/35	戴星草/89	藤花/185	攀枝花/32	麝香石竹花/160
摇捶花/83	**十七画**	**十八画**	藤豆花/133	**二十画**	
燕尾草花/192			藤罗花/156		**二十二画**
燕草花/90	翳子草/89	檵木花/204	藤萝花/185	糯米花/175	
糖果子/109	藏红花/180	檵花/204	鹭鸶花/105、184	灌耳草/89	蠡实花/17
糖莺子/109	霜降花/75	癞瓜花/93			蠡草花/17
糖罐子/109	螺砚木花/204	癞葡萄花/93			

附录二　汉语拼音索引

A

ǎi
矮陀陀花/130

ài
艾冬花/178
艾菊/169

ān
安石榴花/47
安神菜/100

B

bā
八月兰花/90
八月春/140
八月霜花/11
八仙花/2
八角王花/3
八角乌花/178
八角枫花/3
八角金盘花/3
八角梧桐花/3
巴山虎花/34
巴豆花/198
芭蕉花/77

bái
白马兰花/11
白马骨花/18
白木兰/38

白木莲花/67
白升麻花/11
白丑花/127
白兰花/38
白玉花/35
白玉兰花/38、67
白玉簪花/43
白术花/64
白末利/96
白龙须花/3
白芍花/60
白花百合花/54
白花草/154
白花树花/204
白花菜/74
白苎麻花/71
白含笑花/86
白豆蔻花/88
白河车花/15
白茅花/40
白茅草花/40
白参花/3
白粉花/191
白茶花/41
白面花/35
白残花/200

白荜蒲花/18
白桃花/146
白袍花/202
白扁豆花/133
白雪丹花/18
白麻花/167
白菜/74
白清明花/204
白曼陀罗花/135
白萼花/43
白菊花/161
白梅花/164
白缅花/38
白睡莲/194
白槐花/188
白榆花/191
白槟榔花/199
白蔻花/88
白鹤花/43
白鹤仙花/43
白槿花/35
白蝴蝶花/41
白蟾花/123

bān
斑枝花/32

bàn

半边梅花/130

bàng
蚌花/142
蚌兰花/142
棒子毛/42
棒槌花/3
棒槌草/154
棒柱头花/154

bāo
包子树花/3
苞米须/42
苞谷须/42

bǎo
宝石花/45
宝珠山茶花/13
宝幡花/184

bào
报春花/87

běi
北瓜花/128
北芫花/69
北梅花/63

bǐ
笔头花/116、118

bì
避火蕉花/73

薜荔果/34
碧桃花/146

biǎn
扁头翁花/183
扁豆花/133
扁草花/46
扁菜花/141

bīn
宾门花/199

bīng
枡桐花/187
槟榔花/199
槟榔子花/199
槟榔果/109

bǔ
补血草花/26

bù
布瓜花/37
不凋花/26

C

cài
菜花/74
菜瓜花/37

cán
蚕豆花/153

cǎo
草红花/57

草芦荟花/72
草泽兰花/92
草钟乳花/141
草绣球/2
草蒿花/116
草蒲黄/195

cè
侧金盏花/23、177、196

chá
茶花/13
茶兰花/51
茶豆花/133

chái
柴米米花/200

chán
禅客花/123

cháng
长生花/9、104
长生韭花/141
长生菊/104
长白参花/4
长命花/104
长春/29、31
常春花/104

chén
陈芫花/69

chēng
赫桐花/152
chí
匙叶草花/26
chì
赤花/69
赤芍花/60
赤朴花/129
赤芫花/69
赤槿花/35、84
赤蔷薇花/118
chóu
绸春花/29
chòu
臭牡丹花/25
臭芙蓉/16
臭草花/25
臭菊花/16
臭橙花/125、138
chuān
川红花/57
川朴花/129
川草花/100
川强瞿花/10
川槿花/35
chuī
吹凉风花/41
chūn
春三七花/7
春砂花/139
春桂花/12
春梅花/164
chuò
绰约花/60
cí
茨菇花/192
茨菰花/192
慈姑花/192
慈菇花/192
茈碧花/194
cì

刺花/200
刺木果花/113
刺红花/57、200
刺玫花/113、118、200
刺玫果花/113
刺玫菊/118
刺玫蔷薇花/113
刺栗子/109
刺梨子/109
刺莓果花/113
刺榆子/109
cōng
匆布花/172
cù
醋芫花/69
D
dǎ
打结花/166
打碗花/35、127、168
dà
大木花/171
大凤尾花/73
大毛蓼花/131
大头花/154
大白槟花/199
大米花/69
大红花/58、84
大花茉莉/158
大红绣球花/25
大季花/83
大拇花/171
大茶花/13
大将军/48
大秋花/196
大麻花/167
大萍花/23
大雪兔子/171
大蛇药花/24

大喇叭花/135
大碗花/35
dài
代代花/138
玳玳花/138
戴星草/89
dān
丹若花/47
丹桂花/143
dàn
蛋黄花/83
dāo
刀烟木花/204
dǎo
倒仙花/54
倒挂金钟/156
dēng
灯盏花/19、35
灯笼头/154
灯笼果/109
dī
氐冬花/178
dì
帝女花/161
地瓜儿苗花/92
地米花/132
地米菜花/132
地地菜花/132
地园花/186
地芙蓉花/75
地环秧花/92
地笋子花/92
地棉花/69
地棠花/186
地精花/3
地藕花/92
棣棠花/186
diān
滇三七花/7
滇苦菜花/94
滇茶花/13
dian

殿春花/60
diào
吊兰花/46
吊瓜花/37
吊钟花/84
吊墙花/156
dīng
丁香/5
丁子香/5
dìng
定参草花/79
定海针花/187
dōng
冬花/178
冬三七花/7
冬不调草花/15
冬麻花/167
东方蓼花/131
东洋参花/4
dòu
斗雪红/29
豆槐花/188
豆蔻/88
豆藤花/185
dú
毒鱼草花/69
毒鱼藤花/202
dù
杜兰花/46、67
杜红花/57
杜芫花/69
杜灵霄花/156
杜鹃花/87
duān
端午花/196
端午锦花/196
duàn
断肠花/140
断肠草/140
duō
多骨花/88
多花蔷薇花/

200
duó
夺香花/193
duò
堕胎花/156
E
é
峨眉豆花/133
鹅脚板花/3
èr
二花/105
二色花/105
二宝花/105
F
fān
番瓜花/128
番红花/180
番栀子蕊/180
番海棠/48
fán
蕃花/83
fàn
饭瓜花/128
饭藤花/168
fēi
飞天蕊/169
fèi
沸水菊花/9
fěn
粉葛花/182
fēng
风车草花/45
风茄花/135
风药花/92
风麻花/135
烽火树花/32
蜂棠花/186
蜂窝菊/16
fèng
凤花/99
凤仙花/19

凤尾花/122
凤尾松花/73
凤尾蕉花/73
fó
佛手花/66
佛手香橼花/66
佛手柑花/66
佛豆花/153
佛柑花/66
佛相花/184
佛顶珠/89
佛桑花/84
佛座/150
佛座须/151
佛槿花/84
fú
伏瓜花/128
扶桑花/84
芙蓉/148
芙蓉花/55、75
芙蕖花/148
服脂麻花/121
福寿柑花/66
fǔ
斧头花/108
fù
复花/169
富贵花/64
G
gān
干枝梅花/164
甘菊花/161、174
甘葛花/182
甘蒲花/195
甘露树花/77
gǎn
擀杖花/196
gāo
高丽参花/4
gē

疙瘩皮树花/175
gé
葛花/182、185
葛条花/182
葛藤花/182、185
gěng
梗酒花/104
gōng
公丁/5
公丁香/5
公鸡花/196
gǒu
狗尾巴花/116、131
gǔ
谷精草/89
谷精珠/89
鼓子花/168
鼓锤草/89
guān
观音姜花/122
关葵花/196
官兰花/90
guàn
灌耳草/89
guǎng
广三七花/7
guǐ
鬼仔菊/174
鬼馒头/34
guì
桂花/143
gǔn
滚水花/9
guó
国色天香/64

H

hái
孩儿参花/4

hǎi
海石榴花/13、47
海红花/140
海莲花/19
海棠花/31
海棠树花/184
hán
含笑花/86
含笑梅/86
含桃花/203
含霄花/86
寒豆花/153
寒客花/198
hàn
旱地莲花/103
旱金莲花/103
旱珍珠花/19
旱荷花/114
旱蒲花/17
hǎo
好女儿花/19
hé
合欢米/55
合欢花/55
合包花/152
合昏花/55
何草花/131
荷花/148
荷包花/152
荷花蕊/151
荷苞花/152
荷苞兰花/142
hēi
黑丑花/127
hóng
红山茶花/13
红毛花/58
红花/16、57
红羊花/93
红百合花/10
红花百合花/10

红花菜/57
红花菜花/10
红苎麻花/71
红玫花/118
红参花/3
红姑娘花/93
红桃花/146
红鱼草花/202
红温花/58
红蓝花/57、114
红蚌兰花/142
红茶花/13
红绣球/48
红梅花/164
红绿梅花/164
红梗草花/92
红棉花/32
红蓼花/131
红蕉花/122
红樱花/48
红薇花/184
红踯躅花/87
荭草花/131
hòu
厚朴花/129
hú
狐狸尾花/116
胡豆花/153
胡茄花/135
胡葵花/196
蝴蝶花/79
蝴蝶藤花/41
hǔ
虎兰花/92
虎茄花/135
虎须花/178
hù
护生草花/132
huā
花丁香/5
花上花/84
花王/64

花房/150
花桃花/146
花菜/74
花椰菜/74
huá
华瓜木花/3
huà
化骨莲花/43
huái
怀红花/57
淮红花/57
槐米/188
槐花/188
槐蕊/188
huáng
黄花/100、161
黄兰花/38
黄阳花/69
黄饭花/175
黄花菜/100
黄杜鹃花/98
黄参花/4
黄环花/185
黄枝花/123
黄金盏/104
黄草花/46
黄秋葵花/177
黄度梅花/186
黄栀子花/123
黄菊仔/174
黄菊花/16、161、174
黄蛇豹花/98
黄棉兰/38
黄梅花/78、198
黄麻花/167
黄雀花/108
黄喇叭花/98
黄葵花/177
黄葛花/182
黄蜀葵花/177
黄瑞香花/166

黄榆梅花/186
黄熟花/169
huí
回青橙花/138
回春橙花/138
huǒ
火麻花/167
火球花/9

J

jī
鸡公花/80
鸡心菜花/132
鸡角枪花/80
鸡骨子花/80
鸡骨头花/175
鸡冠花/80
鸡冠苋/80
鸡冠海棠/80
鸡蛋花/83、186
鸡脚骨花/18
鸡脚菜花/132
鸡寄花/204
鸡髻花/80
矶松花/26
jí
急性子花/19
jì
檵花/204
檵木花/204
荠花/132
荠荠菜花/132
荠菜花/132
洎夫兰/180
jiā
家菊花/161
家梅花/164
家榆花/191
家槐花/188
家蓼花/131
葭花/72
嘉庆子花/61

jiǎ
假杨梅花/22
jiān
菅花/40
jiǎn
剪刀草花/192
jiàn
建兰花/90
剑叶兰花/90
剑蕙花/90
jiāng
姜朴花/67
将离花/60
jiào
酵母花/172
jié
节华/161
结香花/166
jīn
金花/105
金丸花/112
金凤花/19
金不换花/7
金瓜花/128
金旦子花/186
金红花/57
金达莱/87
金针花/100
金针菜/100
金花菊/16
金芙蓉花/103
金英子/109
金沸花/169
金鸡尾花/202
金鸡菊/16
金钗石斛花/46
金疙瘩/103
金药树花/188
金钩莲花/99
金桂花/143
金钱花/169
金钱菊/169

金莲花/103	九头花/75	葵花/49	李实花/61	菱角花/142	罗帏花/72
金梅花/78	九节连花/15	葵花托/50	蠡实花/17	菱角菜花/132	罗塞耳花/137
金梅草花/103	九里香花/143	葵花盘/50	蠡草花/17	零榆花/191	螺砚木花/204
金菊花/16、104、169、174	酒花/172	葵房/50	lì	liú	luò
	酒翁花/24	kūn	丽春花/79	流星草/89	洛阳花/64、156
金雀花/108	酒醉花/135	昆仑草花/116	俪兰花/21	留夷花/60	洛神花/137
金盏花/104、169	韭花/141	L	lián	榴花/47	洛神葵花/137
金盏银台/21	韭菜花/141	lǎ	莲花/148	liù	M
金盏菊花/104	jú	喇叭花/35、127	莲花托/150	六月干草/154	má
金银花/105	菊花/161	喇叭筒花/54	莲花须/151	六月菊/169	麻花/167
金壶瓶/109	橘花/125	là	莲花蕊花/45	六月雪花/18	麻子花/167
金童花/19	jù	腊木花/198	莲花蕊/151	lóng	麻泽兰花/92
金销草花/43	拒霜花/75	腊梅花/198	莲壳/150	龙角花/72	麻勃/167
金棣棠花/187	锯木条花/204	蜡梅花/198	莲房/150	龙船花/10、25、48、152	mǎ
金鹊花/108	剧草花/17	辣蓼花/131	莲须/151		马兰花/135
金腰带/78	剧荔花/17	lài	莲蓬/150	lú	马齿豆花/153
金腰带花/69	juǎn	癞瓜花/93	莲蓬壳/150	卢会花/72	马金南花/199
金腰袋/166	卷帘花/54	癞葡萄花/93	莲蕊/151	卢橘花/112	马莲花/17
金罂子/109	juàn	lán	莲蕊须/151	芦花/72	马楝花/17
金罂花/47	绢绒花/160	兰蕉花/122	莲蕉花/122	芦荟花/72	马蔺花/17
金蕊花/161	jùn	连珠花/10	lǎn	芦蓬茸花/72	马缨花/55
金樱子/109	骏河兰花/90	liàng	榄鼓菜花/132	lù	马缨丹花/25
金樱果/109	K	凉口茶花/41	láng	鹿肠花/121	马蠡花/17
金藤花/105	kàn	凉瓜/93	狼牙掌花/72	鹿韭花/51	mài
金覆花/169	看灯花/178	凉茶藤花/41	榔玉花/199	鹿葱/100	卖子木/48
筋根花/168	kāng	凉粉果花/34	lǎo	鹿酱/121	麦瓜花/128
jǐn	康乃馨花/160	凉粉草花/18	老来红花/80	路边姜花/18	麦夏枯草/154
锦鸡儿花/108	kǔ	liáo	老来娇花/1	路边菊花/174	麦穗夏枯草/154
锦荔枝花/93	苦马菜花/94	辽参花/4	老阳花/202	鹭鸶花/105、184	mán
锦被花/79	苦瓜花/93	疗愁花/100	老虎花/98		馒头郎花/34
槿树花/35	苦苣菜花/94	潦叶花/17	老鸦花/98	lǘ	mǎn
jīng	苦苴花/121	liè	老蒙花/175	驴尾草花/202	满山红/87
荆条花/35	苦斋公花/121	烈朴花/129	老鼠花/69	lǚ	满山香花/22
荆桃花/203	苦菜花/94、121	lín	léi	吕宋菊花/9	满天星/89、169
惊羊花/98	苦情花/55	林兰花/46、67、123	雷公花/98	lù	满天星花/18
jìng	苦猪菜花/121	líng	摇捱花/83	绿天花/77	满条红花/183
净肠草花/132	kuǎn	灵笑花/118	lí	绿梅花/164	满枝红花/183
jiǔ	款花/178	凌波仙子/21	篱障花/35	绿菜花/115	满堂红/184
九九花/178	款冬花/178	凌霄花/156	lǐ	绿萼梅/164	màn
九花/161	款冻花/178	陵苕花/156	李花/61	luán	曼华/96
九爪木花/66	kuí	陵霄花/156	李子花/61	栾花/125	
				luǒ	

214

曼陀罗花/135
máo
毛芋花/53
毛桃花/146
毛曼陀罗花/135
毛蜡烛花/195
茅花/40
茅针花/40
茅草花/40
茅盔花/40
méi
玫瑰花/118
玫瑰茄花/137
眉豆花/133
梅花/164
梅桂花/118
měi
美人蕉花/122
美草花/168
mèn
闷头花/69、98
méng
萌菜花/121
měng
蒙花/166、175
mèng
梦花/166
梦冬花/166
梦尾春花/60
mián
绵瓜花/37
棉花葵/177
miǎn
缅栀子花/83
缅桂花/38
miàn
面冬花/178
mǐ
米兰花/51
米仔兰花/51
米李花/61

mì
密蒙花/175
蜜果/27
蜜萝柑花/66
míng
明目花/55
明目果/27
mò
抹历花/96
抹丽花/96
mò
末利花/96
没利花/96
没骨花/60
茉莉花/96
mǔ
母亲花/160
牡丹花/64
mù
木八角花/3
木兰花/67
木瓜藤花/34
木红花/35
木芍花/64
木芍药花/64
木芙蓉花/75
木荆花/35
木香花/200
木莲花/34、75
木笔花/67
木朕花/12
木珠兰花/51
木绣球/48
木梨花/96
木棉花/32
木樨花/143
木锦花/35
木馒头/34
木槿花/35

N
nǎi
乃东草/154
奶浆果/27
nài
奈桃花/203
奈花/95
奈子花/95
耐冬花/13
萘花/96
nán
南瓜花/128
南莞花/69
南豆花/133、153
南扁豆花/133
南洋金花/135
nào
闹羊花/98
闹鱼花/69、202
nè
讷会花/72
nèi
内消花/43
nì
檹木花/3
niú
牛毛针/89
牛兰/48
牛尾巴花/3、116
牛牪草/154
nǚ
女史花/21
女华/161
女郎花/121
女星草/89
女葳花/156
nuò
糯米花/175

O
ǒu
藕花/148

P
pà
怕痒花/184
pái
徘徊花/118
pān
攀枝花/32
pāo
抛花/125
pèn
喷雪花/18
péng
蓬荄花/72
蓬茸花/72
蓬莱花/193
膨皮豆花/133
pí
枇杷花/112
啤酒花/172
pì
辟荨花/34
piàn
片掌花/75
pín
频婆花/95
pǐn
品仙果/27
píng
平波花/95
苹果花/95
pú
蒲花/195
蒲花粉/195
蒲厘花粉/195
蒲草黄/195
蒲黄/195
蒲黄粉/195
蒲棒花粉/195

Q
qī
七里香/175

七里香花/12
七变花/25
七星花/72
qí
棋盘花/23、196
qǐ
起阳草/141
qiān
千日白花/9
千日红/184
千日红花/9
千年红/9
千年竹花/46
千年树花/18
千年润花/15
千年蓳花/15
千层菊/174
千里香/110
千里香花/51、193
千金红花/9
牵牛花/127
qián
钱榆花/191
qiáng
蔷薇花/200
蔷蘼花/200
墙薇花/200
qiǎng
强瞿花/54
qiào
壳葱花/88
qīng
青仔花/199
青龙珠花/22
青花菜/115
青菜花/94、115
青稞花/116
清明花/78、87、183、186
清明草花/132

情客花/5
qióng
琼花/99
琼枝花/32
qiū
秋兰花/51、90
秋海棠/140
秋海棠花/140
秋菊花/161
秋葵花/177
秋蕙花/90
qiú
球形鸡冠花/9
球花甘蓝/74
quǎn
犬尾鸡冠花/116
què
雀舌花/123
鹊豆花/133

R
ráo
荛花/130
rén
人参花/3
人参三七花/7
rěn
忍冬花/105
rì
日日新花/31
róng
绒树花/55
rú
如意草花/25
ruǐ
瑞兰花/193
瑞香花/193
瑞莲花/194
rùn
润笔花/169
ruò

若榴花/47

S

sǎ
洒金花/19
撒法即/180
撒馥兰/180

sài
赛牡丹花/79

sān
三七花/7
三万花/31
三角花/26

sāng
桑槿花/84

shā
砂仁花/139

shān
山大丹花/25
山马兰花/11
山丹花/10、48
山丹子花/10
山丹丹花/10
山丹百合花/10
山白菊花/11
山石榴/109
山石榴花/87
山皮条花/130
山吊兰花/46
山李子花/61
山杏花/63
山豆子花/10
山矾花/12
山参花/3
山金菊/104
山茄花/135、137
山枣花/200
山苞谷花/15
山刺玫花/113
山茶花/13、87
山栀花/123

山桂花/12
山桃花/146
山梦花/193
山麻花/71
山梅花/164
山菊花/174
山黄菊/174
山鹃花/87
山葛花/182
山漆花/7
山椿花/13
山樱花/203

shàn
扇仙花/77

shàng
上党参花/4

shāo
烧酒花/86

sháo
芍药花/60

shé
蛇王菊花/92
蛇舌莲花/45
蛇麻花/172
蛇麻草花/172

shè
麝香石竹花/160

shēn
参三七花/7

shén
神草花/3

shēng
生蒲黄/195

shèng
圣诞花/1
圣诞树花/1
胜春花/29

shí
十里香花/12
石竹花/160
石莲花/34、45

石莲掌花/45
石菊花/98
石斛花/46
石斛兰花/46
石棠花/98
石榴花/47
石壁莲花/34
石壁藤花/34
时钟花/31

shì
柿丁/126
柿子把/126
柿钱/126
柿蒂/126
柿萼/126

shú
熟季花/196

shǔ
蜀季花/196
蜀其花/196
蜀葵花/196

shù
树兰花/51

shuāng
双花/105
双苞花/105
霜降花/75

shuǐ
水仙花/21
水兰花/98
水华/148
水团花/22
水芝花/148
水百合/194
水芋花/53
水芒树花/3
水花/148
水芹花/194
水芙蓉/148、196
水芙蓉花/23
水芦花/72

水杨梅花/22
水香花/24
水苈花/131
水翁花/24
水涨菊/104
水烛蒲黄/195
水根藤花/41
水萍花/192
水黄凿花/22
水棉花/177
水晶树花/22
水雍花/24
水锦花/35
水榕花/24
水蓬稞花/131
水槿花/35

shuì
睡美人/194
睡香花/193
睡莲/194

sī
丝瓜花/37
丝茅草花/40
斯太菊/26

sì
四时春花/31
四季花/29
四季兰花/90
四季青花/202
四面花/75

sōng
松花/111
松花粉/111
松粉/111
松黄/111
松黄粉/111

sū
苏花/105
苏三七花/7
苏若花/183
苏铁花/73

sù

素兴花/158
素英花/158
素馨花/158
素馨针花/158

suān
酸石榴花/47
酸模花/137
酸橙花/138

suì
碎米兰花/51

suō
梭罗花/73
缩砂花/139
缩砂仁花/139
缩砂蜜花/139

T

tài
太阳花/49
太阳花托/50

tán
昙华/99、122
昙花/99

táng
糖果子/109
糖莺子/109
糖罐子/109
螳螂果/109

táo
桃花/146

téng
藤花/185
藤罗花/156
藤豆花/133
藤萝花/185

tiān
天生子/27
天丝瓜花/37
天罗花/37
天罗瓜花/37
天星草/89
天剑草花/168

天葱花/21
天蒜花/21
天然子花/95
天蓼花/131

tián
田七花/7
田三七/7
甜菊花/161
甜梅花/63

tiáo
调羹花/129

tiě
铁甲松花/73
铁扫帚花/17
铁色草/154
铁树花/73
铁扁担花/15
铁扇子花/130
铁榆花/191
铁筷子花/198

tóu
头痛花/69

tú
荼草花/94

tǔ
土冬花/112
土甘草花/41
土红花/25、48、84
土芝花/53
土鸡冠花/116
土精花/3
土墙花/204

tù
兔儿苗花/168

W

wā
挖耳朵草/89

wǎn
晚山茶花/13
碗公花/127

wàn
万年红花/1
万年青/15
万寿菊花/16
wàng
忘忧草花/100
望日莲/49
望日葵花/49
望春花/67
望春玉兰花/67
wěi
苇花/72
wén
文旦花/125
文仙果/27
wō
倭瓜花/128
倭豆花/153
窝瓜花/128
wū
乌绒花/55
乌桑花/183
乌麻花/167
屋周花/15
wú
无花果/27
吴葵花/23、196
wǔ
五爪龙/156
五爪金龙花/184
五月花/48
五龙兰花/25
五色花/25
五色梅花/25
五角枫花/3
五里香/184
五彩花/25
五指柑花/66
五瓣莲花/31
五霸蔷/202
午时莲/194

武当玉兰花/67
武威花/156
wù
勿忘我花/26

X
xī
西红花/180
西番菊/49
西蓝花/115
溪棉条花/22
xǐ
喜花/166
xì
细叶槐花/188
xià
夏兰花/90
夏豆花/153
夏枯草/154
夏枯头草/154
夏蕙花/90
xiān
仙人荷花/45
仙女蒿花/79
仙女丹花/48
仙豆花/153
暹罗花/51
xiāng
相思草/140
香木花/198
香斗花/152
香石竹花/160
香田荠花/132
香栾花/125
香梅花/198
香袋花/152
香蛇麻花/172
香蒲黄/195
香蕉花/86
香蕙花/77
xiàng
向日葵花/49

向日葵花托/50
向日葵花盘/50
向日葵饼/50
向阳花/49、104
向阳花托/50
象牙红花/1
象鼻草花/72
xiāo
消食花/11
xiǎo
小刀豆花/133
小牡丹花/60
小豆蔻花/88
小芭蕉花/43
小芭蕉头花/122
小泽兰花/92
小通花/186
小黄花/78、169
小雪花/11
小旋花/168
小锦花/175
小薜荔花/34
xiě
血见愁花/142
血参花/4
xīn
辛夷/67
辛夷花/67
xīng
星辰花/26
xìng
杏花/63
杏梅花/63、164
xiōng
兄弟花/183
xióng
雄丁香/5
雄兰花/90
xiù
绣球花/2

絮瓜花/37
xuān
萱草花/100
xuán
旋花/168
旋复花/169
旋葍花/168
旋覆花/169
xuě
雪花/193
雪地开花/193
雪里花/198
雪里开花/166
雪冻花/193
雪莲/171
雪莲花/171
雪荷花/171
雪棉花/171

Y
yǎ
雅蒜花/21
yán
岩桂花/143
yàn
艳山红/87
艳雪红/29
雁来红花/31
燕尾草花/192
燕草花/90
yáng
羊毛花/55
羊不食草花/98
羊耳朵/175
羊惊花/135
羊眼豆花/133
羊蹄躅/98
阳包树花/202
阳春砂花/139
阳春柳花/78
阳雀花/108
阳鹊花/108

洋丁香/5、110
洋金花/135
洋茶花/13
洋荷花/114
洋海棠花/152
洋素馨花/110
杨甫树花/204
yǎng
痒痒花/184
yáo
姚女花/21
yào
药杆子花/202
药鱼草花/69
yē
椰菜花/74
yé
耶悉茗花/158
yě
野丁香花/69
野山红/87
野山参/3
野山菊花/174
野甲花/177
野白纸扇花/41
野白菊花/11
野石榴/109
野杏花/63
野鸡冠花/116
野苎麻花/71
野芙蓉/171
野参花/3
野苦荬花/94
野苦菜花/121
野虎菜/100
野刺玫花/113
野油花/169
野郁蕉花/15
野桂花/123
野酒花/172
野菊花/174
野黄花/121

野梦花/193
野黄菊花/174
野悉蜜花/158
野葛花/182
野蔷薇花/200
yè
夜丁香/110
夜兰香/110
夜合米/55
夜合花/54、55
夜来香/110
夜香玉/110
夜香花/110
夜树花/55
叶下莲花/99
yī
一丈红花/196
一丈菊/49
一片红花/1
一品红花/1
一杯倒花/98
衣扣草/89
yí
宜男草花/100
移星草/89
yì
翳子草/89
yīn
阴绣球/2
yín
银花/105
银边八仙花/2
银兰花/71
银桂花/143
银腰带花/69
yìn
印度素馨花/83
yīng
英丹花/48
英桃花/203
英雄花/32
英雄树花/32

莺桃花/203
樱桃花/203
樱珠花/203
yíng
迎阳花/49
迎春花/67、78、166
yìng
应春花/67
映山红/48、87
映日果/27
硬骨柴花/18
yōu
优昙钵/27
yóu
油朴花/129
油葱花/72
柚花/125
柚子花/125
yú
余容花/60
鱼子兰花/51
鱼尾草花/202
鱼背子花/202
鱼骨刺花/18
鱼眼草/89
鱼鳞子花/202
榆花/191
榆钱花/191
虞美人花/79
yù
玉兰花/67

玉手炉花/54
玉叶金花/41
玉米须/42
玉芙蓉/158
玉麦须/42
玉泡花/43
玉美人花/79
玉荽须/42
玉皇李花/61
玉玲珑花/21
玉春棒花/43
玉荷花/123
玉梅花/61
玉堂春花/67
玉蜀黍须/42
玉蜀黍蕊/42
玉麝花/96
玉簪花/43
芋子花/53
芋头花/53
芋艿花/53
芋花/53
芋苗花/53
芋渠花/53
芋魁花/53
郁金香/114
郁香花/114
郁草花/114
yuān
鸳鸯花/105
yuán
芫花/69

芫条花/69
圆豆蔻花/88
圆麻花/71
圆锥八仙花/2
yuè
月下美人/99
月月开/29
月月红/29
月月花/29
月光花/29
月季红/29
月季花/29
月贵花/29
月桂花/143
越桃花/123
yún
云红花/57
芸香花/12
Z
zāi
栽秧花/196
zàng
藏红花/180
zé
泽兰花/92
zéi
贼头花/84
zhā
楂花/13
zhāo
招豆藤花/185

朝开暮落花/35
朝阳花/49
朝鲜参花/4
朝颜花/127
zhào
照山红/87
zhè
柘花/12
zhēn
珍珠花/152
珍珠兰花/51
珍珠米须/42
珍珠草/89
真菊花/161
zhěn
枕头草花/132
zhèng
郑花/12
zhī
支解香/5
枝子花/123
栀子花/123
zhǐ
纸末花/204
枳壳花/138
指甲花/19
指甲草花/19
zhì
桎木柴花/204
雉尾花/202
zhōng
中庭花/54

中逢花/54
钟石榴花/47
zhòng
重迈花/54
zhū
朱果花/203
朱桐花/152
朱樱花/203
朱槿花/35、84
朱藤花/185
猪油花/35
猪蹄花/108
珠兰花/51
zhú
竹盏花/19
zhù
苎花/71
苎麻花/71
zhuàng
壮元红/84
壮元红花/1、15、122、152
壮阳草花/141
zhuī
追风草花/131
zhūn
肫肠草花/168
zǐ
子午莲/194
紫丁香/5
紫万年青花/

142
紫兰花/142
紫玉兰花/67
紫朴花/129
紫阳花/2、87
紫芫花/69
紫述香花/114
紫金盘花/183
紫金藤花/185
紫苦菜花/94
紫背万年青花/142
紫荆花/183
紫珠花/183
紫绣球/2
紫梢花/184
紫葳/156
紫葳华/156
紫薇花/184
紫樱花/203
紫藤花/185
zōng
棕衣树花/187
棕笋/187
棕榈花/187
zuān
钻冬花/178
zuì
醉心花/135
醉仙桃花/135
醉鱼草花/202